Handbook of Pediatric Retinal OCT and the Eye-Brain Connection

小儿视网膜 OCT 及脑 - 眼联系手册

原　著　[美] Cynthia A. Toth

合　著　[美] Sally S. Ong

主　审　袁　进

主　译　邵　毅　谭　钢

中国科学技术出版社

·北　京·

图书在版编目（CIP）数据

小儿视网膜 OCT 及脑 - 眼联系手册 /（美）辛西娅·A. 托斯（Cynthia A. Toth），（美）萨莉·S. 翁（Sally S. Ong）原著；邵毅，谭钢主译 . —北京：中国科学技术出版社，2022.4
书名原文：HANDBOOK of PEDIATRIC RETINAL OCT AND THE EYE-BRAIN CONNECTION
ISBN 978-7-5046-9310-5

Ⅰ . ①小… Ⅱ . ①辛… ②萨… ③邵… ④谭… Ⅲ . ①小儿疾病－视网膜疾病－影像诊断－图谱 Ⅳ . ① R774.12-64

中国版本图书馆 CIP 数据核字（2021）第 239320 号

著作权合同登记号：01-2021-5063

策划编辑	孙　超　焦健姿
责任编辑	孙　超
文字编辑	方金林　延　锦
装帧设计	华图文轩
责任印制	徐　飞

出　　版	中国科学技术出版社
发　　行	中国科学技术出版社有限公司发行部
地　　址	北京市海淀区中关村南大街 16 号
邮　　编	100081
发行电话	010-62173865
传　　真	010-62179148
网　　址	http://www.cspbooks.com.cn

开　　本	710mm×1000mm　1/16
字　　数	343 千字
印　　张	21.5
版　　次	2022 年 4 月第 1 版
印　　次	2022 年 4 月第 1 次印刷
印　　刷	天津翔远印刷有限公司
书　　号	ISBN 978-7-5046-9310-5/R·2818
定　　价	178.00 元

Elsevier (Singapore) Pte Ltd.
3 Killiney Road, #08-01 Winsland House I, Singapore 239519
Tel: (65) 6349-0200; Fax: (65) 6733-1817

Handbook of Pediatric Retinal OCT and the Eye-Brain Connection
Copyright © 2020 Elsevier Inc. All rights reserved.
ISBN-13: 978-0-323-60984-5

译者名单

主　审　袁　进

主　译　邵　毅　谭　钢

副主译　吴洁丽　赵　慧　唐丽颖　杨启晨　葛倩敏

译　者（以姓氏笔画为序）

于　康　南昌大学第一附属医院

方健文　浙江大学第一附属医院

石文卿　南昌大学第一附属医院

朱佩文　复旦大学眼耳鼻喉科医院

刘力齐　南昌大学第一附属医院

刘文凤　复旦大学附属中山医院

刘康成　中南大学湘雅医院

苏　婷　哈佛大学麻省眼耳鼻喉医院

李秋玉　南昌大学第一附属医院

李楚齐　南昌大学第一附属医院

杨启晨　四川大学华西医院

邹雨婷　南昌大学第一附属医院

张丽娟　南昌大学第一附属医院

张雨晴　南昌大学第一附属医院

吴洁丽　厦门大学眼科研究所

邵　毅　南昌大学第一附属医院

赵　慧　上海交通大学附属新华医院

钟　菁　中山大学中山眼科中心

祝费隐　北京大学第三医院

徐晓玮　四川大学华西医院

徐曼薇　荆州市第一人民医院

郭俞利　厦门大学眼科研究所

唐丽颖　厦门大学眼科研究所

容　蓉　中南大学湘雅医院

梁荣斌　南昌大学第一附属医院

彭　毓　南昌大学第一附属医院

葛倩敏　南昌大学第一附属医院

舒会叶　南昌大学第一附属医院

廖许琳　香港中文大学眼科及视觉科学系

谭　钢　南华大学第一附属医院

潘逸聪　南昌大学第一附属医院

内容提要

　　本书引进自世界知名的 Elsevier 出版社，是一部全面讲述小儿视网膜 OCT 图像的实用著作，由国际知名教授 Cynthia A. Toth 和 Sally S. Ong 联合众多经验丰富的 OCT 工程师、技师、医护人员共同打造。全书共十篇 70 章，对小儿视网膜发育与视网膜相关疾病的 OCT 成像等方面进行了全面细致的介绍。书中包含 200 余幅精美高清图片，为小儿视网膜理论研究和疾病诊疗的工作者提供了非常全面的参考资料。本书内容全面系统，图文并茂，既可作为小儿眼科专业临床医生和研究人员的案头工具书，又可为从事小儿视网膜成像相关的医务人员提供细致的学术参考资料。

　　补充说明：本书参考文献条目众多，为方便读者查阅，已将本书参考文献更新至网络，读者可扫描右侧二维码，关注出版社"焦点医学"官方微信，后台回复"小儿视网膜 OCT"即可获取。

原书参编者

Mohsin H. Ali, MD
Fellow in Vitreoretinal Surgery
Duke University Department of Ophthalmology
Durham, NC

Isaac Bleicher, BS
Medical Student
Duke University School of Medicine
Durham, NC

Xi Chen, MD, PhD
Assistant Professor of Ophthalmology
Duke University Department of Ophthalmology
Durham, NC

Alexandria Dandridge
Research Analyst
Duke University Department of Ophthalmology
Durham, NC

Mays El-Dairi, MD
Associate Professor of Ophthalmology
Duke University Department of Ophthalmology
Durham, NC

Amanda Ely, MD
Assistant Professor of Ophthalmology
Penn State Health Milton S. Hershey Medical
   Center Department of Ophthalmology
Hershey, PA

Avni P. Finn, MD, MBA
Fellow in Vitreoretinal Surgery
Duke University Department of Ophthalmology
Durham, NC

Sharon F. Freedman, MD
Professor of Ophthalmology Professor of
Pediatrics
Duke University Department of Ophthalmology
Durham, NC

Hesham Gabr, MD, MSc
Research Fellow
Duke University Department of Ophthalmology

Durham, NC

Dilraj S. Grewal, MD
Associate Professor of Ophthalmology
Duke University Department of Ophthalmology
Durham, NC

Robert J. House, MD
Research Fellow
Duke University Department of Ophthalmology
Durham, NC

S. Tammy Hsu, BA
Medical Student
Duke University School of Medicine
Durham, NC

Michael P. Kelly, FOPS
Director of Duke Eye Imaging
Duke University Department of Ophthalmology
Durham, NC

Shwetha Mangalesh, MBBS
Research Fellow
Duke University Department of Ophthalmology
Durham, NC

Prithvi Mruthyunjaya, MD, MHS
Associate Professor of Ophthalmology
Stanford University Department of Ophthalmology
Palo Alto, CA

Sally S. Ong, MD
Research Fellow
Duke University Department of Ophthalmology
Durham, NC

Adam L. Rothman, MD
Resident in Ophthalmology
Duke University Department of Ophthalmology
Durham, NC

Neeru Sarin, MBBS
Research Analyst
Duke University Department of Ophthalmology

Durham, NC

Adrienne W. Scott, MD
Associate Professor of Ophthalmology
Johns Hopkins University Department of
  Ophthalmology
Baltimore, MD

Vincent Tai, MS
Research Analyst
Duke University Department of Ophthalmology
Durham, NC

Akshay Thomas, MD, MS
Fellow in Vitreoretinal Surgery
Duke University Department of
Ophthalmology
Durham, NC

James Tian, BS
Medical Student
Duke University School of Medicine
Durham, NC

Cynthia A. Toth, MD
Joseph AC Wadsworth Professor of Ophthalmology
Professor of Biomedical Engineering
Duke University Department of Ophthalmology and
  Biomedical Engineering
Durham, NC

Du Tran-Viet, BS
Research Analyst

Duke University Department of Ophthalmology
Durham, NC

Lejla Vajzovic, MD
Assistant Professor of Ophthalmology
Duke University Department of Ophthalmology
Durham, NC

Christian Viehland, PhD
Graduate Student
Duke University Department of Biomedical
  Engineering
Durham, NC

Katrina Postell Winter, BS
Research Analyst
Duke University Department of Ophthalmology
Durham, NC

Glenn Yiu, MD, PhD
Associate Professor of Ophthalmology University
  of California, Davis Department of Ophthalmology
Sacramento, CA

Steven Yoon, BS
Medical Student
Duke University School of Medicine
Durham, NC

Wenlan Zhang, MD
Fellow in Vitreoretinal Surgery
Duke University Department of Ophthalmology
Durham, NC

图片贡献者

Aniruddha Agarwal, MD
Advanced Eye Center, PGIMER
Chandigarh, India
Stanley M. Truhlsen Eye Institute
University of Nebraska Medical Center
Ocular Imaging Research and Reading Center
  (OIRRC)
Menlo Park, CA, United States

Isaac Bleicher, BS
Medical Student
Duke University School of Medicine
Durham, NC, United States

Nathan Cheung, OD
Medical Instructor
Duke University Department of Ophthalmology
Durham, NC, United States

Laura Enyedi, MD
Associate Professor of Ophthalmology
Duke University Department of Ophthalmology
Durham, NC, United States

Sharon Fekrat, MD
Professor of Ophthalmology
Duke University Department of Ophthalmology
Durham, NC, United States

Alessandro Iannaccone, MD, MS
Professor of Ophthalmology

Duke University Department of Ophthalmology
Durham, NC, United States

Miguel Materin, MD
Professor of Ophthalmology
Duke University Department of Ophthalmology
Durham, NC, United States

Hoan T. Ngo, PhD
Postdoctoral Scholar
Duke University Department of Ophthalmology
Durham, NC, United States

Mark Pennesi, MD, PhD
Associate Professor of Ophthalmology
Casey Eye Institute
Oregon Health and Science University
Portland, OR, United States

Camila Ventura, MD, PhD
Retina and Vitreous Specialist
Head of the Department of Clinical Research
Altino Ventura Foundation and HOPE Eye Hospital
Department of Ophthalmology
Altino Ventura Foundation
Recife, Brazil

Steven Yoon, BS
Medical Student
Duke University School of Medicine
Durham, NC, United States

原书序

由 Cynthia A. Toth 和 Sally S. Ong 主编的 *Handbook of Pediatric Retinal OCT and the Eye-Brain Connection* 为儿科视网膜专家、儿科眼科医师和其他关注婴幼儿视网膜的医师提供了简洁方便又非常有价值的学习资料。本书包含了婴幼儿OCT 的操作技巧、临床特点、手术方式，以及新生儿护理等内容，同时还介绍了小儿视网膜发育结构特征，获得性及先天性结构异常对视网膜、视神经和视通路造成影响的疾病。

OCT 图像可以帮助我们提高对婴幼儿视力受损疾病的诊断，可以显示与视力相关的黄斑结构，同时通过观察黄斑结构的发育，纵向比较了小儿视力和功能的发展。除此之外，OCT 可以帮助医师针对黄斑病变进行诊疗。早期结构特征改变可以让医师进行干预，使小儿视力得到最大化发展，提高小儿的生活质量。OCT 和OCTA 观察到的结构变化给视力受损疾病的病理生理学带来了新的观点、新的假设和新的实验方法，以便对疾病病理生理进行更好的研究。有些疾病，如色素失调、白化和早产，与视网膜结构和脑通路相关，通过视网膜 OCT 可以发现这些脑部异常。

本书中的病例图片可以加深理解，便于读者阅读。对于想要学习影响婴幼儿视网膜及视力疾病的医师来说，本书可作为重要参考资料。

Mary Elizabeth Hartnett, MD, FACS, FARVO
Calvin S. and JeNeal N. Hatch
Presidential Endowed Chair in Ophthalmology and Visual Sciences
Vitreoretinal Medical and Surgical Service
Director of Pediatric Retina,
Adjunct Professor of Pediatrics,
Adjunct Professor of Neurobiology and Anatomy
Principal Investigator Retinal Angiogenesis Laboratory
John A. Moran Eye Center
Salt Lake City, UT

译者前言

　　小儿视网膜疾病是比较常见的眼科疾病。由于小儿表述不清及其自身生长发育的特点，小儿视网膜疾病有其独特的诊断难点。视网膜疾病的发生和发展与大脑有一定联系，必须充分了解和认识此类疾病才能使临床的诊断及治疗获得进一步提高。

　　随着光学相干断层扫描（OCT）领域取得重大发展，新的概念及理论不仅解析了原来无法解释的临床现象，同时对治疗也有很大的帮助。新的小儿视网膜疾病概念、诊断方法及治疗方式不断出现，对我国眼科医师来说，迫切需要一部教科书式的参考书。所以当我翻阅本书时，心情非常激动。

　　借此我衷心感谢本书作者 Cynthia A. Toth 教授和 Sally S. Ong 教授同意将她们的著作译为中文版在国内发行。希望这部中译本能为我国小儿视网膜疾病的发展进步做出贡献。

南昌大学第一附属医院

原书前言

许多眼科医师都意识到，眼与脑相连[1]，视网膜是视通路的起点[2]，视网膜分层发育贯穿整个生命早期[3]。OCT 可以呈现视网膜和视盘的图像。虽然不能提供分子层面的结构和显示功能，但是 OCT 让视网膜、视神经，甚至中枢神经系统疾病的诊断和治疗方式有所改变。通常，OCT 相关著作主要关注发育成熟的视网膜，尽管也含有小儿视网膜图像，但都是年龄相对大的、可以配合进行 OCT 检查的小儿。出生时，婴儿的视网膜、视盘及脉络膜都没有发育成熟，跟成年人的结构是不同的。随着发育的成熟，这些结构的 OCT 图像是会改变的。对于早产儿，更容易发现不同之处。随着视网膜异常、疾病和损伤的发展，婴幼儿的表现是独特的。本书受 Duker 等编写的 *Handbook of Pediatric Retinal OCT* 启发[4]，通过笔者研究发现，可以对出生的婴儿及全年龄段的小儿进行 OCT 检查来监测视网膜结构的发育。

本书是有关小儿 OCT 图像的著作。笔者对比了成人和婴儿或低龄儿童的 OCT 图像，解释了 OCT 图像展现的大脑疾病损伤与婴儿神经发育滞后的联系方法。笔者还介绍了婴幼儿成像和避免干扰图像的方法。儿科 OCT 专家为辨别 OCT 分层和异常情况提供了指导，以及这些情况同伪影的鉴别技巧。编者还提供了临床上与小儿视网膜和视神经疾病相关的 OCT 图像病例，以及在儿科研究上使用 OCT 图像的见解。

本书排版简洁、图像高清、讲解明晰，可为眼科医师、神经学家，以及其他儿科研究人员、儿科图像采集技师、学生，甚至为提升小儿健康和潜能的多学科研究团队提供帮助。感谢关注婴幼儿眼脑健康的各位专家。尤其感谢参与其中的患儿及其家庭，他们教会我们如何照顾小儿。

参考文献

［1］Dowling John E. The Retina, An Approachable Part of the Brain. Cambridge, MA: Harvard University Press; 1987.

［2］Benjamin E. Reese. Development of the Retina and Optic Pathway. Vision Res. 2011 Apr 13;51(7):613–632.

［3］Mann Ida C. The Development of the Human Eye. London: Cambridge University Press; 1928.

［4］Duker Jay S, Waheed Nadia K, Goldman Darin R. Handbook of Retinal OCT. Philadelphia: Elsevier; 2014.

致　谢

　　对婴儿或儿童进行 OCT 研究，不仅需要专业的生物医学工程师、技师及临床医师的配合，同时也需要研究基金及捐助者的支持。杜克大学的生物医学工程师 Joseph Izatt 博士及其研究团队一起改进并将图像应用在儿童健康诊疗系统中。Stephanie Chiu 博士和 Sina Farsiu 博士研究出专门针对小儿 OCT 图像的分析步骤。Sharon Freedman 医生与笔者一直对小儿眼部诊疗进行研究。新生儿科的 Michael Cotten 医生及笔者所在护理团队和重症监护一起合作，他们认可新生儿眼部图像的研究，同时在护理工作上给予笔者非常多的帮助。感谢 Lejla Vajzovic 医生、Mays El-Dairi 医生和笔者的学生研究团队，尤其是 Ramiro Maldonado 医生、Adam Rothman 医生和 Shwetha Mangalesh 医生，以及杜克大学 SD/SS-OCT 图像前沿研究所（DARSI）的 Du Tran-Viet 医生、Neeru Sarin 医生、Michelle McCall、Vincent Tai、Alexandria Dandridge 及 Katrina Winter 对研究的奉献，他们非常尊重患儿及其家庭。James Andrew 和慷慨的 Andrew 家族基金、Hartwell 基金、防盲研究基金、视网膜研究基金，以及其他的捐助者都为本研究提供了不可或缺的支持，给儿童 OCT 图像的初期发展提供了宝贵指导。本研究还得到了来自美国国家卫生研究院（NIH）的充足研究基金支持，在此表示衷心感谢。

献 词

献给我的丈夫 David F. Katz，感谢他的理解和支持；献给 Rockefeller 基金，感谢他们为本书出版提供机会；献给患儿及其家庭，感谢他们参与这个研究并给予我们启发，让我们更好地了解儿童眼科及脑部的发展；献给 Sally Ong，感谢她在本书组织和编辑方面的杰出工作。

—— **Cynthia A. Toth**

献给我的丈夫 Luke，感谢他一直以来的鼓励和关爱。献给我的父母 Henry 和 Julie，以及我的兄弟 Colin、Jeremy 和 Joshua，感谢他们这些年对我梦想的支持。献给我的导师，视网膜研究的开拓者 Toth 医生，感谢她启发了我和其他许多人，为我们的研究做出了巨大的贡献。

—— **Sally S. Ong**

目　录

第一篇　小儿视网膜 OCT 成像总论

第二篇　儿童 OCT 影像评估：年龄相关的特点及常见的异常情况

第三篇　儿童 OCT 研究的研究思路

第四篇　遗传性视网膜疾病

第五篇　玻璃体视网膜和血管疾病

第六篇　葡萄膜炎和传染病

第七篇　外伤和视网膜脱离

第八篇　肿瘤和错构瘤

第九篇　畸形的发展

第十篇　视神经异常和疾病

小儿视网膜 OCT 成像总论
Introduction to Pediatric Retinal OCT Imaging

第 1 章

婴幼儿 OCT 成像

Introduction to OCT Imaging in Infants and Children

Cynthia A. Toth **著**

邵 毅 **译**

随着光学相干断层扫描（optical coherence tomography，OCT）技术的快速发展，OCT 被引进眼科领域已然 25 年。第一张婴幼儿的 OCT 图像使用的是台式时域 OCT 系统（Stratus；Carl Zeiss Meditec，Jena，Germany）。拍摄婴幼儿 OCT 需要常规麻醉，放置于反特伦德伦伯格（anti-Trendelenburg）倾斜的桌面上，颈部放置托架上[1, 2] 或把颈部放置在侧面[3]。我们认识到需要一种对仰卧位婴幼儿能进行成像的 OCT 系统。因此，我们改进了 Bioptigen（现 Leica）公司的一种便携式非人体使用的谱域 OCT（SD-OCT），用于研究人体使用。2009年我们发表了几篇关于仰卧位婴幼儿 OCT 成像的报道：包括清醒状态下早产儿后发性视网膜病变（ROP）的患儿视网膜前新生血管和视网膜脱离的影像[4]，非意外创伤的患儿黄斑裂孔、视网膜折叠和视网膜前膜的影像，白化病综合征（Hermansky-Pudlak syndrome）患儿中央凹处持续存在内层视网膜层影像等[5, 6]。更高速谱域 OCT 能够捕获整个黄斑扫描图像，确保中央凹图像的信息准确反映视网膜中央凹的真实情况。之后，又发表了一些关于清醒状态下患儿使用床旁手持式 SD-OCT 的报道。我们研究了早产儿视网膜中央凹的发育，发现了早产儿黄斑囊性间隔[7, 8]，明确了健康新生儿中央凹下存在一定量的液体[9]。此外，印度学者改进了一种台式谱域 OCT 系统（Spectralist；Heidelberg Engineering，Heidelberg，Germany）用于研究，清醒状态下的对仰卧位早产儿成像时也发现了黄斑囊性间隔的存在[10]。直到 2012 年，美国食品药品管理局（FDA）通过了第一台用于新生儿的手持式 SD-OCT 系统（Envisu；Bioptigen/Leica，Morrisville，NC）。

从第一台 OCT 在儿童的应用开始，OCT 图像和数据就为这些受检查儿童的视网膜或视神经疾病诊断提供新的参考。很多专家学者希望通过 OCT 成像系统对整个儿童发育期的视网膜和视盘进行更细致的观察[11]。在成年疾病和儿童案例中，视网膜和视盘的 OCT 图像提供了间脑组织延伸的显微解剖信息。这为获取有关脑损伤和脑发育不良的病理学信息打开了大门。儿童期的眼睛和大脑都处于快速发育的状态，这两种器官的微观结构也会随着生长发育而发生变化。婴幼儿视网膜和视神经异常可能提示损伤、先天或后天疾病、肿瘤，甚至大脑发育异常。这对于无法像成人一样描述自身症状或损伤经过的婴幼儿来说至关重要。本书的每一章节将会重点描述视网膜与视神经疾病与大脑的密切关系。

本书系统地梳理了小儿 OCT 成像的前沿领域。我们认识到婴幼儿视网膜和视盘成像的重要性及其与大脑发育和疾病的关系。我们还致力于与婴幼儿患者及患者家庭建立联系，及时拍摄和分享图像信息。本书介绍了优化扫描质量的方法、感兴趣的区域的扫描，以及新的模式，如扫频 OCT 成像、OCT 血管造影，以及 OCT 成像与一系列儿科疾病的相关性。

这是一个激动人心的时代，新影像的发现会改变人类对婴儿疾病的原有认识。例如，缺血缺氧性脑病对视网膜的影响在过去鲜有研究，这是因为对这类患儿进行常规检查极为困难。我们已经在危重婴儿护理室使用 OCT 成像，且不需要药物散瞳[12]。这些进展预示着 OCT 成像在儿童中的应用前景。本书为在这一领域的科研和临床工作者提供了摘要和路线图。

第 2 章

婴幼儿 OCT 及 OCTA 成像的基本原理
Basic Principles of OCT and OCTA Imaging of Infants and Children

Christian Viehland **著**

邵 毅 **译**

一、OCT 的原理

光学相干断层扫描（OCT）是一种横断面成像方式，利用红外光提供微米尺度的活体组织分辨率[1]。OCT 可以看作是超声检查的光学类似物。但是，与超声检查只能产生毫米级的分辨率，而使用光代替声音可以使成像达到微米级分辨率。OCT 系统将光束分解成进入样本信号臂的光束和进入参考臂系统的光束，将样本信号臂的反向散射光线与参考臂的反向散射光线进行比较，深度函数重建样品反射率。横断面图像（B 扫描）和容积是 OCT 光束通过视网膜扫描而产生的。

大多数商用 OCT 系统使用一种被称为谱域光学相干断层扫描（SD-OCT）的方法。经典的 SD-OCT 系统使用 850nm 中心波长的光源，侧向分辨率约 12μm，轴向分辨率约 4μm，可实现每秒 20 000～80 000 次的个体深度扫描（A 扫描）。扫频光学相干断层扫描（SS-OCT）是一种新型的商用 OCT 系统。SS-OCT 使用速度更快的 1050nm 中心波长的光源（A 扫描＞ 100kHz），具有更好的组织穿透性，成像深度更佳。然而，波长越长，分辨率越低（侧向约 20μm，轴向约 8μm）[2]。

（一）便携式仰卧成像系统

大多数 OCT 都是台式系统，需要受试者采取坐位并有很好的依从性。目前有两种商用电枢 OCT 系统，分别是 Ivue/Istand 与 Heidelberg Flex。这两者都是将大型 OCT 系统悬挂于受试者上方，用于配合性较好或麻醉状态下被检查者的仰卧位检查。但是，这些 OCT 系统很难被用于清醒状态下的婴儿，更无法用于保温箱内婴儿的检查。大多数用于婴儿的 OCT 成像系统主要是手持型 OCT 系统。手持式 OCT 使无法合作的受试者床旁检查更便捷和灵活。Bioptigen/Leica Envisu C2300 是一种商用的手持式 OCT 系统，专为仰卧位视网膜成像设计。这个系统自从 2009 年[3] 起就用于婴儿 OCT 成像，并广泛用于儿科病理学。

（二）小婴儿眼部成像的优化调整

视网膜 OCT 是通过将未聚焦的光线扫入眼睛而形成的。OCT 光束透过瞳孔，通过眼的光学结构聚焦到视网膜上。视网膜扫描的宽度取决于瞳孔扫描角度和受试者眼轴长度的函数。婴儿的眼轴长度从 30 周时的 15.1mm 增长到 2 周岁时的 21.8mm。这就造成扫描面积从成人的 10mm×10mm 缩减到 2 岁儿童的 9.1mm×9.1mm，30 周龄婴儿的 6.3mm×6.3mm。婴儿眼睛的长度较短，也会导致扫描的枢轴向瞳孔前方移动。最终引起显著的渐晕（OCT 光束的剪切）和较差的成像质量。为了解决这一问题，必须缩短 OCT 参考臂，使扫描轴在瞳孔平面内旋转。为了能够根据患者的年龄和眼睛的长度明确准确的扫描长度和参考臂位置，需要仔细地对系统校准[4]。

二、OCTA 的原理

OCT 血管造影术（OCT angiography，OCTA）是 OCT 的一种功能扩展，用于视网膜微血管成像[5]。OCTA 在成人眼科中是一个热门的研究领域，现已开始被引入儿童眼科领域。OCTA 通过分析血流区域（血流引起 OCT 信号波动）和静态组织区域（OCT 信号相对恒定）之间的差异来产生对比。OCTA 扫描由多个容积组成，每个容积中进行多次 B 扫描。对重复的 B 扫描进行方差或去相关性度量创建 OCTA B 扫描，其中包含深度分析的血流信息。通常情况下，通过使用节段来分辨视网膜血管系统的不同层来创建 OCTA 区的面投影。

由于 OCTA 容积需要多次 B 扫描，而且与常规 OCT 容积相比采样更密集，因此 OCTA 容积需要较长的采集时间。即使用最快的 OCT 系统，采集时间也常常超过 3s。这使得 OCTA 图像对眼球快速扫视和其他动作特别敏感，这些动作信号在 OCTA 图像上表现为明亮的条纹。目前有两种常用的消除动作伪影的方法[6]。第一种方法是在同一位置获取多个 OCTA 图像，然后使用软件消除动作伪影并整合所有容积。第二种是用扫描激光检眼镜检测眼球运动，并对图像的损坏部分进行重新扫描。

第 3 章

OCT 和 OCTA 在婴幼儿护理、临床及手术中的设置及优化

Optimizing Systems and Setup for OCT and OCTA Imaging of Children and Infants in the Nursery, Clinic, and Operating Room

Du Tran-Viet   Michael Kelly   Sally S.Ong   **著**

郭俞利   **译**

便携式系统的引进大大增加了 OCT 成像在儿童群体中的应用。由于桌面 OCT 成像需要使用下颌托、患者配合和充分的固定，因此婴幼儿无法使用桌面 OCT 成像系统。随着便携式和桌面系统的商业化，OCT 成像现在可以在多种临床环境（如婴儿室、门诊和手术室）和所有年龄段的儿童（新生儿到青少年）中使用。

OCT 成像在儿童群体中需要特殊考虑。特别是便携式系统，已经针对小婴儿眼睛独特的生物特征进行了优化（第 2 章已简短讨论，下面会进行深入探讨）。在便携式和桌面系统中，也有一些优化婴幼儿成像的设置。这非常重要，因为大多数 OCT 系统都是为成人患者设计的。婴儿和青春期前儿童的体型较小，并且往往缺乏理解和遵循指示的能力。

OCT 血管造影术（OCTA）在眼科领域相对较新，因此，只有少数影像学研究将其用于儿童群体。此外，正如第 2 章讨论过的，OCTA 需要很长的采集时间，对扫视和其他动作伪影非常敏感。由于这个原因，目前不可能在清醒的婴儿和年幼的儿童中进行 OCTA 检查，他们无法听从指令保持静止。在临床门诊，较年长、顺从的儿童才可采集桌面 OCTA 图像。目前，一个正在研究中的 OCTA 电枢系统可以用于麻醉下儿童的成像。由于扫描时间长，在获取 OCTA 图像时，适当的瞳孔扩张和润滑尤为重要。

一、小儿眼部手持式 OCT 系统的优化

轴向长度、屈光不正、角膜曲度和散光这些特性都会影响光学成像，这些值随年龄的变化而变化。

眼轴长度：在新生儿期变化迅速，以每周 0.16mm 的速度增长[1, 2]。

屈光不正：30 — 35 周龄，平均折射误差在 –1.00D±0.90D，范围在 –3.00D～+1.00D，36 周龄至 6 岁，变化成为远视（+0.5D±0.2D）[1, 2]。

角膜曲度：新生儿角膜与成人角膜相比，通常较不平坦（中心屈光度 48.00～58.50D），3 个月后减至成人水平[1, 3-7]。

散光：与成人相比，新生儿的眼睛散光更严重，约 6 个月后散光减半[4]。

这些特征导致婴儿 / 幼童的眼睛模型与成人的不同（图 3–1）。商用手持 OCT 系统是针对新生儿和儿童开发的，可以而且应该根据不同年龄的发育特征进行优化[8]。

参考臂：制造商提供的默认参考臂设置是为标准的成人眼睛设计的，因此，如果不对婴儿和儿童进行适当调整，将导致图像侧面的剪切 / 渐晕（参见第 6 章伪影的示例）。要根据年龄调整参考臂，参考年龄校正标准参考表是有必要的（表 3–1）。在调整值的基础上，成像仪可以转动参考臂的手柄，以减少扫描边缘的质量损失。如果已经进行了调整，但成像仪仍有剪切和渐晕，提示瞳孔可能没有调整到最佳尺寸[8]。

屈光不正：手持系统上没有自动对焦功能，因此必须手动进行屈光度校正才能获得高质量的图像。为此，成像仪必须通过顺时针 / 逆时针旋转手持式探

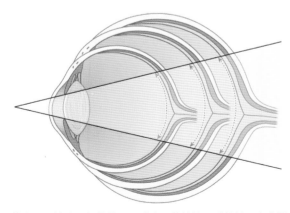

▲ 图 3–1　婴儿（红箭线）、幼儿（绿箭线）、成人（蓝箭线）眼轴长；它会影响视网膜的光学成像

头上的孔来调整屈光度，直到达到所需的折射率。表 3-1 提供了根据年龄校准的屈光误差，可作为设置焦点的起点。为了提升图像质量，对焦点的额外调整是十分必要的。因为少于 2.00D 的改变并不能在图像质量上产生明显的改善，所以我们通常在 2.00D 上进行跳跃式调整[8]。

扫描长度：在婴儿中，非常短的眼睛长度将导致扫描范围比成人眼睛小得多。因此，需要根据年龄调整扫描长度（表 3-1）[8]。

扫描密度：即每毫米视网膜的 A 扫描和 B 扫描次数，这也受到婴儿眼睛较小的影响。例如，一个 35 度谱域 OCT（spectral domain OCT，SD-OCT）扫描成人视网膜，扫描范围为 10mm，而产后 32 周婴儿仅为 6.3mm。因此，如果对

表 3-1　Bioptigen/Leica Envisu C2300 年龄校正扫描长度和参考臂设置

年龄组	屈光不正（D）	轴向长度（mm）	参考臂变化	相对于正常成人的视网膜上相对扫描长度（%）
35—35 周龄	−1.00	15.1	−48	63
35—39 周龄	0.30	16.1	−43	67
39—41 周龄	0.40	16.8	−39	70
0—1 月龄	0.90	17.4	−36	73
1—2 月龄	0.30	18.6	−29	78
2—6 月龄	0.50	18.9	−28	79
6—12 月龄	0.60	19.2	−26	80
12—18 月龄	0.70	20.1	−21	84
18 月龄—2 岁	0.90	21.3	−15	89
2—3 岁	1.00	21.8	−12	91
3—4 岁	0.60	22.2	−10	93
4—5 岁	−0.80	22.3	−9	93
5—9 岁	−0.60	22.7	−7	95
10 岁至成年	−0.50	24.0	0	100
轴性近视		26.0	+11	

改编自 Maldonado RS, Izatt JA, Sarin N, et al. Optimizing hand-held spectral domain optical coherence tomography imaging for neonates, infants and children. Invest Ophthalmol Vis Sci，2010，51(5):2678-2685.doi:10.1167/iovs.09-4403.

成人使用相同的 B 扫描参数进行 A 扫描，那么婴儿视网膜的 A 扫描和 B 扫描的密度将会更高。而且由于对移动婴儿快速扫描进行了调整，采样过长浪费了扫描时间。成像仪可以通过减少扫描次数来避免这种情况[8]。

二、优化 OCT 在儿童群体中的设置

一般来说，为了优化成像，儿童应该予以散瞳。这是很重要的，即使 OCT 红外光不会使瞳孔收缩，也可以实现拍摄暗光生理扩张瞳孔的成像[9]。OCT 可以通过一个 1mm 的瞳孔（即使对准和距离是在一个很小的眼睛范围内）产生高质量的成像。药物瞳孔扩张（如 6mm 的瞳孔）可以减少捕获图片的难度，减少伪影（见第 6 章），适用于一个新手操作者。此外，操作者应该提前知道需要成像的区域，如果可能的话，还要了解每只眼睛的固定能力（弱视眼或黄斑病变眼的固定效果较差）。

优化 OCT 儿童成像除了这些一般的小窍门，还需要考虑不同的个人情景（护理、临床或手术室）和不同年龄的儿童（不同的身体习惯和合作程度）。可以使用不同的策略来分别为无法合作的群体（婴幼儿和智力缺陷儿童）、可以被诱导合作的群体（幼儿）及可以听从指令的群体（较大的儿童和青少年）来成像。

（一）危重婴儿护理室

在危重婴儿护理室（intensive care nursery，ICN）的新生儿通常需要在床边成像，因为要持续地监护。因此，手持的 SD-OCT 系统由于其便携性而派上用场。在成像之前，应该准备好并载入扫描程序，成像器的位置应该使婴儿的头部与成像器中部对齐。操作者自己看向观察屏幕，用手持探头在婴儿头上成像（图 3-2）。当需要在温箱中成像时，确保温箱要有足够的空间放置 SD-OCT 手持设备。有持续气道正压（CPAP）面罩的婴儿也可以在不摘除面罩的情况下成像。在成像过程中，为了使扫描仪对准需要扫描的区域成像，微小的横向运动都会影响。如果图像信号质量差，可以用人工泪液（通常使用一次性的、不含防腐剂的人工泪液）来润滑角膜。如前所述，调整焦距以矫正屈光不正也可以改善信号质量[8,9]。

在可能的情况下，应该有另外一个人来帮助主操作者。这个人可以在操作者进行扫描时协助操作计算机软件。当婴儿焦躁不安时，这个人也可以在操作

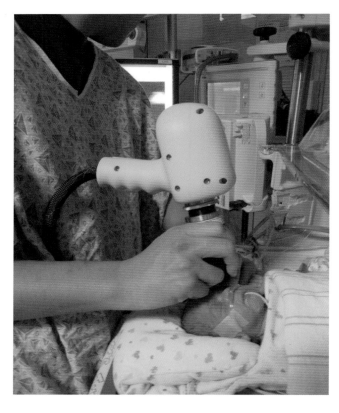

◀ 图 3-2 用手持便携式系统在危重婴儿护理室对婴儿进行成像（Bioptigen/ Leica Envisu C2300）

者设置 OCT 系统时通过怀抱婴儿来安抚婴儿，还可以在成像前、中、后时期，用手环绕婴儿的头部或身体，施加温暖和压力以让其感到舒适。在护理人员允许下，也可以用奶嘴和口服蔗糖来安抚婴儿。

（二）临床

临床上，由于婴幼儿体型较小，不能坐直或站直，够不到桌面的下颌托，可以用便携式 OCT 系统进行成像。临床使用方法与危重婴儿护理室（ICN）使用方法相似。如果婴儿体型足够小，可以平躺在父母或操作者的腿上，头朝向操作者的胸部（图 3-3）。当婴儿烦躁不安时，可使用口服蔗糖奶嘴来安抚他 / 她。婴儿也可以在用奶瓶喂养时进行成像。可以用玩具和视频进一步分散婴儿的注意力。一些年龄较大的婴儿可以直立坐在父母的膝盖上成像[10]。目前正在研究一种便携式电枢 OCT 系统，将来可能投入商业化使用。然而，对于清醒的、活动状态下的婴幼儿来说，这个系统反应还不够快。

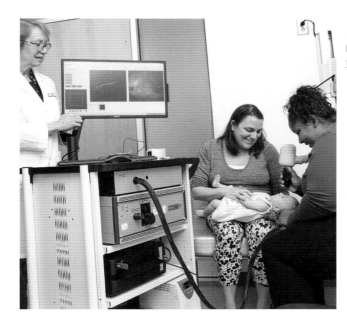

◀ 图 3-3　用手持便携式系统在临床上为婴儿成像（**Bioptigen/Leica Envisu C2300**）

　　如果儿童站立位或坐位可以够到下颌托，那么他 / 她可以使用桌面 OCT 系统成像。然而，重要的是成像过程要快，有必要的话可以短暂的休息，因为小朋友的注意力持续时间短，很快会出现疲劳和兴趣缺失。根据孩子的身高和体型，可以在房间里放置一把椅子或一个阶梯凳以便随时使用（图 3-4）。OCT 系统的监视器应远离开孩子的视线，以避免分心。在孩子进入房间前就应该将扫描程序加载准备好。操作者应该亲切地称呼家长与小朋友的名字，把他们带到光线充足的 OCT 房间，并简要描述成像过程，以此建立信任。在此期间，将设备可以调整到孩子的高度，帮助小朋友够到设备。小一点的孩子可以坐在父母的腿上，也可以跪坐在座位上，父母扶着小朋友的头部放在下颌托上。再大一点的孩子可以借助脚凳站着够到下颌托。如果小朋友足够高，他 / 她可以像成人一样坐着成像。如果是站着，要确保孩子的脚平放在地板上，以减少扫描时身体的移动。

　　无论选择哪种方法，都要确保孩子能够轻松地将额头贴在枕托上。调整枕托和下颌托，将小朋友的外眦置于探头上下运动的中间范围。操作者使用脚踏板来拍摄图像，可以用空出来的双手来管理设备和照顾孩子。如果孩子在拍照过程中不想坐着，焦躁不安，可以先给父母或哥哥姐姐拍照，以减少焦虑，让他们安心。成像时，要快速确定系统的内固视装置或外固视装置是否有效。如果无效，可以在墙上贴一张便笺纸，让小朋友看，或者直接下达口头指令。也

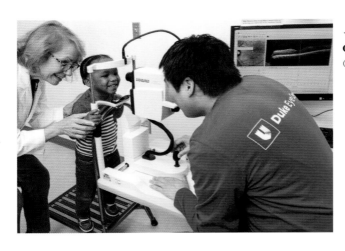

◀ 图 3-4　使用脚凳用台式 OCT 系统在临床上为儿童成像 （**Heidelberg Spectralis**）

可以让另外一个人拿着智能手机、平板电脑或玩具作为固定的目标[10]。

（三）手术室

在手术室进行手术或麻醉检查的婴幼儿可以用手持设备、电枢支架或手术显微镜集成的 OCT 系统成像。操作者应位于婴儿后方，使婴儿的头部朝向操作者的胸部，手持探头或电枢置于婴儿的前额，而不是婴儿的身体上方（图 3-5）[9]。同时使用人工泪液不断润滑婴儿的眼睛，以获得良好的图像。操作者还要意识到，由于 Bell 反射，孩子的眼睛可能会移动。此时要与麻醉师沟通，使用巩膜压板有助于使眼睛对齐。

以下是一些商用的 OCT 系统。除了 Topcon Triton 是扫频 OCT（SS-OCT）以外，其余所有系统都是 SD-OCT 系统。

三、手持式

Bioptigen/Leica Envisu C2300（图 3-6）。

四、台式

Heidelberg Engineering Spectralis*（图 3-7）。

---

*. Heidelberg Engineering Spectralis 有一个研究性的 OCTA 桌面系统，尚未得到 FDA 批准

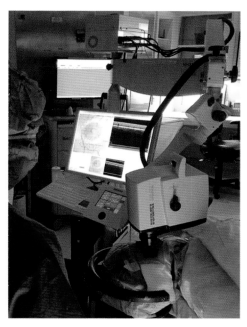

▲ 图 3-5　用 **Flex Module** 系统（一种研究中的电枢系统）在手术室中用 **Heidelberg Spectralis** 对一名幼儿进行成像

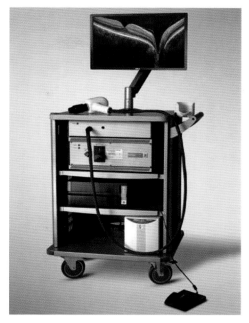

▲ 图 3-6　**Bioptigen/Leica Envisu C2300** 手持 **OCT** 系统照片

（经 Leica Microsystems 许可）

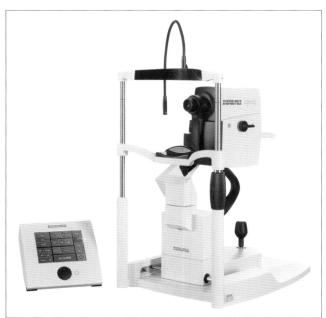

◀ 图 3-7　**Heidelberg Engineering Spectralis** 台式 **OCT** 系统照片

（经 Heidelberg Engineering 许可）

Zeiss Cirrus（图 3-8）（带 OCT 血管造影）（AngioPlex）。

Optovue iVue 2（图 3-9）（带 OCT 血管造影）（Angiovue）。

Topcon Triton[*]（图 3-10）。

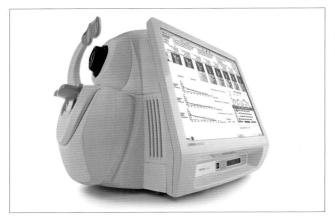

◀ 图 3-8 **Zeiss Cirrus 台式 OCT 系统照片**

（经 Carl Zeiss Meditec, AG. 许可）

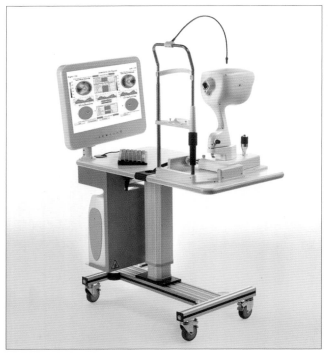

◀ 图 3-9 **Optovue iVue 2 台式 OCT 系统照片**

（获得 Optovue. 许可）

---

*. Topcon Triton 有一个研究性的 SS-OCTA 桌面系统，已在欧洲和日本使用，但在美国还未经 FDA 批准

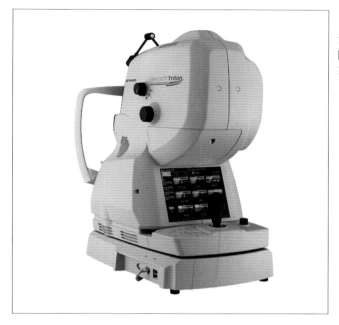

◀ 图 3-10　**DRI OCT Triton 台式 OCT 系统照片**
［经 Topcon（Great Britain）Medical Ltd. 许可］

五、电枢式

Heidelberg Engineering 有一个尚在研究中的 SD-OCT 和 OCTA 系统，尚未获得 FDA 批准，该研究系统被称为 Spectralis with Flex Module（图 3-11）。

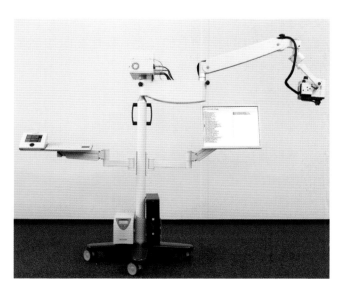

◀ 图 3-11　**Heidelberg Spectralis with Flex Module 电枢 OCT 系统照片，目前还处于研究阶段**
（经 Heidelberg Engineering 许可）

第 4 章

OCT 和 OCTA 图像采集在婴幼儿护理、临床及手术中的应用

OCT and OCTA Image Capture in the Nursery, Clinic, and Operating Room

Du Tran-Viet　　Michael P. Kelly　　Mays El-Dairi　　Sally S. Ong　　Cynthia A. Toth　**著**

郭俞利　**译**

在对任何年龄的患者进行 OCT 之前，通常需要了解合适的扫描方案。这对婴儿和儿童尤其重要，因为对于他们来说能够捕捉图像的时间有限。随着时间的推移，幼儿逐渐失去兴趣和配合检查的能力。在重症监护室的新生儿可能生病或早产，不能够长时间成像。特别是对这些小患者，应该保持最低程度的额外刺激。

以下章节列出了 OCT 采集方案及其在儿童视网膜和视盘部扫描方面的优缺点。扫描模式的名称可能会有所不同，有些模式是特定于系统的［例如：在选定的 SD-OCT 系统上的增强深度成像（EDI）］，但它们在大多数商业 OCT 系统上是可用的。关于青光眼特异性扫描的更多细节详见第 70 章。

一、OCT 图像调整

当准备成像和定向扫描时，要注意儿童 OCT 图像可能不像传统上在成人眼中看到的那样对齐。出现这种情况有很多原因：台式系统成像时，儿童可能会将头倾斜，便携式手持式或电枢式系统不能够沿矢状面或横转面对齐，婴儿通常不会盯着一个目标，或者成像系统可能不会像从直立位置捕捉到的图像一样将从仰卧位婴儿头顶捕捉到的图像转位。由于这些影响，特别是在婴儿的手持成像中，如黄斑乳头这样的结构可以相对于视神经组织轴的中央凹进行定向和测量[1]。

二、OCT 图像获取方案

（一）容积、三维、立方扫描

容积扫描（也称为 3D 或立方扫描）可以获得水平（横向）或垂直方向（矢状）排列的多层 B 扫描。这是用于儿童成像的最常见的扫描方案。这些扫描对所有情况（护理室、临床和手术室）的婴儿和儿童的成像都特别有用，因为这些扫描都可以在没有固定的情况下捕获足够面积的视网膜和（或）视神经 OCT 图像。通过多个视图查看整体，可以确定视神经中心或中央凹的正确位置[2,3]。

OCT 容积扫描可以以立方体形态 3D 展现（图 4-1A），或者通过滚动连续的 B 扫描在面向视网膜有视网膜全层的图像中明确视网膜中央凹或其他结构的位置（图 4-1B），其中由于会产生阴影使视网膜血管结构很明显（图 4-1C），也可以通过连续的 C 扫描（沿冠状面），但后球面的曲率可能会让人困惑（图 4-1D）。重要的是，C 扫描视图需要高密度扫描。由于这需要更多的采集时间，它还没有常规应用在儿科群体中。在儿童没有固定的容积扫描中结合多个视点，更容易确定中心凹或视盘的位置。

对于手持 OCT 系统，容积扫描通常是清醒状态下、眼球容易转动、不能固定婴儿的首选扫描方案。在便携式或台式系统中，容积扫描也是眼球震颤儿童获得高质量扫描图像的好方法[4]。

成像人员必须确保视盘或中央凹优先被采集[5-7]，而且还要考虑采集更宽的视野，以便在相同的容积扫描中采集黄斑和视神经，便于随后分析由中央凹到视盘轴组织的结构（图 4-1E）。如果婴儿躁动不安、哭闹、移开视线或移动过度，可以降低扫描参数，如 A 扫描和 B 扫描的次数，以获得更快的采集速度（尽管获取的分辨率较低）。我们建议以黄斑为中心，以视神经为中心，以视网膜颞部边缘为目标，然后覆盖视网膜边缘的其他区域，进行大约 35°（10mm×10mm 的成人正常眼设置）的扫描，但这还是要视具体情况而定。

对于在麻醉下进行检查的儿童或能够固定的大一些的儿童 / 青少年来说，过度的活动并不是一个大问题。在这些群体中可以采集更高分辨率的容积扫描图像。这些高分辨率的图像在传统模式或 C 扫描下都可以看到（图 4-1D）。

在台式 SD-OCT 系统中，容积扫描聚焦在黄斑、视神经或其他感兴趣的区域，而且用内固定或外固定的方式来对其眼球是非常容易的。例如，在 Heidelberg Spectralis OCT 系统中，最常用的扫描方案是 30°×25°（9.0mm×7.5mm），自

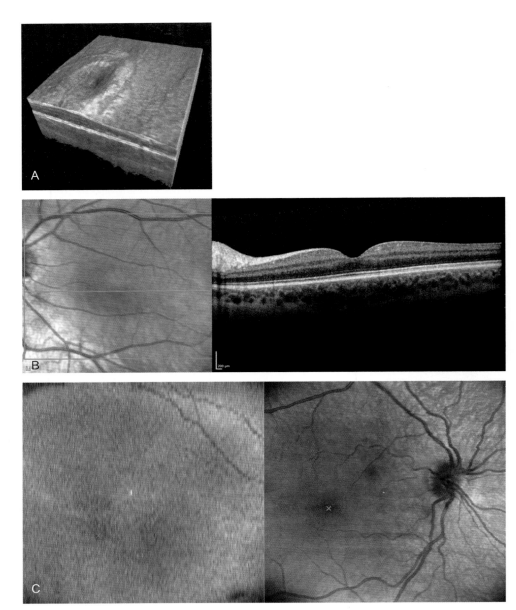

▲ 图 4-1　A. 一名 7 岁儿童采用手持式系统（Leica）在中央凹的容积扫描，利用一款定制软件程序进行 3D 重构；中央凹和血管在这个视角中可鉴别。B. 一名合作良好的 15 岁儿童以中央凹为中心的台式系统（Spectralis）红外定位图像（左）和单一横断面水平 B 扫描（从整体容积扫描中筛选出）图像（右）。C. 用手持式系统（Leica）从中央凹（红色十字）容积扫描中获取的正面视网膜视图的两个例子；注意这两种情况中视网膜中央凹并没有在图像中央；容积扫描像素累加产生 35 周早产儿（左）和一名 15 月龄婴儿（右）的视网膜图像；左图的血管可见度较低，由于其是用快速低分辨率扫描采集的；而右图则来自于一个更高分辨率更广范围的扫描，其中的血管图像有助于定位

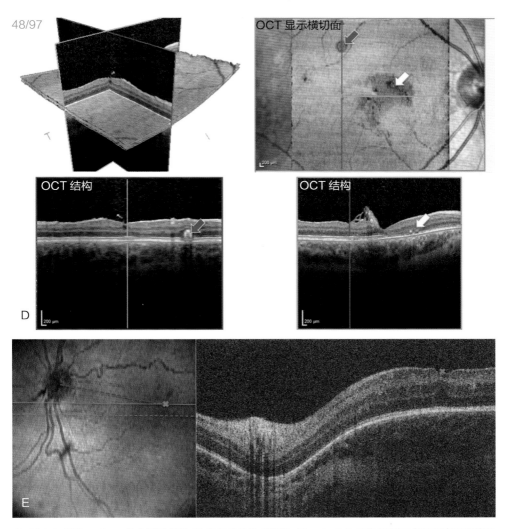

▲ 图 4-1（续）　**D.** 一名合作良好的 **17** 岁少年用台式系统（**Spectralis**）在视网膜中央凹的容积扫描的 **C** 扫描视图（红边界，在 **B** 扫描中间的红线条）；**C** 扫描下黑色低反射区（白箭）为外伤性视网膜色素上皮（**RPE**）缺损，视网膜下病变由于投射阴影产生的低反射圈（紫箭）。**E.** 一名 **1** 月龄的婴儿用手持式 **SD-OCT** 系统（**Leica**）获得的视网膜中央凹和视盘的前面视图（左图）和视网膜中央凹中心的水平横断面 **B** 扫描视图（右图，从相同的 **SD-OCT** 容积扫描中选出的如绿线所示）；值得注意的是 **B** 扫描用来确定移位的视网膜中央凹的位置（两视图中红十字）；因为仰卧婴儿的眼睛或手持扫描仪的位置是旋转的，应围绕视神经中心轴进行分析（蓝点线）；绿点线是根据临床观察出的中央凹大概位置

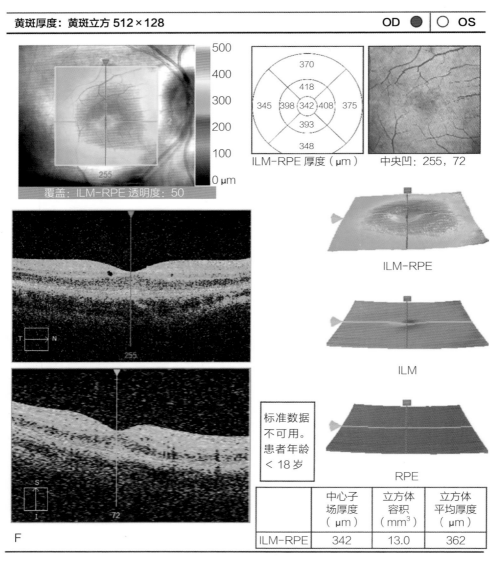

▲ 图 4-1（续） **F. 一名合作良好的 8 岁儿童的黄斑厚度的容积扫描（Zeiss Cirrus）；中央凹合理地居中，虽然系统上没有标准数据，但厚度图质量良好**

ILM. 内界膜；RPE. 视网膜色素上皮

动实时跟踪（ART）61 行 B 扫描容积，设置为 9 次线性扫描 /B 扫描。在检查合作程度比较低的儿童中减少扫描密度将提高扫描采集速度。

　　正如第 3 章讨论过的，成像者应该要知道在成人正常眼通过大约 10mm× 10mm，35° 的容积扫描在婴儿的小眼中会缩短跨度（以毫米记）；实际上的扫描长度会根据眼球的大小而变化（和患者年龄和轴向近视程度也有关）[8]。调整 A 扫描和 B 扫描的数量会防止对婴儿采集过度，因为这样的话每一张图像将花费太多时间。对于高度近视的患者（如果是因为轴向长度太长造成的），应该做小范围的扫描，因为 OCT 将覆盖视网膜更广的范围（第 3 章已讨论过）。高度近视的患者垂直（矢状）的线性扫描会比水平（横向）扫描有更好的扫描校正和图像，因此可以获得更加精准的自动分隔。

许多商用台式系统提供可以扫描时主动跟踪眼睛以减少运动伪影的眼球追踪功能。这个功能允许在准确的视网膜位置重复扫描，而且对后续的评估是十分有用的。眼球追踪功能甚至对于难以固定的儿童也很有用，因为其在扫描采集中断期间是暂停的。例如，当小朋友转移目光时，扫描将会暂停。当小朋友又被重新固定到台式系统中，眼球追踪功能将恢复扫描。必要的情况下，可以关闭眼球追踪功能以减少扫描采集时间。

很多商用 OCT 系统也可以利用容积扫描产生黄斑地图。多条线的整合产生了以中央凹为中心的地形图（图 4-1F），并且提供 3 个同心环的视网膜总厚度（以中央凹为中心分别是 1mm、3mm、6mm），甚至有将不同的视网膜层分割成不同的视网膜厚度[9]。

（二）高分辨率线性扫描

高分辨率线性扫描可以是单线也可以是多线（通常为 5～9 光栅扫描）。这些都是可以仔细观察的玻璃体-视网膜界面、视盘、视网膜和视网膜下层的高质量扫描（图 4-2）。对同一位置上连续获得的 B 扫描进行平均，以减少散斑噪声并增强感知细节的能力。然而，连续扫描比单次非平均 B 扫描要花费更长的时间。所以连续扫描在婴儿及幼龄儿童上运用并不广泛，这些患者在重复扫描的过程中经常会焦躁不安且不能保持稳定的固定姿势。但连续扫描对于可以良好配合的儿童、台式系统固定良好的情况下或麻醉状态下校准感兴趣的结构的情况下是很好的选择。例如，在 Spectralis 中我们推荐 30°（9mm），高达 60 的 ART 扫描。在 Spectralis 系统中，利用红外视网膜图像在同一位置对连续 OCT 进行配准。ART 数表示连续成像的 B 扫描数，通常情况下平均值越高（如 56 而不是 12）成像质量越高，但同时动作伪影的风险也越大。

在婴儿或幼龄儿童上使用线性或光栅扫描需要注意的是它取决于光栅扫描间隔的大小（或单线扫描的"不校准"），所有的线性扫描都不能穿过中央凹。

在这种情况下，偏离中心的扫描可能被误解为中央凹，并被解释为疾病（如视网膜中央凹发育不良）。这种情况下，通过高密度容积扫描来确定中央凹的成像是最好的[2,3]。

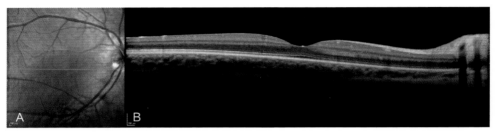

▲ 图 4-2　一名合作良好的 15 岁少年的视网膜中央凹的红外定位（A）和高分辨率的单线扫描（B）

（三）径向扫描

径向扫描是以感兴趣的区域为中心以星状或十字形采集多线性 B 扫描的容积扫描（图 4-3）。良好的中心目标对于获取高质量、有用的径向扫描是十分必要的。对于疑似黄斑裂孔的婴幼儿患者的评估推荐面积为 6mm×6mm 或甚至 3mm×3mm 的小范围但详细的扫描。径向扫描可以在临床台式系统中或手术室的手持系统及电枢系统展开应用。这种扫描模式一般不推荐用于难以固定的清醒儿童，但如果需要的话，可以修改和减少扫描密度、质量和眼球跟踪以获得更快的采集速度。

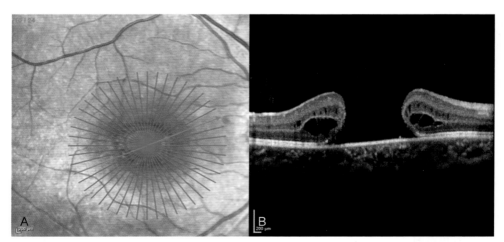

▲ 图 4-3　一名合作良好的 6 岁儿童以黄斑裂孔为中心的红外定位（A）和从多重径向扫描（绿线）中截选出的 B 扫描（B）（Spectralis）

（四）用于测量周围视网膜神经纤维层的环形扫描

环形扫描在以感兴趣的目标区域为中心以环形或同心环采集多线型 A 扫描。这种扫描方案最常用于青光眼和视神经萎缩的周围视网膜神经纤维层（RNFL）的测量分析（图 4-4A），以及某些退行性神经眼科疾病的严重程度的评估。这种扫描模式一般运用在临床合作良好的儿童的台式系统或手术室的手持 / 电枢系统中。成人的扫描直径大约 12°，3.5～3.6mm[1, 3, 5]。

对于婴儿的眼睛，在合适的位置进行循环扫描的 A 扫描可以从视盘的容积扫描中提取出来。由于在新生儿眼睛的轴向长度差异，婴儿的 RNFL 厚度评估多个直径，相对于成人的视神经和中央凹来说，直径 3.0mm 被确定为与标准位置成比例（图 4-4B）[5]。

三、脉络膜和 EDI 成像

由于 SD-OCT 信号不足，获得脉络膜全厚度、脉络膜内病变、筛板和视神经深部结构的优质成像可能具有挑战性；这可能发生在有较厚的脉络膜的眼睛上，覆盖信号的反射或吸收造成信号丢失，也干扰了来自脉络膜深部或视盘的OCT 信号。EDI 是一种更好的脉络膜成像效果的 SD-OCT 成像模式，其设置零延迟线位置，使得 SD-OCT 图像在脉络膜的灵敏度最高（图 4-5）。它可以用来脉络膜成像，提示脉络膜变薄 / 增厚或脉络膜肿瘤的存在。其他可以提高脉络膜成像的选择包括汇总低信号扫描或用 SS-OCT 成像。SS-OCT 对于视盘和脉络膜具有更长的波长和更大的信号深度。从这些技术中获取足够深度的成像，可以明确疑似高颅压患者视盘弓形方向，也可以测量疑似视神经发育不良患者的 Bruch 膜的开口。EDI 可以与不同 SD-OCT 模式联用，用于临床或护理过程的手持系统、临床上的台式系统和手术室的手持 / 电枢系统。

四、OCT 血管造影术

第 2 章和第 3 章均已讨论过，OCTA 的采集时间长于标准 OCT。这意味着这用于儿童时会有额外的困难。临床仅有的 OCTA 系统是台式系统而且要求可配合检查的儿童使用。如果儿童能够在全部采集时间配合检查便可以获得高质量的成像。如果孩子的注意力持续时间短，可以采取几个步骤来减少采集时间。包括：①选择更小尺寸扫描；②减少扫描密度（或增加 B 扫描间的距离）；③减少每个位置的平均 B 扫描次数。Heidelberg Engineering 有一台用于调查研究的便携式电枢 SD-OCTA 系统（Flex 模式的 Spectralis）已被用于麻醉下的儿童的检查。由于儿童处于麻醉状态，不需要过于考虑移动和扫描时间。扫描模式通常是 10° 或 20° 方形容积（图 4-6）。还有其他用于儿童的便携式 SS-OCT 系统在研究中，这些研究指出了未来 OCTA 成像对婴幼儿的巨大益处[10-13]。

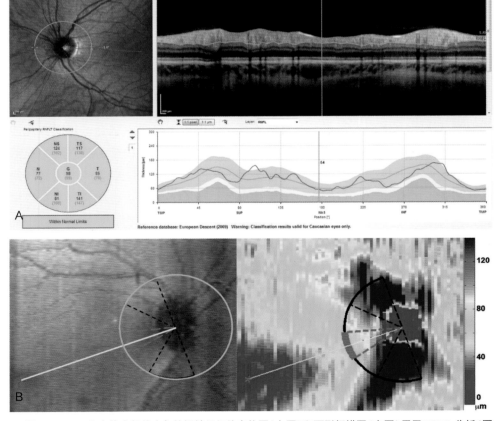

▲ 图 4-4　A. 一名合作良好的少年的视神经红外定位图（左图）和环形扫描图（右图）用于 RNFL 分析（图像下部）（Spectralis）。B. 一名婴儿的视神经盘的成像（Leica）；视神经 - 中央凹轴的视网膜正面图从视神经盘的容积扫描中获得（与图 4-1C 相似）；在正面图（绿圆圈，左图）中和从分段容积中提取的神经纤维层厚度图（右图）显示了提取视网膜神经纤维层分析数据的圆形 / 环形位置；颜色刻度显示厚度；圆弧以视神经为中心，直径为 3mm；视网膜中央凹位于红星形位置；在轴上和轴下 15° 的粉红色实性厚弧内进行乳头状瘤束分析

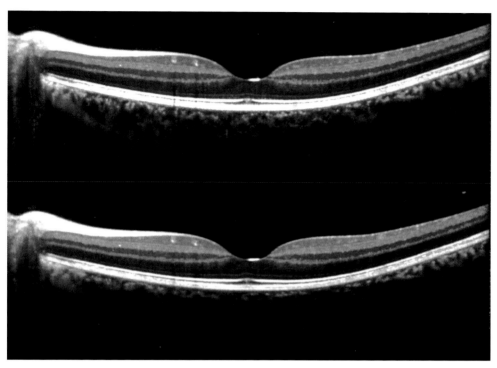

▲ 图 4-5 一名 13 岁儿童的视网膜中央凹下脉络膜的两张图像，上图使用了加强深度成像，下图没有使用 EDI（Spectralis）；注意脉络膜外边界与使用 EDI 脉络膜特征的差异

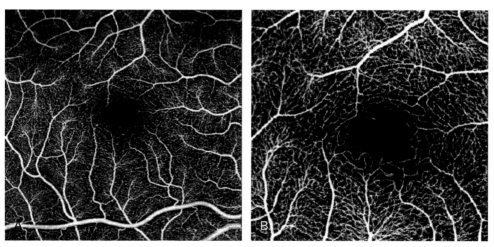

▲ 图 4-6 一名没有注射荧光对比剂的 3 月龄婴儿黄斑 OCTA 的正面图，从采集的容积 OCTA 提取出；A 图的容积从 20°×20°（5.7mm×5.7mm）采集，B 图从 10°×10°（3.1mm×3.1mm）采集；图像采集于一台研究中的设备（Spectralis HRA+OCT，OCT 软件和 Flex 模式）

第 5 章

结构光学相干断层扫描图像分析
Analyzing Structural Optical Coherence Tomography Images

Katrina Postell Winter　著

邵　毅　译

光学相干断层扫描（OCT）已从其时域（time domain，TD）成像系统的概念发展到如今被广泛使用的谱域（spectral domain，SD）成像系统。最近，扫频（SS）成像系统也已开始使用。随着 OCT 的发展，每秒的轴向扫描次数已从 TD-OCT 的每秒 400 扫描增加到 SD-OCT 的每秒 70 000 扫描。分辨率取决于波长，轴向分辨率保持在 2～10μm。通过平均多次扫描，图像分辨率提高，图像伪影最小化，而且还有视网膜 3D 图像重建及投影等。采集速度的提高有助于图像质量的优化。许多系统还结合了动眼追踪功能和图像配准功能，有助于最大限度地减少运动伪影。

很多系统还配有高清眼底照相机或激光扫描检眼镜（scanning laser ophthalmoscope，SLO），可将扫描位置投影到眼底图像上（图 5-1），并告知扫描方向。眼底和 SLO 图像也用于记录不同检查时间获得的图像，以显示视网膜分段厚度的变化。识别扫描位置和方向对于识别视网膜解剖结构和确定某些病理变化对视觉的影响非常重要。此外，扫描方向和配准可以确定到视网膜中央凹中心距离（最具有视觉意义），并识别视网膜结构（例如，将血管与引起阴影的视网膜内斑块区分开）。

一、OCT 定性分析

定性分析包括检查指定区域（如视网膜或视神经）内的 B 扫描或线性扫描，并定性地评估是否存在病变。定性分析还包括分析新生儿和婴儿的视网膜发育。以灰度或伪彩色来表示不同层或结构的反射率。更大的灰度反射率显示为光谱

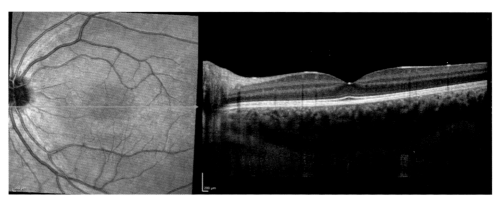

▲ 图 5-1　一名 10 岁男孩，在 Heidelberg Spectralis 上显示了 B 扫描投影到扫描激光检眼镜（SLO）图像上的位置（已获得 Heidelberg Engineering 的许可）

的白色或黑色。在本章中，我们将相对反射率最高的灰度表示为白色。

　　跟视网膜或玻璃体的标准相比，反射率被描述为不同程度的高反射率或低反射率。

　　● 从灰度上看与视网膜颗粒层相比，视网膜层状高反射带表现为不同程度的白色。正常视网膜的高反射层从玻璃体向外包括视网膜神经纤维层、内 / 外丛状层、外界膜、椭圆体带、交错区（interdigitation zone）、视网膜色素上皮（retinal pigment epithelium，RPE）和部分脉络膜。

　　● 正常视网膜的相对低反射层从玻璃体向外包括神经节细胞（颗粒）层、内核层、Henle 纤维层（HFL）、外核层和部分外部感光器。请注意，视网膜结构（如 HFL）的反射率可随着进入或定位的 OCT 光束与眼睛视轴的不同而变化（图 5-2）[1]。

　　● 异常的高反射包括硬性渗出、泪囊膜、视网膜新生血管簇、脉络膜新生血管膜，以及视网膜内和视网膜下肿瘤。

　　● 异常的低反射包括液体区域，例如视网膜内囊样间隙、视网膜下液体和血管腔。图像可呈暗色或比玻璃体暗。

　　● 与周围的组织或结构相比，当指定区域的光吸收增加时，就会发生阴影。较大的血管、玻璃腔碎片、渗出液、血液和色素沉着的结构通常会产生光学阴影，从而导致下层结构的可视化降低。

　　● 由于萎缩或色素沉着减少而导致更深的组织层的光传输增加时，就会发生超透射（有时称为反向阴影）。超透射最常见于 RPE 和视网膜外层萎缩，其中光射入脉络膜层（脉络膜超透射），使其与 RPE 层完整的脉络膜相比具有更高的反射性。

正确区分视网膜层和眼结构（解剖学和病理学）对于 OCT 分析至关重要（图 5-3）[2]（在第 10 章中进行了更详细的讨论）。检查者应意识到与之相关结构或

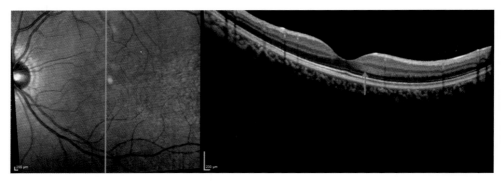

▲ 图 5-2　OCT 光束射入到散瞳边缘，导致垂直扫描出现倾斜；同样，水平转换 OCT 光束射入瞳孔中央，导致水平扫描出现倾斜；一名 13 岁男孩，OCT 入射光束向瞳孔边缘下方移动，并且在中央凹的同一侧的 Henle 纤维层（HFL）出现了低反射性，而中央凹另一侧的 HFL（上）呈现高反射性（红箭）[1]

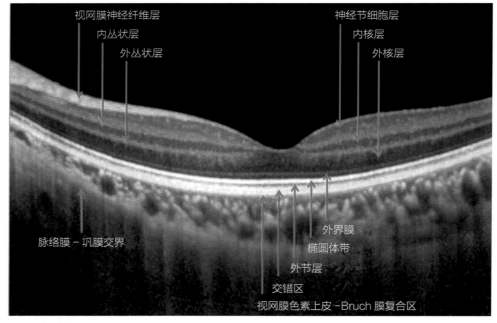

▲ 图 5-3　使用 Heidelberg Spectralis 系统成像，14 岁男孩的正常视网膜；谱域光学相干断层扫描图像上看到的正常解剖结构[2]

解剖学异常的疾病、年龄及患者的种族（图 5-4）。目前，急需一个新生儿的规范数据库，以显示正常范围，以及发育迟缓的视网膜和视神经。

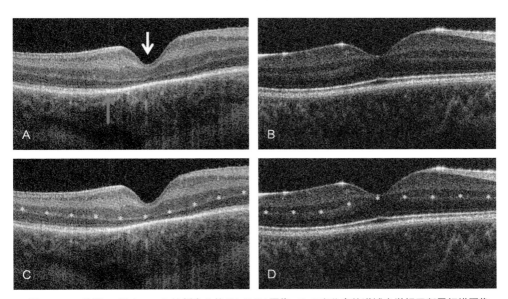

▲ 图 5-4　**A.** 胎龄 35 周（**PMA**）的新生儿的 **SD-OCT** 图像；**B. 8** 岁儿童的谱域光学相干断层扫描图像；两名患者均是 **Bioptigen** 系统上成像；与较年长的儿童相比，新生儿中央凹存在视网膜内层（白箭），而没有外界膜（**ELM**）和椭圆体带（**EZ**）（红箭，外界膜和椭圆体带均位于中心凹外侧）；**C** 和 **D.** 沿着外丛状层（**OPL**）的黄星号表示新生儿（**C**）和较年长的儿童（**D**）中视网膜内层与视网膜外层的对比；图 **A** 和 **C** 已针对新生儿的轴向和横向尺寸进行了校正

二、OCT 定量分析

OCT 图像的定量分析依赖于 OCT 软件中定义单个视网膜层（分割）及组织内深度信息（厚度计算）的能力，然后可以以将视网膜层厚度和（或）视网膜体积的计算与年龄匹配。用于评估正常或进行不同时间的监测，以及评估各层的发育或疾病的进展 / 消退（即水肿）。重要的是：商品化 OCT 系统中包含的数据库是与成人相关的。因此，应将获得的儿童定量分析结果与文献中公布的儿科参考值进行比较。从出生到 17 岁的儿童的每个视网膜层的数据及视盘周围视网膜神经纤维层已被报道[3-11]。

大多数商用 OCT 系统上的图像配准功能可实现根据时间来监测比较。比较厚度图时，重要的是比较在同一商用系统上捕获的扫描图，因为不同的 OCT 系统可能会在外部视网膜上绘制不同的边界层（图 5-5）。患者的年龄也很重要，因为早期视网膜层的存在情况是不同的（见第 10 章）。如果必须比较在不同系统上捕获的图像，可以通过使用大多数系统中提供的分割校正工具，得到所需的外部边界。分割校正工具通常非常有用，可以校正由于婴儿年龄，扫描伪影或严重病理引起的分割错误。

第三方分割程序和算法对于研究最有用，因为通常有更多选择，例如，通过使用绘图功能来标记区域的功能；选择要分割的图层的功能；分割更多层的功能；易于校正，能够创建所需边界的厚度图，以及通过使用病灶标记来标记感兴趣点的功能。图 5-6 是使用 MATLAB（Mathworks，Inc.，Natick，MA）中开发的专用算法（DOCTRAP V63.9）进行 10 层视网膜分割的示例。

大多数商业 OCT 系统都提供测量卡尺。使用卡尺进行的测量可能会受到多种因素的干扰，包括图像质量、分割误差、扫描倾斜度、曲率、轴向长度和镜头状态。通常，OCT 图像具有比横向分辨率更高的轴向分辨率，从而轴向拉伸图像可以更好地显示视网膜层。对于 Zeiss Cirrus，轴向分辨率和横向分辨率的比例约为 2：1，对于在默认高速模式下获取的 Heidelberg Spectralis 扫描，此分辨率约为 3：1。Uji 等[12] 报道，相比单独的平行的 A 扫描，垂直于 RPE 倾斜测量会引入更大的视网膜厚度误差。在同一系统上捕获的图像进行比较的另一个重要原因是系统之间的轴向与横向长宽比不同。

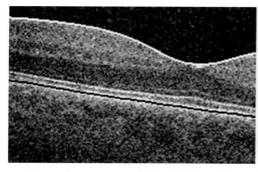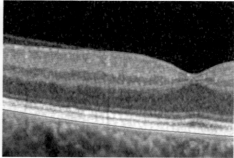

▲ 图 5-5　在 **Zeiss Cirrus** 系统上捕获成人左眼的分割图像，该系统绘制了视网膜色素上皮内侧和交错区外侧的底部边界；（经 **Carl Zeiss Meditec，AG** 许可）右侧的分割图像是在 **Heidelberg Spectralis** 系统上捕获的，显示了 **RPE-Bruch** 膜复合区外部的底部边界

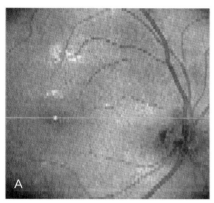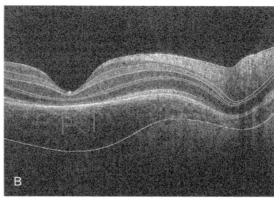

▲ 图 5-6 **A.** B 扫描生成的立体像素投影（**SVP**），绿线表示分段 B 扫描的位置，黄星号表示中央凹中心；
B. 儿科的分段图像（胎龄 **41** 周），显示了 **10** 层的分段；从上至下：内界膜，神经纤维层至神经节细胞
层（**NFL-GCL**），神经节细胞层至内丛状层（**GCL-IPL**），内丛状层至内核层（**IPL-INL**），内核层
至外丛状层（**INL-OPL**），外丛状层和外核层（**OPL-ONL**），内节 - 外节交界（**IS-OS**）（也称为椭圆
体带），外节和视网膜色素上皮层（**OS-RPE**），**Bruch** 膜和脉络膜 - 巩膜交界处（**CSJ**）；两个红箭显
示未发育的中央凹区中椭圆体带（**EZ**）

第 6 章

结构光学相干断层扫描中伪影和异常值辨别
Identifying Artifacts and Outliers in Structural Optical Coherence Tomography

Du Tran-Viet　Katrina Postell Winter　Xi Chen　**著**

祝费隐　**译**

　　未达最佳的扫描和成像伪影通常是无法避免的，但会影响光学相干断层扫描（OCT）图像的分析并导致对数据的错误解释。

　　表 6−1[1-4]列出了 OCT 图像上常见的伪影。该表还包含如何识别这些伪影，以及如何避免错误以提高扫描质量的建议。

　　下面显示了伪影的一些示例。

表 6−1　**SD-OCT 成像的未达最佳扫描和伪影**

伪　影	如何识别	如何避免
光晕 	当 OCT 信号由于瞳孔未扩张或眼睛长度与参考臂长度不匹配而被阻塞时，扫描边缘上的剪辑，以使 OCT 光束枢轴不在瞳孔内轴向对齐	散瞳和（或）将参考臂调整到眼睛的长度

（续　表）

伪　影	如何识别	如何避免
超距误差 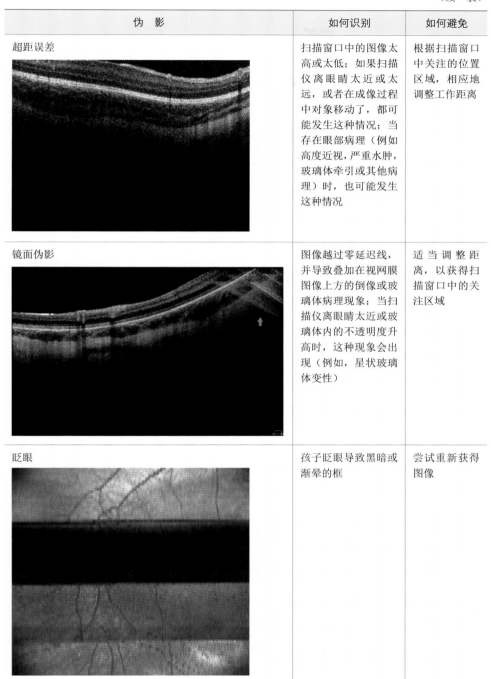	扫描窗口中的图像太高或太低；如果扫描仪离眼睛太近或太远，或者在成像过程中对象移动了，都可能发生这种情况；当存在眼部病理（例如高度近视，严重水肿，玻璃体牵引或其他病理）时，也可能发生这种情况	根据扫描窗口中关注的位置区域，相应地调整工作距离
镜面伪影	图像越过零延迟线，并导致叠加在视网膜图像上方的倒像或玻璃体病理现象；当扫描仪离眼睛太近或玻璃体内的不透明度升高时，这种现象会出现（例如，星状玻璃体变性）	适当调整距离，以获得扫描窗口中的关注区域
眨眼	孩子眨眼导致黑暗或渐晕的框	尝试重新获得图像

（续　表）

伪　影	如何识别	如何避免
倾斜 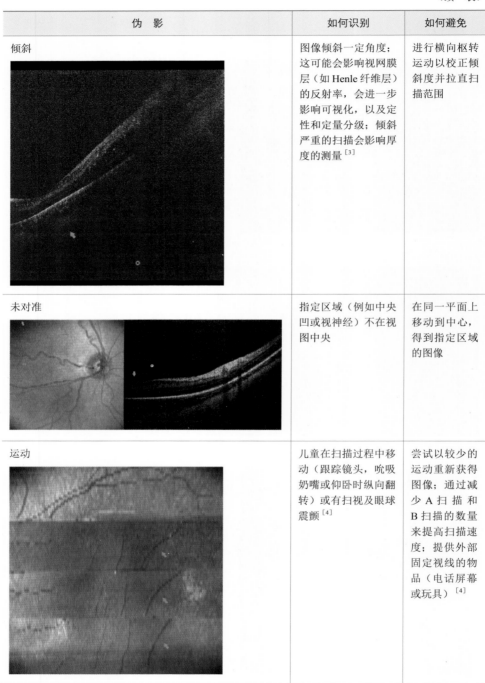	图像倾斜一定角度；这可能会影响视网膜层（如 Henle 纤维层）的反射率，会进一步影响可视化，以及定性和定量分级；倾斜严重的扫描会影响厚度的测量[3]	进行横向枢转运动以校正倾斜度并拉直扫描范围
未对准	指定区域（例如中央凹或视神经）不在视图中央	在同一平面上移动到中心，得到指定区域的图像
运动	儿童在扫描过程中移动（跟踪镜头，吮吸奶嘴或仰卧时纵向翻转）或有扫视及眼球震颤[4]	尝试以较少的运动重新获得图像；通过减少 A 扫描和 B 扫描的数量来提高扫描速度；提供外部固定视线的物品（电话屏幕或玩具）[4]

（续　表）

伪　影	如何识别	如何避免
调焦不准 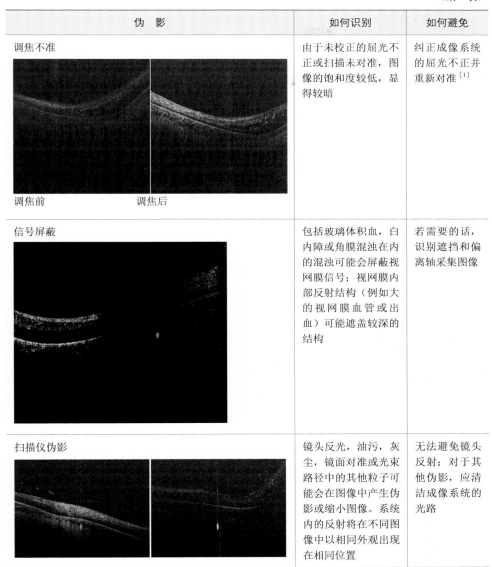 调焦前　　　　调焦后	由于未校正的屈光不正或扫描未对准，图像的饱和度较低，显得较暗	纠正成像系统的屈光不正并重新对准[1]
信号屏蔽	包括玻璃体积血，白内障或角膜混浊在内的混浊可能会屏蔽视网膜信号；视网膜内部反射结构（例如大的视网膜血管或出血）可能遮盖较深的结构	若需要的话，识别遮挡和偏离轴采集图像
扫描仪伪影	镜头反光，油污，灰尘，镜面对准或光束路径中的其他粒子可能会在图像中产生伪影或缩小图像。系统内的反射将在不同图像中以相同外观出现在相同位置	无法避免镜头反射；对于其他伪影，应清洁成像系统的光路

OCT. 光学相干断层扫描；SD-OCT. 谱域光学相干断层扫描

第7章

光学相干断层扫描血管造影分析

Analyzing Optical Coherence Tomography Angiography

S. Tammy Hsu　Lejla Vajzovic　**著**

祝费隐　**译**

　　光学相干断层扫描血管造影（OCTA）可以提供有关血流的信息，并有助于辨别和监测病理情况。OCTA 的原理已在第 2 章中介绍。初始 OCTA 图像包含来自视网膜和脉络膜内的血管血流信号。OCTA 图像分为视网膜血管和脉络膜血管亚层，见表 7–1。这种分类明确了交界面，随后定义了散布到各个血管层中可视的已检测血流。分段后，可以对 OCTA 内的血管流动进行定性和定量分析（图 7–1 和图 7–2，下排）。表 7–1 提供了对通常分析的血管层进行分割的一般指南，尽管其中一些层的存在取决于相对于视盘和中央凹的位置。

　　在无病理存在的健康眼中，视网膜层的自动分割可能达到不错的效果。但是，对于可能不符合健康成人视网膜中标准视网膜层的情况，需要仔细审查视网膜层的分割，如早产儿的视网膜层（图 7–3）。

　　定性分析涉及脉管系统的描述性检查[2]。对于视网膜层不清楚并因此难以分割的病理情况，可以通过在从内层到外层的 OCTA 切片中滚动浏览视网膜脉管系统来避免对 OCTA 图像的潜在误解（见第 8 章有关分割伪影的信息）而不是仅检查细分为 OCTA 血管层的脉管系统，例如浅层血管复合物（SVC）和深层血管复合物（DVC）。此外，通过滚动从面部浅表层到视网膜深层的 OCT/OCTA 体积来检查视网膜脉管系统，可能有助于评估和追踪血管流动，特别是在病理情况复杂的时段。

　　可以对 OCTA 图像进行定量分析（图 7–4），以测量中央凹无血管区域的直径和面积，中央凹和视盘周围血管密度、灌注密度和血流空隙[2-5]。由于难以识别和解决可能影响这些分析的伪像，因此 OCTA 图像的量化仍然具有挑战性（见第 8 章）。需要进一步验证已开发出的用于量化各种度量的方法，并且许多小组正在对此进行研究。

表 7-1　光学相干断层扫描血管造影图像分析中常用的视网膜血管层

视网膜血管层	分割边界的一般准则 [a]
● 视网膜	● 内界膜（ILM）到 Bruch 膜
● 浅表血管复合体（SVC）	● SVC=RPCP+SVP
● 桡侧毛细血管周围丛（RPCP）	● 神经纤维层（NFL）（注：仅在视盘周围，而黄斑未见）
● 浅静脉丛（SVP）	● 神经节细胞层穿过 80% 的内丛层 (IPL)
● 深血管复合体（DVC）	● DVC=ICP+DCP
● 中间毛细血管丛（ICP）	● 后 20% 的 IPL 穿过内部 50% 的内核层（INL）
● 深毛细血管丛（DCP）	● 内部 50% 的 INL 穿过外丛层（OPL）
● 无血管复合体	● OPL 后界至布 Bruch 膜
● 绒毛毛细血管	● Bruch 膜后 0～20μm
● 脉络膜	● 脉络膜毛细血管至脉络膜 - 巩膜交界处后

a. 由于使用的商业软件不同，分割边界可能会有所不同

改编自 Campbell JP, Zhang M, Hwang TS, et al. Detailed vascular anatomy of the human retina by projection-resolved optical coherence tomography angiography. Sci Reo, 2017, 7:42201.

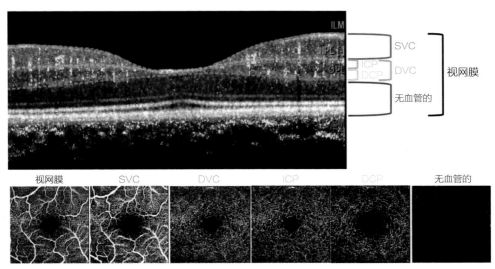

▲ 图 7-1　**13 岁患者的中央凹光学相干断层扫描 / 光学相干断层扫描血管造影 B 扫描示例；图像被分类到整个 OCTA 图层中；表 7-1 中提供了层的定义；从研究设备（带有 OCTA 模块的 Heidelberg Spectralis HRA+OCT）获得的图像**
（由 Nathan Cheung MD 提供）

| 整个视网膜 | 表层视网膜 | 深层视网膜 | 无血管的 | 脉络膜毛细血管层 | 脉络膜 |

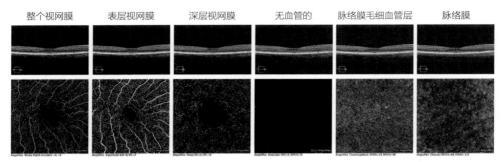

▲ 图 7-2　**72 岁患者的中央凹光学相干断层扫描 / 光学相干断层扫描血管造影 B 扫描示例；图像被分割为正面 OCTA 层；从 Zeiss AngioPlex 获得的图像**
（由 Stephen Yoon 和 Sharon Fekrat MD 提供）

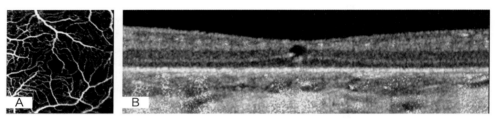

▲ 图 7-3　**A.** 出生于 23 周胎龄的 3 月龄的早产儿视网膜病变的视网膜血管的光学相干断层扫描血管造影；**B.** OCT/OCTA B 扫描中，请注意与大龄儿童（图 7-1）或成人（图 7-2）相比，分割早产儿视网膜层所面临的挑战
（由 Cynthia A. Toth MD 提供）

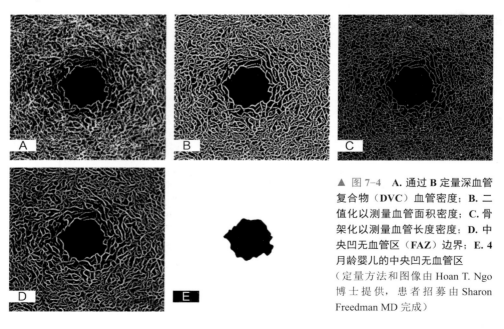

▲ 图 7-4　**A.** 通过 **B** 定量深血管复合物（**DVC**）血管密度；**B.** 二值化以测量血管面积密度；**C.** 骨架化以测量血管长度密度；**D.** 中央凹无血管区（**FAZ**）边界；**E.** 4 月龄婴儿的中央凹无血管区
（定量方法和图像由 Hoan T. Ngo 博士提供，患者招募由 Sharon Freedman MD 完成）

第 8 章

鉴别 OCT 血管造影中的伪影
Identifying Artifacts in OCT Angiography

S. Tammy Hsu　　Lejla Vajzovic　**著**

赵　慧　**译**

表 8–1　OCTA 图像上的伪影会导致对数据的误解

重要的是能够识别和避免这些伪影

伪　影
失　焦

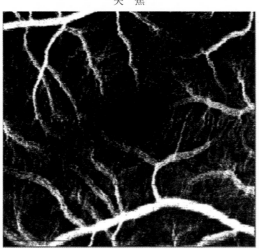

一名 3 月龄的患者，因失焦摄影机造成视网膜血管的 en face OCTA 影像模糊及血管加倍

曲　解	如何鉴别	如何避免
较大血管的血管口径增加，而较细血管的密度降低	成像时，共焦扫描激光检眼镜图像看起来不清晰；图像显示血管模糊且数量加倍	调整焦点；使用适当的眼长设置；对于高度散光，请通过眼镜给患者成像

（续　表）

伪　影
运　动

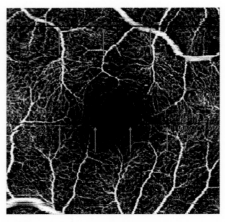

一名 6 岁患者的视网膜血管的 OCTA，展示了运动伪影，红箭表示尖锐的线性变化

曲　解	如何鉴别	如何避免
流空效应	成像期间，孩子的头部或眼睛在移动（跟踪，扫视）；移动可能会导致 B 扫描翻转	如果可能，请重新成像并稳定患者

伪　影
干眼和眨眼

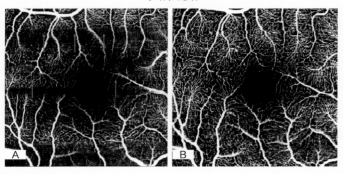

一名 14 岁患者的浅表静脉复合物（SVC）的 OCTA；A. 干眼和红箭指示的眨眼伪影；B. 在使用人工泪液后重新成像（图片由 Nathan Cheung 博士提供）

曲　解	如何鉴别	如何避免
流空效应	在多个连续的 B 扫描中以线性模式逐渐淡入和淡出；与患者眨眼前后所获取的扫描结果一致	用人工泪液重新成像

（续　表）

伪　影

前乳浊（白内障、玻璃体漂浮物）

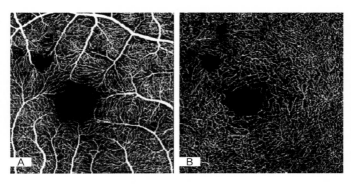

一名 17 岁患者的玻璃体漂浮物通过所有视网膜层在 OCTA 图像上造成阴影；A. 浅静脉复合物（SVC）；B. 深静脉复合物（DVC）

曲　解	如何鉴别	如何避免
流空效应	成像时，可能会看到由漂浮物引起的移动阴影；B 扫描显示阴影和贯穿所有层的流量不足；OCTA 显示出明显划定的斑点；重新成像后，带有阴影的区域通常会发生变化	重新成像并识别伪影

伪　影

阴影

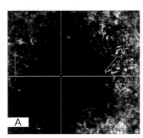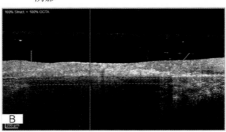

在一名 14 岁儿童的弓形虫脉络膜视网膜炎瘢痕中出现阴影伪影；A. 脉络膜层的 OCTA；B. 相应的 B 扫描显示在绿和蓝十字线处面部 OCTA 图像；黑点表示流动，红线表示在图 A 中用于生成面部 OCTA 图像的上下边界；注意在图 B 中的高反射性瘢痕下缺乏流动；红箭指向由高反射性瘢痕引起的阴影边缘

曲　解	如何鉴别	如何避免
流空效应	B 扫描显示不透明 / 阻塞，导致下方较深的视网膜层中的信号衰减；常见于带瘢痕或水肿的视网膜	识别伪影

（续 表）

伪 影
超传输

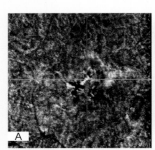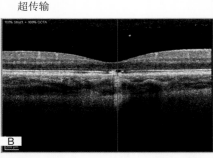

一名 15 岁的少年激光指示器损伤的 OCT 信号超传输，图 A 为脉络膜层的 en face OCT 血管造影；图 B 为在 en face OCTA 图像中显示的绿和蓝十字线处对应的 B 扫描；黄点表示血流，红线表示图 A 中用于生成 OCTA 图像的上下边界；请注意，由于图 B 中通过缺损的视网膜色素上皮的传输增加而导致血流增加

曲 解	如何鉴别	如何避免
非血管性血流增加	当 OCT 信号增加时，例如在视网膜色素上皮层缺损下方的脉络膜中（脉络膜超反射性），或在渗出液部位，这会导致错误的血流信号	识别伪影

伪 影
运动中的悬浮粒子

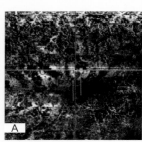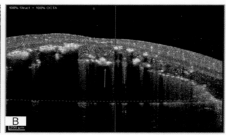

在无血管复合层的 en face OCTA 图像（A）中，Coats 病患者的高反射粒子（红箭）显示为片状血流，OCTA 图像中的绿和蓝十字线处，在相应的 B 扫描（B) 中呈现；黄色点表示血流，红线表示图 A 中用于生成 en face OCTA 图像的上下边界

曲 解	如何鉴别	如何避免
非血管性血流增加	悬浮的高反射粒子在液体中运动[1]	识别伪影

（续　表）

伪　影

不正确分割

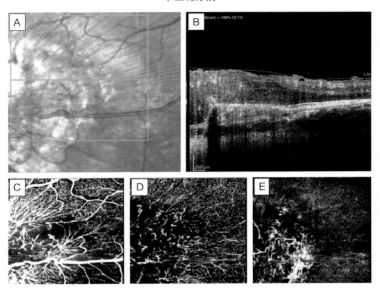

一名 3 岁儿童的视网膜层异常导致自动分割不正确（虚线所示），会导致错误的 SVC（A）和 DVC（B）

曲　解	如何鉴别	如何避免
视网膜错层的血管	回顾 B 扫描的分割，特别是对于视网膜异常的患者	修正分割

伪　影

投影

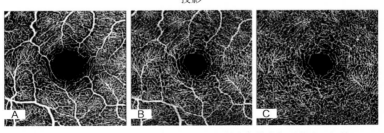

一名 14 岁儿童的 OCTA 显示了从 SVC（A）到 DVC（B）的大血管的投影伪影（红箭）；C. 去除投影伪影后的 DVC 图像（图像是从研究装置，带有 OCTA 模块的 Heidelberg Spectralis HRA+OCT 中获得的；图像由 Nathan Cheung 博士提供）

（续　表）

曲　解	如何鉴别	如何避免
深静脉复合体中的血管密度不正确	深静脉复合体中的血管似乎与浅静脉复合体中的血管具有相同的模式；在 B 扫描中，寻找与视网膜较浅层中的血管重合的血流	移除投影伪影

伪　影

移除投影

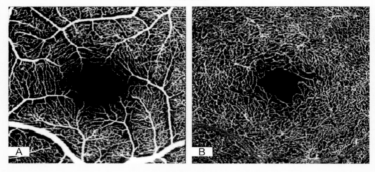

SVC（A）和 DVC（B）的 OCTA 并去除投影伪影。红箭指向投射到 DVC 上的 SVC 大血管被移除的区域；然而，沿着该区域的较细的 DVC 血管可能被移除

曲　解	如何鉴别	如何避免
降低血管密度	由于从 SVC 移除血管投影，DVC 中的血管变得模糊	识别伪影

DVC. 深静脉复合体；OCT. 光学相干断层扫描；OCTA.OCT 血管造影；RPE. 视网膜色素上皮；SVC. 浅静脉复合体

第二篇

儿童 OCT 影像评估：年龄相关的特点及常见的异常情况

Evaluating Pediatric OCT Images: Age-Dependent Features and Common Abnormalities

第 9 章

儿童 OCT 成像年龄特点的介绍
Introduction to Age-Dependent Features in Pediatric OCT Imaging

Akshay Thomas　　Cynthia Toth　**著**
赵　慧　**译**

　　经过革新，光学相干断层扫描（OCT）现已成为用来诊断和监测儿童和成人视网膜疾病的一种基础工具。手持式、显微镜式和立式 OCT 成像可用于仰卧的患者，手持式 OCT 成像用于清醒状态下的低龄儿童及婴儿。这项检查能够使我们更好地观察正常和病理情况下儿童视网膜和视神经的形态。眼睛在人类生长发育过程中变化很大，尤其是在早期，这使解读儿童 OCT 影像非常具有挑战性。分析疾病对眼部的影响必须考虑持续存在的视网膜和眼部神经发育。

　　随后的章节将会讨论 OCT 是如何彻底改变了我们对中央凹发育复杂过程的时间轴的理解，即视网膜内层远离中央凹中心的离心运动的速度和周期，以及这一发展过程持续整个青春期[1]。还将讨论某些疾病如何影响这一过程，从而导致形态学改变，如中央凹视网膜内层和脉管系统的存在，中央凹深度的减少，以及中央分区厚度的增加。其他疾病包括影响神经节细胞及其轴突或影响光感受器，将讨论疾病的直接效应、对视网膜发育的影响，并将其与年龄的数据进行评估[2, 3]。本章将会指出目前用于 OCT 分析的儿科标准数据的利与弊。

　　中央凹和神经节细胞并不是儿童视网膜发育的唯一区域。光学相干断层扫描血管造影术（OCTA）和血管 / 无血管交界处成像来分析正常和病变的视网膜及脉管的发育。本章还将讨论关于年龄及发育对胎儿脉管系统，以及玻璃体 – 视网膜疾病的影响。与成人眼睛相比，儿童患者具有独特的玻璃体视网膜界面、视网膜、脉络膜和视神经疾病。

　　通过 OCT 成像，可以了解正常和病理视网膜和视神经的发育过程，可以更好地认识可塑期儿童视网膜、脉络膜和视神经的微观解剖学。可能会研发出新型疗法用于可塑期治疗，使视觉功能和发育在疾病状态下得到改善。在这一时期，大脑（及视觉通路的其余部分）也在快速发育，因此眼部 OCT 反映了大脑发育和健康情况。非接触式 OCT 成像可对病变眼睛的微观解剖结构及对新的治疗效果提供有用的监测。

Lejla Vajzovic　著
赵　慧　译

一、概述

　　中央凹是人类视网膜中最重要组成部分，它能提供良好的视觉活动和色觉。中央凹的发育主要是通过对灵长类动物的组织病理学研究。中央凹在妊娠 12 周时开始发育，然后内层视网膜在妊娠中期开始向外移，形成中央凹，随后感光细胞向内移并在足月妊娠时增加中央凹锥体密度[1]。2 岁时，中央凹发育成熟，与成人的中央凹相似（图 10-1）。

二、与大脑的联系

　　视网膜神经感觉层属于中枢神经系统（central nervous system，CNS），可反映大脑的发育或发育不良。由于婴儿重复磁共振成像（magnetic resonance imaging，MRI）的复杂性，大脑发育不能够被轻易地可视化，下一部分将讲述 OCT 可允许在体内观察神经视网膜的发育。

三、临床特点

　　在临床检查中，正常黄斑和中央凹的标志是黄体色素和中央凹反射。

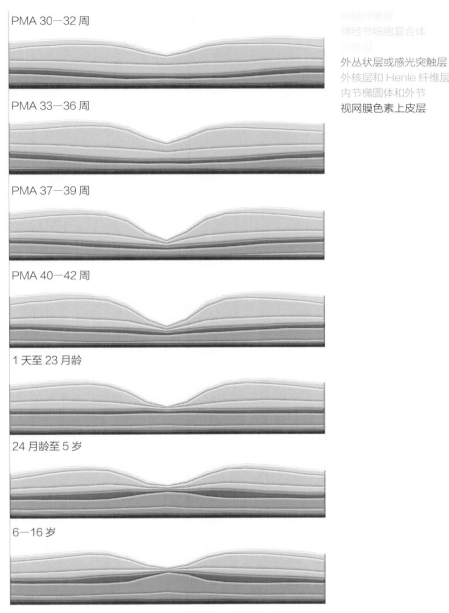

PMA 30—32 周

PMA 33—36 周

PMA 37—39 周

PMA 40—42 周

1 天至 23 月龄

24 月龄至 5 岁

6—16 岁

神经纤维层
神经节细胞复合体
内核层
外丛状层或感光突触层
外核层和 Henle 纤维层
内节椭圆体和外节
视网膜色素上皮层

▲ 图 10-1　从胎龄（PMA）30 周至 16 岁中央凹发育图，基于床旁谱域光学相干断层扫描数据；内层离心发育同时外层向心发育持续整个年龄段；橙色，神经纤维层（NFL）；绿色，神经节细胞复合体（GCL+IPL）；浅蓝色，内核层（INL）；深蓝色，外丛状层或感光突触层（OPL/PSL）；淡紫色，外核层和 Henle 纤维层（ONL+HFL）；红色，内节椭圆体和外节；黑色，视网膜色素上皮（RPE）

四、OCT 特点

卧位谱域光学相干断层扫描（SD-OCT）成像可以监测体内中央凹发育过程[2]。SD-OCT 成像表明，与成人相比，未成熟新生儿视网膜内层中央凹处存在内层的离心发育和外层的向心发育（图 10-2）[3]。视网膜血管发育，包括中央凹无血管区，在视盘处开始，然后沿鼻和颞线形成。出生时，视网膜血管丰富，中心凹发育成熟后形成无血管区[4]。迄今为止，人类视网膜血管发育的研究仅限于组织病理学研究[4]。虽然当前的成像模式，例如荧光素血管造影，可以显示视网膜血管，但 OCTA 的出现，特别是便携式 OCTA 设备，使体内视网膜微血管深度成像成为可能[5-7]。OCTA 具有非侵入性的优势，尤其是不存在严重变态反应的风险。为观察正常中央凹微血管的发育及许多视网膜血管疾病的发病机制提供了重要信息。

五、中央凹的形成

从妊娠早期到青少年晚期，人们可以通过 SD-OCT 看到神经视网膜厚度逐渐增加。神经视网膜厚度始终是在中央凹处最薄，在周边最厚。在妊娠早期，凹陷较浅，然后逐渐加深，整个妊娠期凹度增加，然后视网膜厚度总体增加，中心凹相对变浅（图 10-2）[4]。

六、中央凹无血管区的形成

在妊娠期 25—26 周，发育中的视网膜血管网到达中央凹鼻侧边缘，而随后颞侧血管形成。妊娠期 37 周，中央凹无血管区（foveal avascular zone，FAZ）已经完全形成，并在出生后持续成熟，甚至到出生后 15 个月。OCT-A 可以显示在体内的 FAZ 成像，FAZ 随种族而显著不同，但不随年龄、性别或眼轴长度而异（图 10-3）[6]。

七、光感受器的发育

通过 SD-OCT，出生后中央凹外核层的逐渐变厚，内、外两节（inner and

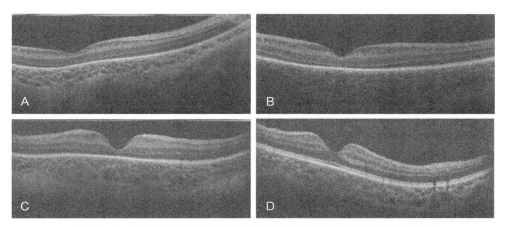

▲ 图 10-2 不同阶段的早期中央凹发育情况的床旁谱域光学相干断层扫描影像

A. 1 名 31 周胎龄（PMA）的婴儿中央凹浅坑，内层视网膜在中央凹坑持续存在，以及未成熟的外层视网膜；B. 1 名 37 周胎龄的婴儿内层视网膜移动出中央凹坑，外层视网膜未成熟；C. 一个 41 周胎龄更深的中央凹坑和发育中的外周光感受器；D. 1 名 3 岁的儿童发育成熟的视网膜内外层和中央凹坑，以及在视网膜外有拉长的内节和外节

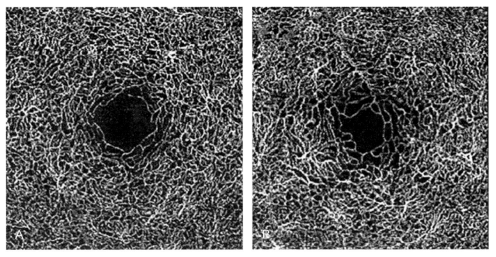

▲ 图 10-3 足月（A）和早产（B）的儿童中央凹无血管区的光学相干断层扫描血管造影图像；注意在这些血管复杂图像上 FAZ 大小的变化；大的 FAZ 与宽的中央凹有关

outer segments，IS 和 OS）发生圆锥堆积并伸长。内节椭圆体带（ellipsoid zone，EZ）是纵向排列的线粒体，OCT 上为超反射带。最初，IS 和 OS 出现在胎龄 33—36 周时中央黄斑部，高反射性视网膜色素上皮（retinal pigment epithelium，RPE）增厚；在胎龄 37—39 周该环形区域中，EZ 表现为延长的低

反射 OS 并与 RPE 分开[8]。随着时间的推移，这一过程延伸到中央凹中心。光感受器外段最后的延伸发生在出生后（至 5 岁），大约 1/3 的足月婴儿出生时在中央凹中心处没有 EZ[9]。光感受器发育过程受损，特别是 EZ 发育受损，可导致视力下降。

八、光感受器和交错区的发育

直到出生后外周 IS/OS 很长。到 15 个月，中心凹 IS/OS 的长度开始超过外周的长度。到 5 岁时，中心凹 IS 和 OS 长度与成人相同，OCT 上可见明显的交错区[8]。视网膜色素上皮在同时段变厚[10]。

九、辅助检查

功能测试，如视网膜电图和视觉诱发电位，尽管幼儿和儿童监测很复杂，但可以补充提供有关视网膜功能发育的信息。视力表及 HOTV 视力表也可提供相关信息。

第 11 章

视网膜和脉络膜脉管系统及周围视网膜的发育

Development of Retinal and Choroidal Vasculature and Peripheral Retina

Xi Chen **著**

方健文 **译**

对人的视网膜和脉络膜脉管系统，以及周围视网膜发育的了解，在很大程度上取决于对组织病理学的研究[1-3]。OCT 提供了非侵入性的观察视网膜结构发育的机会。本章简要讨论目前有关人视网膜血管和周围视网膜发育的时间线。这些信息构成了儿童视网膜结构和血管成像的基础，有助于对病理过程的理解。

胚胎发育过程中，在妊娠 5.5 周时，眼球杯裂会闭合[4]。接下来是眼睛的三个血管系统发育：首先是脉络膜血管系统，其次是玻璃体血管系统，最后是视网膜血管系统[4]。

1. 脉络膜血管系统　在妊娠第 7 周时形成一层脉络膜毛细血管。较大的脉络膜血管在妊娠 12—22 周形成并成熟[2]。

2. 玻璃体血管系统　玻璃体动脉在妊娠第 7 周时形成，其前部供应发育中的晶状体，而后部供应内层视网膜直到视网膜脉管系统形成[2]。在妊娠约 13 周时，玻璃体血管开始消退，这与视网膜脉管系统形成和内层视网膜灌注相一致。玻璃体血管系统退化失败会导致持续性胎儿血管（persistent fetal vasculature，PFV）存在（见第 54 章）。

3. 视网膜血管系统　视网膜血管系统是最后发育的。从正面看，分为小叶系统（灌注外周视网膜）和黄斑系统（灌注黄斑）。小叶系统主要是从妊娠 12 周开始到足月出生，内皮细胞从视盘向外迁移到周边视网膜而形成[2]。内皮细胞通过神经胶质细胞和视网膜神经节细胞建立的路径迁移[5]。由于常见的小鼠模型中缺少中央凹，因此对黄斑血管系统的了解较少。第 10 章详细介绍了OCT 可视化下中央凹无血管区的形成和中央凹的发育。从横断面上看，视网膜血管系统有三层，OCTA 将其分为浅层和深层血管复合体（深层血管复合体又分为中间和深部毛细血管丛），如第 7 章所详细讨论的。首先形成的是浅层毛细血管丛，然后是中层和深层血管丛[1, 2]。视网膜脉管系统的病理性发育引起小儿视网膜血管疾病，例如早产儿视网膜病变（retinopathy of prematurity，ROP）、家族性渗出性玻璃体视网膜病变（familial exudative vitreoretinopathy，FEVR）、色素失调症（incontinentia pigmenti，IP）和 Norrie 病（见第五篇）。

　　有假设认为外周视网膜的结构发育起源于视杯的中心视网膜区域[6]，并在视网膜血管形成之前完成[7]。实际上，在没有 ROP 或 1 期 ROP 的婴儿 OCT 成像中没有观察到带血管蒂的视网膜和无血管蒂的视网膜在血管－无血管交界处有明显的结构改变（见第 28 章）。人类视网膜血管发育及其与中枢和外周神经视网膜的相互作用仍在研究中，期待这一领域的新发现。通过新生儿结构性 OCT 和 OCTA，探究发育过程，以及了解视网膜、脉络膜血管系统和外周视网膜的病理过程。

第 12 章

玻璃体视网膜的异常情况
Vitreoretinal Abnormalities

Hesham Gabr　Alexandria Dandridge　著

方健文　译

一、玻璃体视网膜的异常情况

OCT 可显示广泛的玻璃体视网膜异常情况。

二、玻璃体视网膜界面紊乱

该疾病包括视网膜前膜（epiretinal membrane，ERM）或玻璃体视网膜粘连 / 牵拉（图 12-1）。与成人相反，儿童的部分或完全玻璃体与视网膜表面分离较少见，因此特发性 ERM 较少见[1]。同样，与成人相比，儿童不大可能发生任何 ERM 与黄斑分离（图 12-2），而玻璃体牵拉和视网膜前膜的表现不同。

鉴别诊断包括以下疾病。

1. 家族性渗出性玻璃体视网膜病变（familial exudative vitreoretinopathy，FEVR）。

2. 早产儿视网膜病变（retinopathy of prematurity，ROP）。

3. 特发性 ERM。

4. 视网膜及视网膜色素上皮错构瘤。

5. 视网膜劈裂症。

6. 慢性视网膜脱离（包括增殖性玻璃体视网膜病变）。

7. 创伤。

8. 后葡萄膜炎。

9. Norrie 病。

10. 色素失调症（incontinentia pigmenti，IP）。

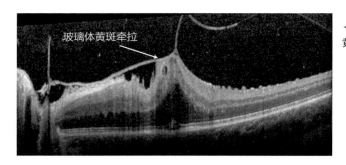

玻璃体黄斑牵拉

◀ 图 12-1　16 岁男孩的玻璃体黄斑牵拉

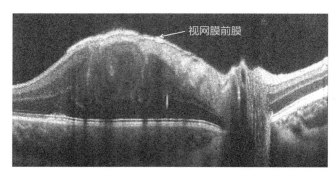

视网膜前膜

◀ 图 12-2　13 岁的女孩的视网膜前膜；该 ERM 位于视网膜和视网膜色素上皮错构瘤的上方，致密的透明膜

三、黄斑囊样腔和（或）水肿

这些区域表现为低反射性，通常涉及所有视网膜层，但在内核层很明显，特别是在患 ROP 的婴儿中。荧光素血管造影（fluorescein angiography，FA）常发生囊状黄斑水肿渗漏。相对地，青年型 X 连锁视网膜劈裂症和色素性视网膜炎相关的视网膜内囊状间隙在 FA 上通常不会有渗漏。

鉴别诊断包括以下疾病。

1. 囊状黄斑水肿相关鉴别。

(1) ROP（图 12-3）。

(2) 慢性视网膜脱离。

(3) 创伤。

(4) 后葡萄膜炎。

(5) 后段肿瘤。

(6) Coats 病。

(7) 视神经小凹黄斑病变。

(8) 中心性浆液性脉络膜视网膜病变。

2. 黄斑囊状改变相关鉴别。

(1) X 连锁青年型视网膜劈裂症（图 12-4）。

(2) 色素性视网膜炎。

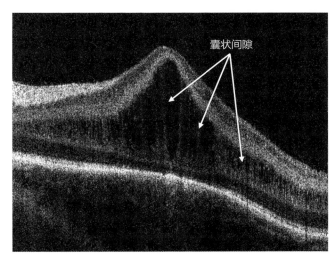

◀ 图 12-3　早产儿视网膜病变，
37 周胎龄婴儿的内核层黄斑囊状
间隙

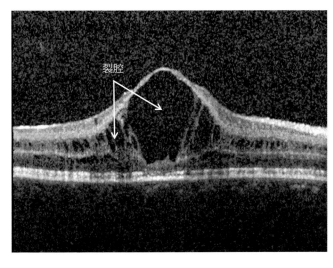

◀ 图 12-4　6 岁儿童的内核层和
Henle 纤维层，X 连锁青年型视网
膜劈裂症的囊状间隙

四、视网膜下积液

见图 12-5。在 OCT 上，视网膜下腔积聚的透明（浆液性）或富脂（渗出性）液体呈低反射／光学空洞。鉴别诊断如下所示。

1. Coats 病。

2. FEVR。

3. 视网膜脱离，包括浆液性、孔源性，或者牵引型。

4. 创伤。

5. 后葡萄膜炎。

6. 后段肿瘤。

7. 视盘凹。

8. 视神经和脉络膜视网膜缺损。

9. 中心性浆液性脉络膜视网膜病变。

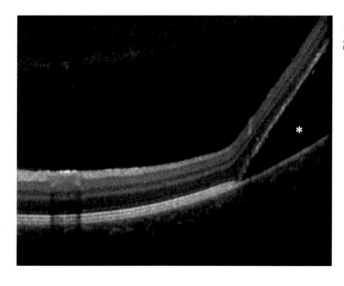

◀ 图 12-5 **11 岁男孩视网膜脱离，视网膜下的液体（＊）**

五、视网膜内和视网膜下沉积

见图 12-6。这些表现为视网膜内或视网膜下的高反射灶，并遮挡了下层组织。表现为脂质渗出、陈旧性视网膜下／视网膜内出血、色素沉着或钙化。鉴别诊断如下所示。

1. Coats 病。

2. FEVR。

3. ROP。

4. 后葡萄膜炎。

5. 后段肿瘤（例如视网膜母细胞瘤）。

6. 镰状红细胞性视网膜病变。

7. 糖尿病视网膜病变。

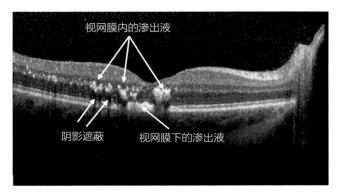

◀ 图 12-6　**10 岁男孩患有 Coats 病**，视网膜内和视网膜下高反射灶渗出液，遮挡了下层组织

六、脉络膜新生血管膜

见图 12-7。源于脉络膜的新血管通过 Bruch 膜的裂隙进入视网膜下色素上皮（sub-retinal pigment epithelium，sub-RPE）间隙或视网膜下间隙。在 OCT 上它们表现为高反射组织，边缘尖锐或模糊。它们可能与视网膜内、视网膜下或视网膜色素上皮下的液体有关。随着时间的推移，可能与 RPE 萎缩、

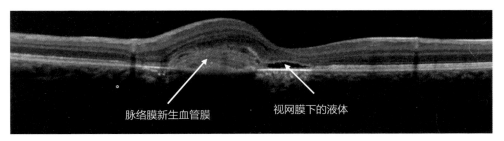

▲ 图 12-7　**12 岁男孩脉络膜新生血管膜**
显示扭曲的视网膜和由 CNV 渗漏的视网膜下液体

视网膜紊乱和变薄有关。视网膜下新生血管很少来源于视网膜血管源。鉴别诊断如下所示。

1. 视神经缺损伴随视盘周围脉络膜新生血管膜（choroidal neovascular membrane，CNVM）。

2. 视神经水肿伴随视盘周围 CNVM。

3. 视神经玻璃疣伴随视盘周围 CNVM。

4. 眼底血管样条纹（弹性纤维假黄瘤、Ehlers-Danlos 综合征、Paget 病、镰状细胞疾病、特发性）伴随视盘周围 CNVM。

5. 视网膜营养不良伴随 CNYM。

6. 近视。

7. 创伤伴随脉络膜挫伤。

8. 假性眼组织胞浆菌病综合征。

9. 后葡萄膜炎。

10. 后段肿瘤，如脉络膜血管瘤或骨瘤。

11. 视网膜及 RPE 错构瘤。

12. 特发性。

七、视网膜前的新生血管形成

见图 12-8。表现为视网膜上方的视网膜外组织。异常的血管系统在 OCT 上投射为阴影。鉴别诊断如下所示。

1. ROP。

2. FEVR。

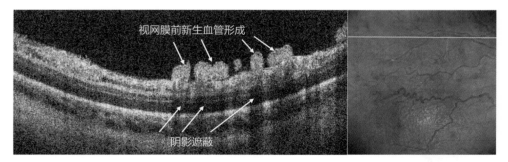

▲ 图 12-8　一早产儿视网膜病变，44 周胎龄婴儿中的视网膜前新生血管，遮挡了下方组织

3. Norrie 病。

4. IP。

5. 高黏滞综合征或视网膜动脉或静脉阻塞。

6. 镰状细胞性视网膜病变。

7. 增殖性糖尿病视网膜病变。

8. 视网膜脱离。

9. Eales 疾病。

八、视网膜组织减少

见图 12-9 和图 12-10。指视网膜内层（神经纤维层到内核层）的萎缩或减少和（或）视网膜外层（外网层到视网膜色素上皮层）。鉴别诊断如下所示。

1. 视网膜动脉或静脉阻塞。

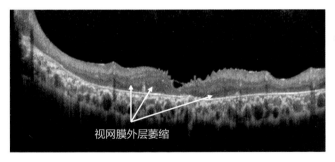

◀ 图 12-9 10 岁儿童患有 Coats 病，视网膜外层萎缩

视网膜外层萎缩

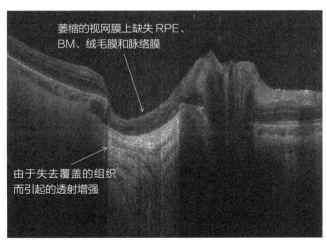

◀ 图 12-10 患有双侧脉络膜视网膜缺损和 CHARGE 综合征（缺损、心脏异常、鼻后孔闭锁、阻滞、生殖器和耳异常）；在脉络膜视网膜缺损处缺乏 RPE 和脉络膜导致 OCT 透射增强至巩膜，在病变下方产生高白色反射信号

萎缩的视网膜上缺失 RPE、BM、绒毛膜和脉络膜

由于失去覆盖的组织而引起的透射增强

2. 炎症性的或感染性视网膜炎或脉络膜视网膜炎。

3. 创伤。

4. Coats 病。

5. FEVR。

6. IP。

7. ROP。

8. Norrie 病。

9. 视网膜变性和营养不良。

10. 视神经和脉络膜视网膜缺损。

11. 视网膜脱离后。

九、视网膜血管系统减少

见图 12-11。鉴别诊断如下所示。

1. 创伤。

2. 视网膜动脉或静脉阻塞。

3. 炎症性的或感染性视网膜炎或脉络膜视网膜炎和残留的瘢痕。

4. Coats 病。

5. FEVR。

6. IP。

7. ROP。

8. Norrie 病。

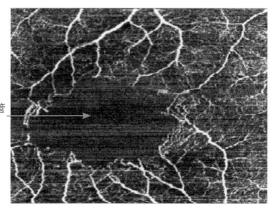

◀ 图 12-11　14 岁男孩由于瘢痕导致的视网膜血管血流减少

视网膜血管
血流减少

第 13 章

正常视盘：解剖与发育
Normal Optic Nerve Head: Anatomy and Development

Mays El-Dairi   Robert James House   著

杨启晨   译

一、概述

介绍了解视盘的正常解剖结构可使临床医生更有效地识别处于相似发育阶段的患者的病理和异常情况。光学相干断层扫描（OCT），尤其是手持式 OCT，已为正常儿科视盘检查提供了定量值，还能够定量测量视网膜神经纤维层（RNFL）和视盘。

二、与大脑的联系

视神经是中枢神经系统（CNS）的一部分，由密集堆积的视网膜神经节细胞（RGC）轴突组成，后者将信息从视网膜发送到大脑。视神经在出生时大部分是无髓的，不久后，髓鞘于筛板处开始形成，并在 4 岁左右稳定，一直保留到成年后期[1]。

三、临床特点

在小儿患者中，5 岁以下的儿童或发育迟缓的儿童可能在协作和聚焦成像方面存在问题，因此应对儿童进行视盘的扩大眼底检查。其他评估功能的临床检查，例如视敏度、色觉、视野、光栅敏度和运动性检查，可以为眼部异常（包括与视神经相关的异常）提供临床线索。

四、OCT 特点

OCT 是一种相对快速且无创的成像方式，可以在需要时增强儿科临床检查。当需要 OCT 时，可以使用不同的协议。特别是在神经眼科中，OCT 图像的解释通常需要黄斑图（图 13-1），以及视盘周围 RNFL（图 13-2），视网膜和视神经的扫描（图 13-3 和图 13-4）。当由于缺乏患者合作而只能进行有限的扫描

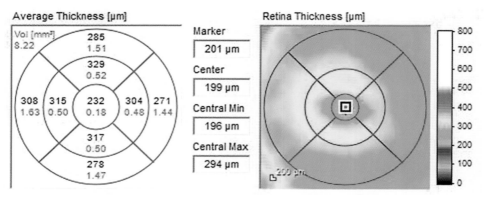

▲ 图 13-1　1 名健康的 6 岁男孩的黄斑图，图中的数字是每个早期糖尿病性视网膜病变研究（ETDRS）图中每个区域的平均体积

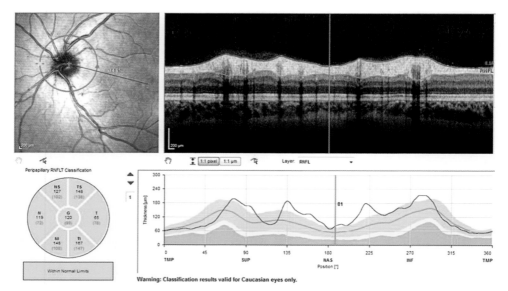

▲ 图 13-2　来自 1 名健康的 6 岁白人男孩的视网膜神经纤维层（RNFL）扫描，平均 RNFL 为 120（根据公开的标准数据库平均为 107）；光标指示该位置的神经纤维层厚度（在此示例中为 81μm）

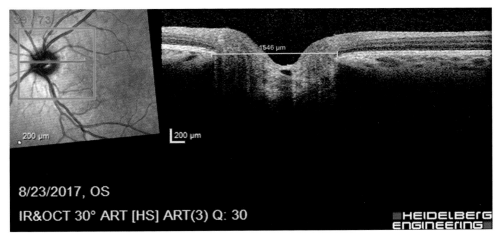

▲ 图 13-3　一名健康的 6 岁白人男孩，通过 Bruch 膜开口处的增强深度成像（EDI），该 Bruch 膜是平坦的（没有向上弯曲）；Bruch 膜的最大打开距离是 1546μm，这是正常的

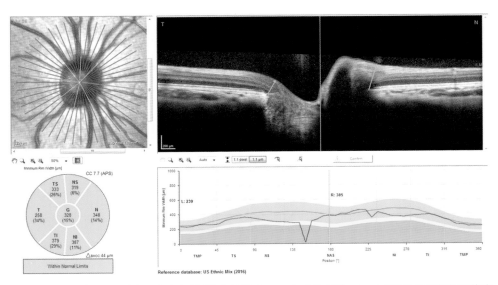

▲ 图 13-4　健康 8 岁男孩右眼的青光眼模块高级版（GMPE）方法扫描；Bruch 膜开口的位置在图像中被视为红点；扇形区显示神经视网膜边缘的体积，并且在红外图像的右下角（1.92mm²）记录视盘区域

时，作者建议通过中央凹和 RNFL 扫描进行中央黄斑扫描。

OCT 值受多个变量的影响，包括年龄、轴向长度和种族[2-8]。视盘直径随年龄增长而增加，如 Patel 等所证实。他们发现平均视盘直径从出生时的 1.14mm 增加到 13 岁时的 1.49mm。视盘的增大具有非线性生长的模式，在 3—4 岁迅速增长，最终逐渐变细，到 12 岁时达到成人的大小[1, 3]。在同一组患者中，Patel 等[3] 还发现轴向长度从出生时的 16.8mm 增加到 13 岁时的 24mm，以及视杯大小的增加（出生时 0.4mm，到 13 岁时的 0.56mm）。视杯的尺寸往往与轴向长度相关[2]，而且杯碟比经常保持稳定[3]。队列研究还表明，尽管轴向长度发生了变化，但随着时间的推移，儿童的总体 OCT 测量值已存在 RNFL 差异[4]。

在 RNFL、视盘地形图[5, 8] 和黄斑[2] 的分析中描述了种族差异，同时当生理性神经和病理性神经之间存在差异时，这些人口统计学信息可提供重要信息。

RNFL 厚度测量值似乎不依赖于 3—18 岁儿童的年龄，据报道厚度在 102～113μm[3]。El-Dairi 等[2] 表明，在 3—17 岁儿童中，白人和黑人儿童的平均 RNFL 范围为 105.9～110.7μm。在早产儿中，较薄的 RNFL 与脑损伤有关，如脑磁共振成像所证实的[9]。

五、辅助检查

应根据临床发现进行眼底镜检查以外的额外检查。如果具有正常眼科检查结果的患者即使在校正了屈光不正后仍无法改善视力，如果孩子在检查期间能够配合，其他成像方式（如 OCT 或视野检查）可能有助于诊断。

第 14 章

视盘异常
Optic Nerve Head Abnormalities

Mays Antonie El-Dairi　Robert James House　著

杨启晨　译

　　光学相干断层扫描（OCT）可以增强对异常视神经的分析的临床检查结果，因为它在描述视神经形态时，特别是在视神经肿胀或萎缩的情况下，增加了量化[1]。

一、与大脑的联系

　　构成视神经大部分的神经节细胞轴突延伸到脑内的突触。因此，视神经肿胀或萎缩可能是本章描述的一个或多个中枢神经系统事件的信号。

二、高位视神经

　　见图 14-1。OCT 上出现临床上高位视神经可能是：①视盘周围的视网膜神经纤维层（pRNFL）增厚；②黄斑图对应于颞部的鼻部增厚乳头周围区域；③ Bruch 膜可能会向上弯曲。鉴别诊断如下所示。

　　1. 颅内压升高引起的青光眼（见第 66 章）。

　　2. 视神经炎（急性）（约 66% 的小儿视神经炎患者出现急性肿胀临床检查中发现的神经[2]并且大于 95% 的 RNFL 也变厚了[2]）。

　　3. 缺血性视神经病变（儿童罕见）。

　　4. 由 Leber 遗传性视神经病变的急性期引起的伪视盘水肿。

　　5. 视盘玻璃膜疣伴分割错误（见第 69 章）。

6. 假性青光眼及分割错误（见第 69 章）。

7. 高度远视。

8. 神经视网膜炎（见第 68 章）。

9. 利奈唑胺、乙胺丁醇导致药物引起的急性毒性视神经病变。

10. 由急性淋巴细胞白血病、淋巴瘤、视神经鞘脑膜瘤引起的浸润性视神经病变——急性期。

11. 家族性渗出性玻璃体视网膜病变或其他玻璃体视网膜病变对视盘的牵拉（见第 29 章）。

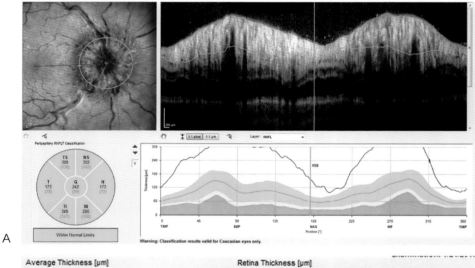

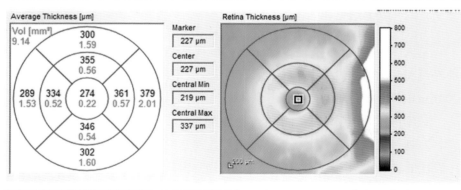

▲ 图 14-1　一名患有无菌性脑膜炎的 14 岁女孩患有严重急性视盘水肿

A. 视网膜神经纤维层 光学相干断层扫描平均增厚 242μm；B. 整个黄斑区鼻视网膜增厚

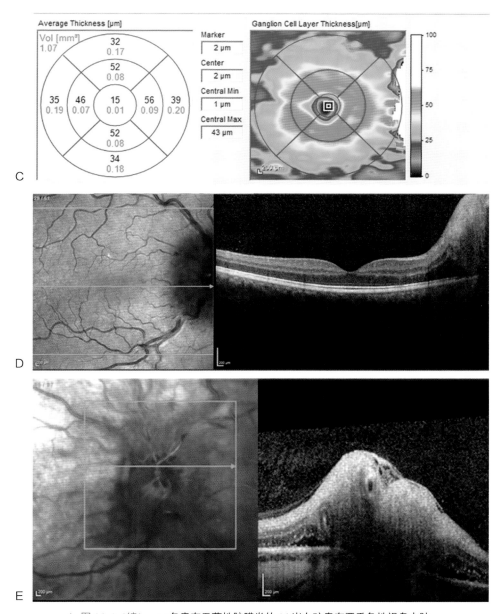

▲ 图 14-1（续）　一名患有无菌性脑膜炎的 14 岁女孩患有严重急性视盘水肿

C. 神经节细胞层正常；D. 黄斑的单线 OCT 显示鼻黄斑升高；E. 视神经增强深度成像扫描显示 Bruch 膜向上弯曲，提示颅内压高；当锁定视盘水肿时，需要分析所有的方法（RNFL、黄斑地图、神经节细胞层、单线黄斑扫描和视盘扫描）

三、视神经萎缩

见图 14-2。视神经萎缩是视神经病变的终末阶段，RNFL 较薄。在发病 3 周至 3 个月内可见[3]。OCT 中，萎缩性视神经表现为：①薄 RNFL；②在黄斑

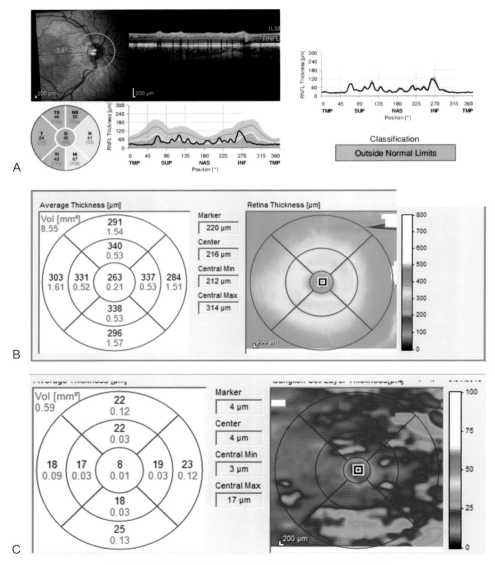

▲ 图 14-2　6 岁男童因先前患视神经炎而导致的视神经萎缩

A. 视网膜神经纤维层的光学相干断层扫描显示明显变薄，测量为 42；B. 总黄斑体积正常，为 8.55mm³；
C. 分节节细胞层图显示异常变薄，总体积为 0.59mm³；所有的方法扫描都应用于诊断视神经萎缩

地图上，薄 NFL、神经节细胞层和内丛状层；③内核层可能有囊肿。

鉴别诊断如下所示。

1. 压迫性病变（累及前视路的脑瘤、脑囊肿、眶内肿块）。

2. 终末期乳头水肿（见第 66 章）。

3. 晚期视神经炎。

4. 遗传性视神经病变，如显性视神经萎缩或 Wolfram 综合征［尿崩症、糖尿病、视神经萎缩和耳聋（DIDMOAD）］。

5. 维生素 B（核黄素、叶酸、维生素 B_{12}）缺乏。

6. 药物引起的毒性，如利奈唑胺、乙胺丁醇、甲醇和氯霉素；重金属的毒性；一氧化碳中毒。

7. 创伤性。

8. 感染。

(1) 神经视网膜炎（见第 68 章）。

(2) 感染性原因（通常包括脑膜炎）对神经的直接侵犯：疱疹［巨细胞病毒（CMV）、单纯疱疹病毒（HSV）］、梅毒、莱姆病、流感、隐球菌感染、布鲁菌病等罕见原因。

9. 渗透性的——终末期：ALL、淋巴瘤和视神经鞘脑膜瘤。

10. 青光眼（第 70 章）：青光眼导致 RNFL 和内层黄斑变薄，但临床检查时神经呈杯状而不是苍白状。

11. 视神经发育不全（见第 62 章）：这导致 RNFL 和内层黄斑变薄。Bruch 膜变小，可能有"双环"的迹象，但不应该有任何苍白。

12. 视神经萎缩（见第 64 章）。

13. 脑积水（图 14-1）。

14. 由宏观或微血管疾病或损伤引起的缺血性疾病。

四、视神经肿胀叠加于视神经萎缩

见图 14-3。在视神经病变的早期，视神经肿胀叠加在视神经萎缩上，有可能引起混淆。在这些情况下，RNFL 可能看起来正常，神经节细胞层将会很薄。

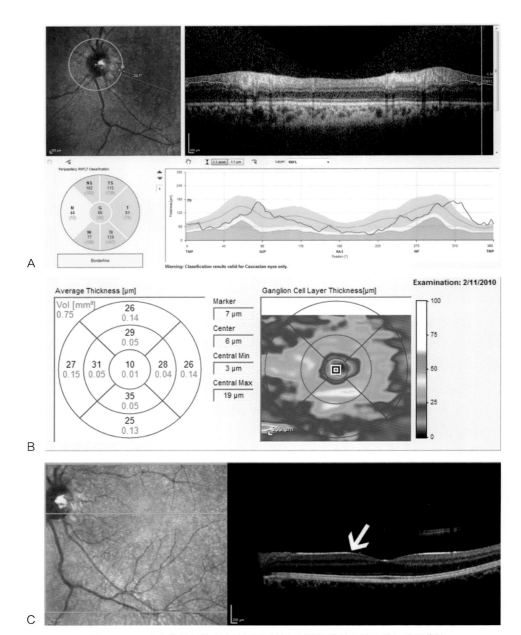

▲ 图 14-3　15 岁女童慢性脑积水致视网膜神经纤维层萎缩和神经节细胞层萎缩

A. RNFL 扫描看起来几乎正常，平均 RNFL 为 85；B. 黄斑神经节细胞层图显示差异；C. 黄斑的单线光学相干断层扫描显示出严重萎缩的神经节细胞层；单独使用的 RNFL 规程，在这种情况下不会有视觉损失的病理，因为神经肿胀掩盖了萎缩，使 RNFL 看起来正常

第三篇

儿童 OCT 研究的研究思路

Research Considerations for OCT Studies in Children

第 15 章

小儿 OCT 成像研究导论

Introduction to Research in Pediatric OCT Imaging

Xi Chen　Katrina Postell Winter　著

杨启晨　译

台式和手持式光学相干断层成像（OCT）系统可作为研究人员和临床医生的研究工具来评估视网膜发育和病理，提供高分辨率评估定性变化（如视网膜层的变化、囊状黄斑水肿和感光器成熟）的能力，以及测量并记录视网膜层厚度的纵向定量变化[1-3]。

使用 OCT 进行眼科研究的主要好处是它的无创性——它可以不进行药物扩张，避免了接触，并且它可以在床边（手持式）、麻醉检查期间（手持式和支架固定式）和在诊所（手持式和台式）以最小的风险对婴儿和儿童进行。既往的研究已经建立了视神经和视网膜发育的标准数据库，研究对象为婴儿和 16 岁的儿童[2,4,5]。OCT 已经被证明能有效地显示人眼在直接眼底检查中不太了解的病理状态，并有助于识别大脑发育的潜在生物标志物[6]。

小儿 OCT 成像的研究应与成人玻璃体视网膜疾病的研究使用 OCT 具有同样的严密性和再现性。如前所述，儿童眼睛的生长特征及其视网膜形态学的演变与儿童特定图像的获取、分割、解释和分析相关[7]。对弱势群体的婴儿和儿童（18 岁以下至 21 岁，按年龄划分）的研究，有其自身的规则和规定。事实上，任何涉及儿科人群的研究方案需要通过机构审查委员会（IRB）进行额外审查，该委员会将考虑儿童的健康状况、年龄和理解研究内容的能力。IRB 也必须明确对学科、其他具有相同条件或疾病的儿童或整个社会的研究的风险和潜在的收益（人类研究保护办公室，特别保护儿童作为研究对象）。

在这一章中，我们讨论了在涉及弱势儿童群体研究中的特殊考虑，非扩张成像的好处，质量评估，成像和传输的再现性，并确保 OCT 数据存储和网络的安全。

第 16 章

新生儿和儿童作为弱势研究群体的考量

Considerations for Neonates and Children as a Vulnerable Research Population

Neeru Sarin 著

于　康 译

在人类研究中，由于多种原因，新生儿和儿童被认为是弱势群体。首先，他们缺乏自主权，缺乏在道德和法律上同意参与研究的能力。新生儿和儿童通常没有能力承担和理解研究中涉及的风险。此外，儿童和成人之间存在着权力不平等，从而有剥削儿童的风险。早产儿被认为是一个高度脆弱的群体，因为他们有许多系统性的健康问题，在把他们纳入临床研究时应该牢记这一点。在儿科人群中缺乏足够的研究[1]，并通过国家和多国政策鼓励儿科研究。

儿科研究必须遵循适当的伦理标准，为保护儿童提供额外的保障。这一点在《赫尔辛基宣言》（1964 年，随后修订）和美国联邦保护人类受试者政策（1991 年，随后修订）中都有阐述。来自美国卫生与公众服务部（DHHS）的法规，45 CFR 第 46 部分（2009）包括了针对新生儿和儿童的额外保护的章节。在该文件中，研究是根据所涉及的风险、对儿童的风险水平及儿童直接受益于参与研究的基础上进行描述的。当儿童参与研究时，获得他们的同意（如果他们有能力）和他们的父母 / 法定监护人的许可是很重要的。同意被描述为儿童参与研究的肯定性同意 [45 CFR 46.402（b）][2]。

研究的指导方针和规定可能因国家而异，在一些国家，可能是特定于机构的[3]。对于跨国儿科试验，在同意的要求上有很大的差异，因此需要标准化。地方研究监督通常由一个机构审查委员会（IRB）提供，也被称为伦理审查委员会或研究伦理委员会。

在儿科研究中，光学相干断层扫描（OCT）是一种非接触式的近红外光成像方法。OCT 可在不引起药理学瞳孔扩张的情况下进行；因此，不需要用散瞳滴眼液去观察视网膜，这可能会降低儿科研究成像的潜在风险。

在符合 DHHS 规定的研究中，与研究相关的数据必须在研究完成后由机构保留至少 3 年。此外，还可能适用其他法规，要求保留更长时间的儿科记录，并且要求因管辖区的不同而有所不同。当计划基于 OCT 的儿童研究时这是要考虑的一个重要方面。

第 17 章

非扩张成像的优点

Benefit of Nondilated Imaging

Shwetha Mangalesh　著

于　康　译

对于婴儿的谱域光学相干断层扫描（SD-OCT），我们发现视网膜可能是间脑的延伸，OCT 成像有可能彻底改变对婴儿视网膜、视神经和神经疾病的诊断和监测。传统上，对视网膜和视神经的评估需要应用药物使其扩张后再进行，因为检眼镜和眼底照相机发出的可见光会使瞳孔迅速收缩。然而，药物的使用可能并不总是可取的，例如，在生病的婴儿，使用药物存在系统性不良反应的风险，以及对严重脑损伤的患者，需要考虑到持续的瞳孔监测是否适用[1]。光学相干断层扫描（OCT），其红外光源，不需要药物扩张就能提供优势成像的视网膜和视神经。由于来自 OCT 的红外光不会使瞳孔收缩，因此将患者置于昏暗的灯光下，就可以通过生理放大的瞳孔成像。

此外，即使瞳孔是受限制的，例如，由于阿片类或其他拟副交感神经药，使用 OCT 成功地成像黄斑和视神经也是可能的。因为它避免了需要每天扩张，所以这种方法有利于重复评估以监测治疗反应的变化（图 17-1）。视网膜神经血管组织的结构和血流的非扩张 OCT 成像作为损伤、疾病甚至大脑发育的反映具有潜在价值。

在小瞳孔中获得高质量图像的技术类似于在 OCT 过程中确保儿童舒适和成像仪人机工程学的技术，如第 3 章所述[2]。

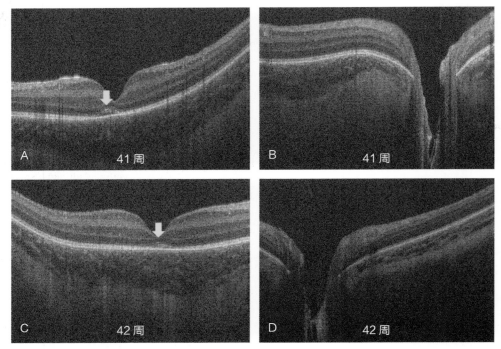

▲ 图 17-1　未进行药物扩张的新生儿缺氧缺血性脑病（HIE）的谱域光学相干断层扫描图像
A 和 B. 第一次检查，瞳孔直径为 2mm；C 和 D.1 周后为 3.5mm；视盘也在 2 次就诊时进行了成像（每周显示不同的切片），并显示没有肿胀和深杯的存在

第 18 章

质量评估
Quality Assessment

Katrina Postell Winter　Xi Chen　著

吴洁丽　译

　　光学相干断层扫描（OCT）图像的质量评估中还包括了可能影响图像解释因素的评估。如下所述，较差的图像质量可能会影响临床医生或研究人员识别和区分正常或异常结构，以及测量相关结构（如视网膜厚度）的能力。较差的图像质量会导致基于 OCT 图像检查的结果更大的混淆和分歧，因此也会导致级间或级内的较高的分歧程度。临床和研究成像的目标是产生有用的图像，而图像质量的评估是该产品的一个衡量标准。较差的扫描质量常常导致更高程度的级间或级内分歧。

一、图像质量评估

　　图像质量评估参数通常在成像或研究开始前确定，为临床评估或研究标准勾勒出可靠地进行图像分析的最低质量标准。

　　图像质量评估通常基于以下几个标准。

　　1. 扫描区域是否包含有意义的区域。有意义的区域应该在扫描中有足够的横向（中心）扫描和适当的轴向扫描，这样图像就不会被剪切或裁剪。

　　2. 信号 / 分辨率是否足以确定眼部结构和病理。到目前为止，信号强度和更高的图像分辨率是实现最佳成像的最关键因素。信号强度基于 Zeiss Cirrus 系统（显示在屏幕上和扫描名称中）和 Heidelberg Spectralis 系统（显示在信息选项卡中）的 10 点刻度。不是所有的商业或研究系统都显示信号强度。

　　3. 获取的图像是否符合要求的扫描方案（研究成像）。扫描方案通常在研究开始时确定。这包括扫描密度（每容积 B 扫描的次数）、扫描长度、高速 vs. 高分辨率（每 B 扫描的 A 扫描次数）、容积扫描 vs. 径向扫描等。

4. 是否存在妨碍或损害诊断和图像分析的成像伪影。成像伪影可能会扭曲或妨碍测试人员对图像的解释。例如，在有意义的区域内对扫描进行裁剪和较差的扫描分辨率可能会妨碍对解剖或病理特征的正确识别。成像伪影在第 6 章和第 8 章的示例图像中进行更详细的讨论。

患者相关因素也可能影响图像质量或妨碍成像者获得高质量的图像。这包括间质混浊（由玻璃体积血、角膜混浊和晶状体混浊等引起）、泪膜质量、表面疾病或损伤、小或无瞳孔。患者的合作因素，如无法集中注意力（包括震颤或眼球震颤）和不能理解声音指令（眨眼、扫描跟踪等），即使是经验丰富的操作员也会感到沮丧，而且在大多数情况下都是不可避免的障碍。这些因素在第 3 章中已详细讨论。

二、扫描质量分级

在评估所获得的扫描质量时，观察者应该建立一种系统的方法来详细地评估扫描质量，并预先确定有用图像的最低标准。下面列举了一个数据接受评分系统的示例。

1. 优秀

扫描具有良好的分辨率、饱和度和整体质量。特征和病理很容易被识别，层清晰可见，可以适当分割，以及有良好的集中性以代表有意义的区域。

2. 可接受

扫描具有可接受的分辨率和整体质量。特征和病理是可识别的，层是可见的但不能清晰地分区，即使不是所有层也可以对大多数层进行分割，以及可适当集中显示有意义区域。

3. 不佳

扫描具有低分辨率和（或）整体质量。特征和病理可能不容易被识别，但可被整个视网膜结构解释。层边界可能对某些或所有层不可见。

4. 不可用

扫描的质量很差，以至于无法确定特征、病理和层。

如果对同一区域进行多次扫描，则针对特定区域（如中央凹或视神经）选择最佳扫描，以便进一步分析，如发育阶段、病理评估或定量测量。

第 19 章

成像和解释的再现性
Reproducibility of Imaging and Interpretation

Xi Chen　Katrina Postell Winter　**著**

吴洁丽　**译**

对于任何研究成像系统,成像和解释的再现性对于光学相干断层扫描(OCT)结果的研究是必要的。在使用研究成像系统开展研究之前,应严格测试成像和解释的重复性和再现性,并经常与标准系统进行比较[1]。结果测量和重要标志物的重复性应在测试前确定。研究成像系统可能是探索性设备,其在人体研究中的使用应遵循国家监管指南,如美国食品药品管理局（联邦法规第 812 部分第 21 篇）和地方法规。

一、可重复性

重复性是指同一个人多次使用同一仪器,用同一方法对同一物品进行测量的一致性。成像仪重复性是指使用同一仪器进行重复测量的同一成像仪,分级仪重复性是指同一成像仪对同一扫描进行重复分级的一致性。

二、再现性

再现性是指不同的评估人员使用相同的测量设备对测量结果的一致性。被测的再现性可能包括成像仪再现性（使用同一仪器的多台成像仪）和级内再现性（多个分级仪分级同一扫描）。被评估的变量之间或两个不同的观察者之间的一致性通常通过使用具有 95% CI 的一致性来评分[2]。当变量的一致性低于 95% 时,可能存在偏差（判断调用）、被评估数据的质量问题或方法错误。例如,评估出现视网膜内液体（囊肿）的 OCT 图像是依赖于扫描的质量和观察者的判断,如果扫描外观满足可感知的确定水平（偏倚）从而得出结论,即存在视网膜内液体[3]。

第 20 章

安全的 OCT 数据存储和网络
Secure OCT Data Storage and Networking

Vincent Tai　著
吴洁丽　译

光学相干断层扫描（OCT）提供高分辨率的二维或三维图像，其中可能包含被认为是受保护健康信息（PHI）的标签。因此，维护 OCT 图像数据库的安全性和保密性非常重要。

一、OCT 数据存储

OCT 图像是遵循医学数字成像和通信（DICOM）标准的大型数字文件，涉及非专有数据交换协议、数字图像格式、生物医学图像和图像相关信息的文件结构[1]。为了满足 DICOM 标准，从 OCT 成像设备获取的用于临床或研究目的的图像应转移到一个图像存档和通信系统（PACS）。

因为 OCT 文件可能包含的标签是 PHI[2,3]，OCT 成像设备和 PACS 应该符合相关的监管安全标准，比如美国的健康保险便携性和可靠性法案（HIPAA）[4]或欧盟国家的通用数据保护法规（GDPR）[5]。

二、OCT 数据获取

访问 OCT 数据库的用户应获得各自机构的授权，完成必要的培训，并注册研究方案（如果在研究设置中使用图像时适用）。访问 OCT 数据库应遵循 DICOM 标准并要求加密连接，包括安全授权、安全壳、远程桌面协议或虚拟专用网（VPN）[6]。

遗传性视网膜疾病
Inherited Retinal Diseases

第 21 章

卵黄状黄斑变性
Best Disease

Avni P. Finn　Lejla Vajzovic　**著**
葛倩敏　**译**

一、概述

卵黄状黄斑变性又称 Best 卵黄状营养不良，是一种遗传性视网膜疾病，病变主要累及视网膜色素上皮（RPE），典型表现为黄斑区出现特征性"蛋黄"样病损。目前认为卵黄状黄斑变性是由于遗传基因（*BEST1/VMD2*）突变导致其编码的跨膜蛋白 Bestrophin 1 异常，引起异常的氯通道电导，从而干扰 RPE 中液体的转运，影响 RPE 代谢[1]。

二、临床特点

卵黄状黄斑变性典型的临床特征是双眼病变，但病变可能是不对称的。RPE 中的氯离子通道功能异常最终导致外层视网膜和 RPE 之间的脂褐素沉积，导致黄斑区出现黄色卵黄样病变[2]（图 21-1）。这种疾病分为 5 个临床阶段。在卵黄病变前期，出现细微的 RPE 改变和轻度视力变化。卵黄变期以典型的黄斑区卵圆形病灶为标志，其后黄斑区出现脂褐素分布不均的假性前房积脓样外观。随后出现卵黄分裂期或"卵黄破碎期"，最终阶段出现 RPE 萎缩和局灶性瘢痕。通常情况下，患者视力几乎不受影响，尤其是在疾病的早期，随着疾病的进展，患者可出现神力逐渐下降或丧失，继发性脉络膜新生血管（CNV）可导致视力迅速下降，但这种情况较少发生[3]。

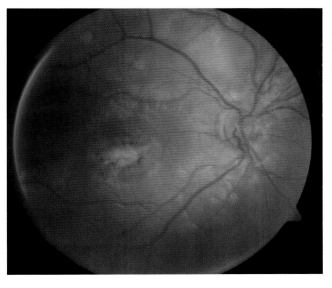

◀ 图 21-1　6 岁女孩右眼眼底黄斑区可见黄色卵黄样病变；颞侧可见色素沉着病灶，提示可能发生脉络膜新生血管

三、与大脑的联系

Bestrophin 1 是一种多功能蛋白，已知可在包括大脑在内的多种组织中表达[4, 5]。在大脑中，就像在 RPE 中一样，该蛋白质起着阴离子通道的作用，是大脑各种重要功能的关键调节器，参与调控大脑中重要递质如谷氨酰胺和 γ 氨基丁酸（GABA）的渗透和释放[5]。

四、OCT 特点

随着疾病的进展，OCT 表现不同。在临床前期或卵黄病变前期，OCT 显示光感受器外节增厚和高反光性。在卵黄病变期，OCT 显示视网膜下间隙有高反射的穹状物质，以及感光细胞外节段持续增厚（图 21-2）。这张特殊的 OCT 图像也显示了视网膜下液与中央凹的 CNV 相关。在黄斑假性积脓期，视网膜升高，在视网膜神经上皮和 RPE 之间有一个明显的间隙。外颗粒层可能变薄，光感受器外节段的高反射率可能有不同程度的升高。在卵黄破碎期，RPE 水平可能有高反射性视网膜下丘，伴有潜在阴影或潜在脉络膜的高反射性或相关的视网膜外层变薄。在萎缩期，OCT 显示视网膜神经上皮层整体变薄，椭圆体带或光感受器复合体出现变薄或缺失[6, 7]。

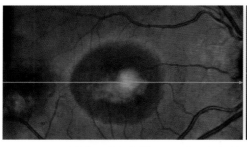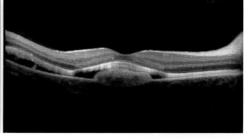

▲ 图 21-2　光学相干断层扫描显示 6 岁女孩右眼视网膜下高反射物质，与玻璃体病变一致，视网膜下增厚和高反射率，视网膜下液来自近端脉络膜新生血管

五、辅助检查

视网膜电流图检查（ERG）结果正常，而眼电图检查（EOG）结果不正常，Arden 为 1.5 或更低。荧光素血管造影有助于在疑似活动的 CNV 区域发现渗漏（图 21-3）。OCT 血管成像（OCTA）同样有助于确定是否存在脉络膜新生血管膜（CNVM）（图 21-4）。

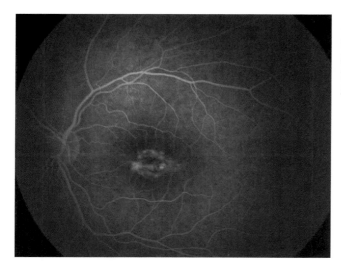

◀ 图 21-3　一名 10 岁女孩的左眼荧光素血管造影图，该女孩在疑似 CNV 的区域出现了 Best 卵黄状黄斑变性和脉络膜新生血管膜（CNV）渗漏

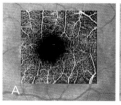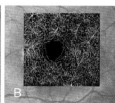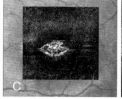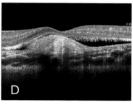

▲ 图 21-4　**10 岁女孩左眼的 OCTA 图像显示在无血管层中有脉络膜新生血管膜（C）；浅血管丛（A）和深血管丛（B）正常，可见三层血管的划分（D）；图像获得自一研究性装置（Heidelberg Spectralis HRA + OCT 软件）**

六、治疗

目前，卵黄状黄斑变性没有治疗方法。CNV 可单独注射抗血管内皮生长因子（VEGF）来治疗，也可联合光动力疗法（PDT）治疗。

第 22 章

眼底黄色斑点症
Stargardt Disease (and Fundus Flavimaculatus)

Mohsin H. Ali　Lejla Vajzovic　著
葛倩敏　译

一、概述

眼底黄色斑点症是一种以脂褐素在视网膜色素上皮（RPE）内异常堆积为特征的疾病，本病为常染色体隐性遗传，涉及 *ABCA4* 基因。受影响的个体通常在儿童期或青年期出现中心视力下降，最终视力最低点可能达到 20/200。

二、与大脑的联系

神经影像［磁共振成像（MRI）］显示，眼底黄色斑点症患者的大脑中存在微结构改变，如双侧枕叶皮质和额基区灰质的丢失，这些微结构改变与视网膜损害和视力损害程度相关[1]。

三、临床特点

眼底黄色斑点症有不同的临床特征[2]。经典的特征,虽然不是每个患者都有,但包括以下几个方面：①朱红色的眼底——过度的色素沉着导致了深色的眼底与模糊的脉络膜细节；②荧光血管造影上的"暗色"或"沉默"脉络膜，正常脉络膜荧光被 RPE 中弥漫的脂褐素积聚所掩盖（图 22-2C）；③鱼状斑点——在其后极或周围可见鱼尾状、浅色或淡黄色的脂褐素沉积（图 22-1 至图 22-3）；④黄斑萎缩伴视盘周围萎缩（图 22-1），表现为"牛眼"征、地图征、"锈铜"征或金属光泽[2,3]。

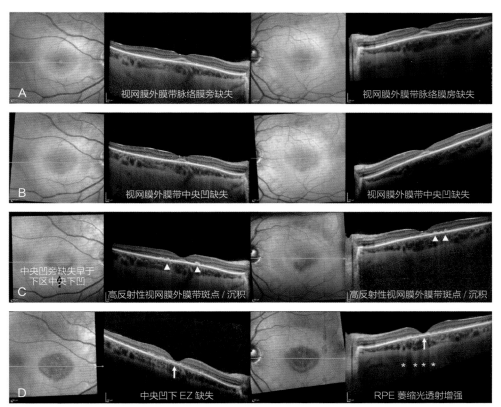

▲ 图 22-1　一名 9 岁眼底黄色斑点症患儿 OCT 结果，*ABCA4* 基因存在复合杂合突变

A. 最初表现（视力 20/40 OD，20/30 OS）；B. 6 个月后（视力 20/40 OD，20/32 OS）；C. 11 个月后（视力 20/50 OD，20/40 OS）；D. 18 个月后（视力 20/125 OD，20/100 OS）。进展性黄斑萎缩在 OCT 水平横断面表现为，初期：中央凹周围视网膜缺失（A 和 B）；进展期：很快影响到中央凹（C，黑箭），随后发展为高反射性视网膜脱垂（C，白箭头）；外侧视网膜下区缺失，视网膜色素上皮（RPE）萎缩（D，白星号），光透射增强；EZ. 椭圆体带

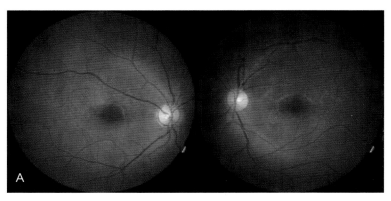

◀ 图 22-2　一名 11 岁眼底黄色斑点症男性患者的多模态成像，*ABCA4* 基因发生 2 个突变

A. 后极有典型的雌蕊斑点

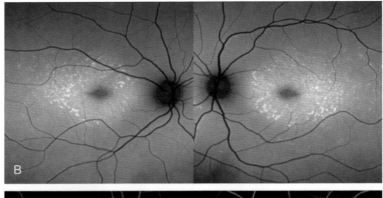

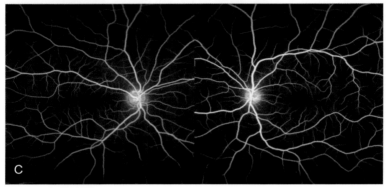

◀ 图 22-2（续） 一名 11 岁眼底黄色斑点症男性患者的多模态成像，*ABCA4* 基因发生 2 个突变

B. 眼底自发荧光；C. 荧光素血管照影术上经典的深色脉络膜

四、OCT 特点

　　眼底黄色斑点症的 OCT 表现呈多样性[2-4]。通常，OCT 有助于识别鱼形斑点和确定黄斑萎缩的程度（图 22-1）。斑点被认为是高反射性视网膜外膜沉积中断了以下一个或多个高反射性视网膜外膜带：外部有限膜带、椭圆体带和交叉区（图 22-1）。在斑点上还可能有外核层变薄。黄斑萎缩（图 22-1）可被检测为 RPE 缺失（超反射的 RPE-Bruch 膜复合条带的缺失增加了脉络膜光透射）和（或）外层视网膜条带萎缩（外核层、外界膜、椭圆体带和交叉区缺失）[3,4]。在一些患者中也可以看到视网膜管状结构。外界膜或外核层基底增厚和高反射率也可被观察到[5,6]。en face 和 B 扫描断层 OCT 图像可能有助于监测疾病进展。

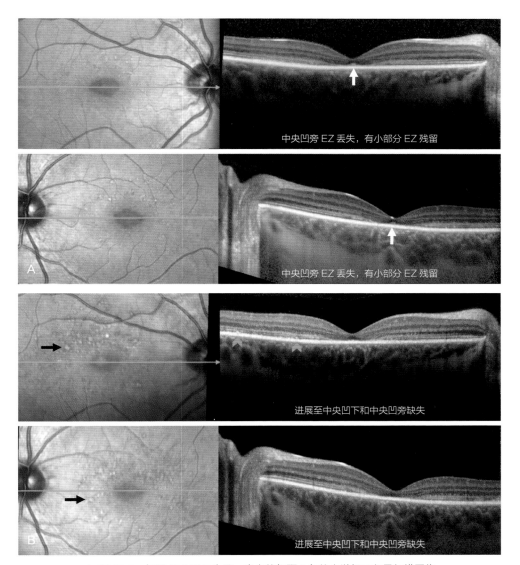

中央凹旁 EZ 丢失，有小部分 EZ 残留

中央凹旁 EZ 丢失，有小部分 EZ 残留

进展至中央凹下和中央凹旁缺失

进展至中央凹下和中央凹旁缺失

▲ 图 22-3　与图 22-2 所示为同一患者的相隔 1 年的光学相干断层扫描图像

A. 初始；B. 最终；en face 红外图像显示，从最初的（A）到最终的（B）OCT 图像中，双眼斑点数量显著增加（黑箭）；水平横断面 B 超图像显示视网膜色素上皮层上的小的、圆顶状的隆起伴有覆盖层的局灶性破坏——这些是典型的高反射斑点（红箭头）；在最初 OCT 中（A），中央凹旁 EZ 丢失，仍有一小部分完整的中央凹下 EZ 残留（白箭），在最终的 OCT 中（B）明显丢失；患者双眼视力稳定在 20/126～20/200。EZ. 椭圆体带

五、辅助检查

疑似或确诊的眼底黄色斑点症患者可以进行以下额外的检查以辅助诊断，包括荧光素血管造影（如"暗"或"沉默"脉络膜）、眼底荧光（如鱼形斑点和黄斑萎缩）、视野检查（如不同程度的视野收缩），以及视网膜电流图（如降低振幅和时间延长）。

基因检测可以发现 *ABCA4* 基因的突变（在 *ELOVL4*、*PRPH2* 和 *BEST1* 基因中出现的频率要低得多）。家系分析常显示常染色体隐性遗传模式。

六、治疗

尽管基因置换疗法、干细胞疗法和药物疗法的试验正在进行中，但是目前还没有对眼底黄色斑点症的治疗方法。

第 23 章

视网膜色素变性
Retinitis Pigmentosa

Mohsin H. Ali　Alessandro Iannaccone　Lejla Vajzovic　著

葛倩敏　译

一、概述

视网膜色素变性（retinitis pigmentosa，RP）是一个术语，用来描述以进行性视网膜变性为特征的一组异源性疾病[1]。RP 可能是一种影响眼睛的孤立性疾病或是更广泛的全身性综合征的一部分。遗传方式可以是常染色体遗传、常染色体显性、X 连锁或所谓的单纯型（遗传方式未知）。色素性视网膜炎可能在童年早期或成年期出现。

二、与大脑的联系

本节集中讨论非综合征性 RP，它通常与神经或系统异常无关。然而，功能性磁共振成像（MRI）研究证实，RP 患者可能在初级视觉皮质有次级视野重映射，但没有结构改变。视野越狭窄，视场重映射程度越高[2]。

继发于遗传性视网膜营养不良的视力障碍患者可能在多感官处理过程中表现出变化，例如，视力受损可能导致代偿性神经处理，从而增强对非视觉感官刺激的反应性[3]。这种经过处理的或更敏感的听觉处理已经在视力丧失继发性视网膜色素变性、Bardet-Biedl 综合征（见第 24 章）和锥杆营养不良的患者中得到证实。

三、临床特点

受影响的个体通常会发展为夜盲症，逐渐丧失周围视觉，畏光，最终导致中心视力下降。前段的表现可能包括后囊下白内障的形成和色素沉着的玻璃体细胞或玻璃体混浊。眼底的表现可以是高度可变的，但典型的包括进行性的、双侧的、相当对称的视神经蜡样苍白、血管变薄、视网膜色素上皮的中央周围颗粒或斑点和骨细胞样色素沉着（图 23-1 和图 23-3）。此外，还可能出现黄斑囊样水肿和黄斑前膜（图 23-1 和图 23-2）。

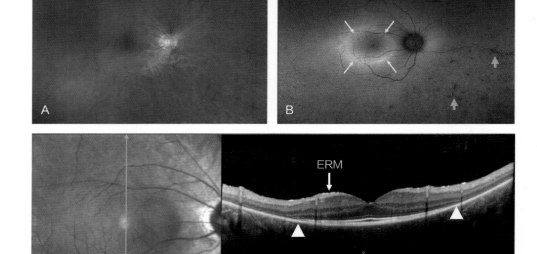

▲ 图 23-1　16 岁男性常染色体显性 RP（*PRPF31* 基因突变）影像学表现

A. 广角眼底图像显示视网膜血管系统中度变细，散在骨细胞样色素沉着，周围 RPE 缺失；B. 眼底自发荧光更好地凸显出低自发荧光骨细胞样色素沉着变化和圆形的 RPE 损失（红箭），以及高自发荧光中央凹旁环（黄箭），以识别病灶部位和视觉功能维持最好的区域，定位与 OCT 水平的过渡区基本一致；C.OCT 成像显示严重外核层中央凹旁变薄，外界膜缺失 ***，视网膜外层带明显变薄，*** 包括椭圆体带（开始于白箭头附近）；此外，可见视网膜前膜（白箭）；中央凹完整，视力 20/20 OU；ONL. 外核层；XLM. 外界膜；EZ. 椭圆体带（图片由 Alessandro Iannaccone MD 提供）

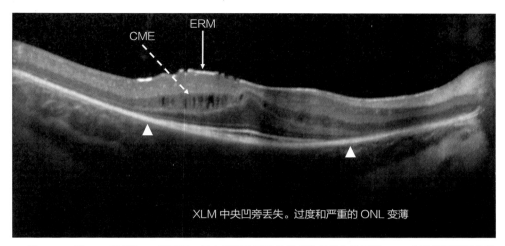

▲ 图 23-2　图 23-1 患者的 18 岁哥哥，具有相同基因确认形式的常染色体显性 RP，光学相干断层扫描揭示了轻度的囊状的黄斑水肿（白虚线箭）和视网膜前膜（白箭），以及中央凹旁外层视网膜层（白箭头附近开始的）；中央凹区大部分未见囊样改变及视网膜前膜改变，椭圆体带、外界膜和外核层完整，视力维持在 20/20 OU

（图片由 Alessandro Iannaccone MD 提供）

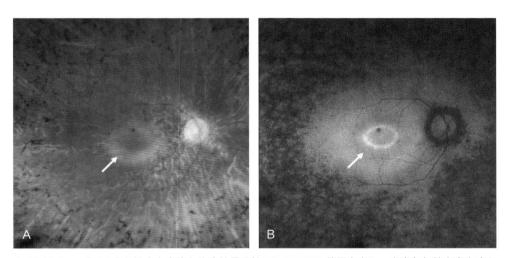

▲ 图 23-3　一名 17 岁女性患有常染色体隐性早发性 RP（*PDE6B* 基因突变），自童年起就有夜盲症和进行性周围视力缺损的影像学表现

A. 广角眼底图像显示广泛的骨细胞样色素沉着、血管变薄、轻度的牛眼样黄斑病变（白箭）和视神经蜡样苍白；B. 广角眼底自荧光显示弥漫性斑点状低自体荧光，与骨细胞样色素沉着和虫蛀样 RPE 缺损相对应，中心凹周围有一明亮的高自体荧光环，周围有一晕状低自体荧光，呈牛眼状（白箭）

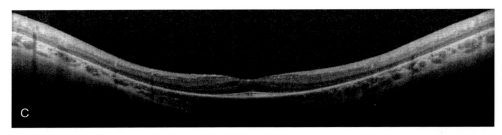

▲ 图 23-3（续）　一名 17 岁女性患有常染色体隐性早发性 RP（*PDE6B* 基因突变），自童年起就有夜盲症和进行性周围视力缺损的影像学表现

C. OCT 显示视网膜外界膜及中央凹区外的椭圆体带中度脱落，中央凹保存良好；视力为 20/32 OD 和 20/60 OS；视野测试显示双眼中央视野严重收缩 10°～15°，双眼颞区、下区和鼻区周围有大 U 形远岛（图片由 Alessandro Iannaccone MD 提供）

四、OCT 特点

光学相干断层扫描（OCT）在 RP 中的发现典型地揭示了外核层厚度的变薄、外界膜的缺失及向心性中央凹中心的椭圆体带的缺失[4-8]（图 23-1 和图 23-2）。OCT 尤其有利于视网膜病变区域之间的过渡区的观察，过渡区为具有 OCT 结构性变化（即变薄的视网膜层）和相对健康的视网膜中央凹中心附近区域，过渡区在 OCT 上没有明显的形态学变化，遵循"视网膜形态从视网膜中央凹中心到视网膜赤道部通常会显示光感受器外节进展性变薄，外层节段和外核层进展性变薄，椭圆体带和外层节段缺失，外核层完全缺失，最终视网膜色素上皮破坏和缺失"。在某些 RP 中，对各种 OCT 的测量参数，特别是椭圆体带宽度和外核层厚度，已被用来评估疾病进展并作为疾病严重程度的结构生物标志物。因此，随着治疗方案的不断演变，OCT 参数可能会越来越多地用于评估各种干预措施的有效性。

OCT 也可见视网膜内间隙（图 23-2）。OCT 骨细胞样色素沉着表现为不同视网膜层的分离的视网膜内高反射灶（图 23-1 和图 23-2）。

五、辅助检查

视野检查和视网膜电图检查是诊断 RP 和监测疾病进展的必要手段。可以出现多种视野缺损模式。更典型的是，视野缺损开始于视网膜赤道部，并逐渐扩大，形成环状暗点。在其他情况下，可能只在某些象限有缓慢进展的广义收缩或选择性的缺损，更经常的是在上象限和（或）时间象限。眼底自体荧光可加重骨细胞样色素沉着的表现（图 23-1）和视网膜色素上皮（RPE）的萎缩，两者均表现为低自体荧光。荧光素血管造影也可显示视网膜色素上皮萎缩，常常可显示血管造影渗漏和花瓣状细胞淤积在黄斑的囊状腔隙，偶尔也在其他地方出现。基因检测对于确定致病基因突变的诊断、预后、生殖风险评估至关重要，如今，在分子眼科学时代，基因检测也可用于治疗目的。

六、治疗

研究发现通过饮食补充维生素 A、叶黄素和玉米黄质可以减缓 RP 的进展，二十二碳六烯酸（DHA）已经被证明可以减缓与 X 连锁的 RP[9]。局部和（或）口服碳酸酐酶抑制药，以及眼筋膜囊内和玻璃体腔内注射类固醇，可能有利于并发黄斑囊样水肿[9]。FDA 批准的人工视网膜植入物也可用于终末期病例的治疗（图 23-4）。基因治疗、干细胞治疗、编辑反义寡核苷酸治疗和基于药物的治疗试验正在进行中。

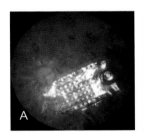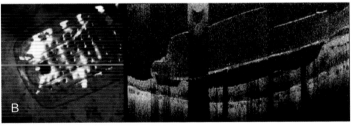

▲ 图 23-4　**A.** 视网膜假体系统（ARGUS Ⅱ，**Second Sight Medical Products，Sylmar，CA**）在视网膜色素变性（RP）患者中的眼底图像；该装置由一个包含 60 个铂电极的电极阵列组成，并通过一个视网膜钉固定在视网膜上的位置；这个电极阵列会产生电脉冲，刺激视网膜神经元，以响应患者贴在定制眼镜上的摄像机处理的视觉信息。**B.** 光学相干断层扫描使用相同的 **ARGUS Ⅱ** 设备描绘电极阵列的视网膜外位置

第 24 章

其他类型视网膜色素变性——Usher 综合征、Leber 先天性黑矇和 Bardet–Biedl 综合征

Other Forms of Retinitis Pigmentosa— Usher Syndrome, Leber Congenital Amaurosis, and Bardet–Biedl Syndrome

Mohsin H. Ali　Alessandro Iannaccone　Lejla Vajzovic　著

刘康成　译

一、概述

视网膜色素变性（RP）还有其他类型，包括 Usher 综合征、Leber 先天性黑矇（Leber congenital amaurosis，LCA）和 Bardet-Biedl 综合征（Bardet-Biedl syndrome）等[1]。

Usher 综合征是视网膜色素变性中一种常染色体隐性遗传病，其特点伴有听力损伤。根据 Usher 综合征的亚型，发病年龄、听力下降程度和视网膜病变的程度各不相同。

LCA，有时也称为儿童早期严重视网膜营养不良（severe early childhood onset retinal dystrophy，SECORD），是一组异质性疾病，其特征是在出生时或儿童早期出现严重的视力障碍。它通常以常染色体隐性遗传，并且已经发现几种不同基因的突变。可能存在系统性关联，例如智力残疾、耳聋和肾脏疾病等。例如，LCA 可能与 Senior-Loken 综合征（肾病、多尿、多饮和贫血）和 Joubert 综合征（呼吸紊乱、肾病、小脑蚓部发育不全，以及其他神经系统异常）等各种全身异常一起发生。

Bardet-Biedl 综合征的特征有一系列表现，包括视网膜病变、多指、肥胖、行为和认知异常、肾脏疾病和性欲减退。

二、与大脑的联系

Usher 综合征通常与不同程度的神经感觉性听力丧失、前庭功能缺失和运动发育延迟有关。极少数可能还伴有其他神经系统后遗症，如共济失调。Senior-Loken 综合征与原发性神经系统异常无关[2]。在没有症状特征的情况下，LCA 很少与智力障碍或自闭症相关[3]。Bardet-Biedl 综合征可能与认知和行为异常相关，如严重的智力障碍和自闭症，学习障碍，发育迟缓，语言障碍或共济失调[4]。患有 Bardet-Biedl 综合征的患者也有报道出现嗅觉受损[5]。

三、临床特点

Usher 综合征患者的视网膜改变可能与典型的 RP 并无差别（参见第 23 章）。

LCA/SECORD 患者通常表现为严重的视力障碍、眼球震颤、瞳孔对光反射迟钝和揉眼［Franceschetti 眼征（oculodigital sign of Franceschetti）］。眼底特征是多样的，可能出现视网膜色素上皮（RPE）斑点、颗粒状或椒盐样外观改变，视网膜炎斑点状白色沉积物和血管萎缩等[3]。

Bardet-Biedl 综合征的眼部表现可能存在很大差异。患者通常表现出视力下降，色觉受损，眼球运动功能受损（即斜视或眼球震颤），不同程度的视盘萎缩和黄斑萎缩，视网膜血管萎缩和不同程度的周围色素改变（通常随时间进展）[6,7]。视神经肿胀也有报道[7]。

四、OCT 特点

与典型的 RP（见第 23 章）相似，OCT 成像（图 24-1 至图 24-4）可能显示出光感受器外段和外核层的逐渐变薄，外界膜缺失及椭圆体带的缺失[8-10]。视网膜外层 RPE/Bruch 膜复合物上方的高反光沉积物（图 24-1 和图 24-4）也已在各种视网膜变性中显示出来，包括 Usher 综合征，Bardet-Biedl 综合征和 RP。这些高反光沉积物的性质尚不清楚，但可能代表光感受器细胞死亡的残存物，以及 RPE 的迁移。其他 OCT 表现包括视网膜内囊状间隙（图 24-1）和黄斑视网膜前膜（图 24-3 和图 24-4）。

随着治疗方式的不断改进，OCT 将继续在临床试验中发挥重要作用，因为某些 OCT 结构标志（如椭圆体带宽度、外核层厚度等）将用作确定临床疗效的评估指标。

五、辅助检查

通常需要异常的视网膜电图检查结果以帮助诊断上述疾病。正如典型 RP 所讨论的那样（参见第 23 章），眼底荧光造影和视野检查对于疾病监测非常重要（图 24-5）。此外，鉴于可能存在严重的系统性关联，建议由儿科医生或遗传学专家进行基因检测和全面的系统评估。在 Usher 综合征中，听力检查也是必要的。通常建议 Bardet-Biedl 综合征和 Senior-Loken 综合征患者进行肾区超声检查。

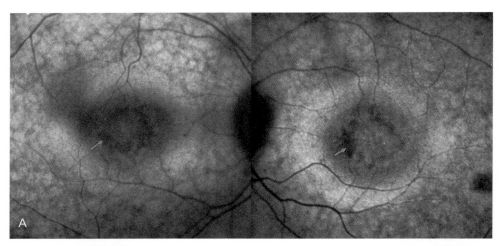
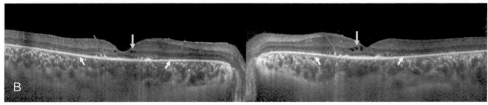

▲ 图 24-1　患者，16 岁女性，1 型 Usher 综合征（*MYO7A* 基因突变）
眼底荧光素造影（A）和光学相干断层扫描图像（B）显示牛眼样黄斑（中心呈低自发荧光反应，周围环绕高自发荧光反应）；轻度视网膜内囊状间隙（黄箭）；高反光材料在视网膜色素上皮（RPE）上方高反光沉积物，对应于自发荧光上的暗斑（红箭）；外丛状层近 RPE 的中心凹旁感光层存在严重丢失（如白箭之间）；注意中心凹中央变薄的感光层，椭圆体带不清晰；视力为 20/50 OU；该患者因感觉神经性听力损失而植入了人工耳蜗（图片由 Alessandro Iannaccone MD 提供）

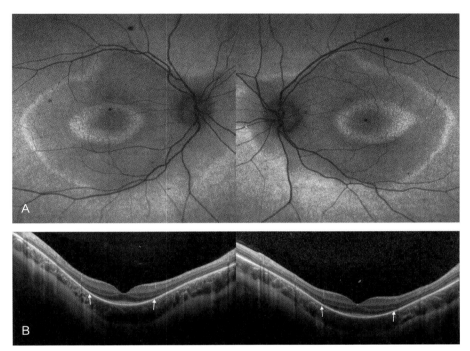

▲ 图 24-2　**9 岁男性患有 Leber 先天性黑矇（LCA）的眼底荧光造影（A）和光学相干断层扫描图像（B）**，结合多尿、多饮、肾病和 *NPHP1* 基因突变，与 **1 型 Senior-Loken** 综合征的诊断一致，表现出牛眼样黄斑病变，外核层中央凹旁明显变薄和椭圆体带缺失（白箭），仅保留了中央凹下区域；在眼底自发荧光图像上，两个高自发荧光环之间的光感受器丢失最为严重；视力为 **20/50 OU**

（图片由 Alessandro Iannaccone MD 提供）

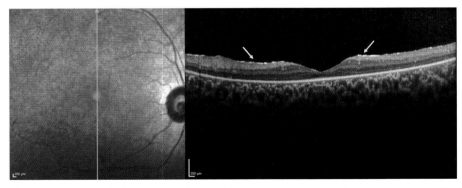

▲ 图 24-3　**11 岁男孩，患有 Bardet-Biedl 综合征（BBS6/MKKS 基因突变）的光学相干断层扫描图像**，显示整个黄斑外核层明显变薄和椭圆体带缺失；有一小片完整但很模糊的椭圆体带紧邻中央凹下（红括号）；存在轻度的斑片状黄斑前膜（黄箭）；**en face** 的红外图像还显示出血管弯缩；该患者多指和肥胖与 **Bardet-Biedl** 综合征的诊断相符；患眼视力为 **20/64**，对侧眼的视力为 **20/126**

（图片由 Alessandro Iannaccone MD 提供）

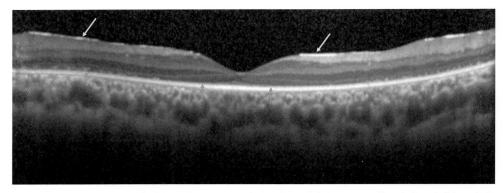

▲ 图 24–4　15 岁女性，有轻度智力障碍、肥胖、多指、视网膜病变和 **BBS2** 基因突变，光学相干断层扫描图像与诊断 **Bardet-Biedl** 综合征表现为轻度黄斑前膜一致（黄箭），黄斑中央凹下椭圆体带（红箭周围）大量缺失，以及视网膜外层高反光沉积物（蓝箭）位于外核层；视力为 **20/70 OU**（图片由 **Alessandro Iannaccone MD** 提供）

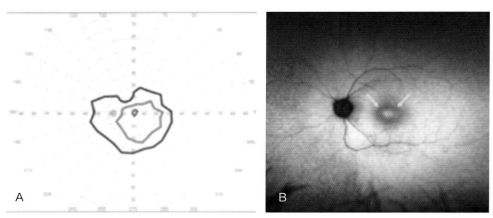

▲ 图 24–5　A. 图 24-4 中展示了同一 15 岁女性患有 **Bardet-Biedl** 综合征的视野检查结果，双眼视野均明显缩小，并伴有少量 I4e 中心残基（绿标注 isopter）；B. 在 OCT 上观察到中央椭圆体带残留物，以及中央凹自体荧光区域；注意周围弱自体荧光的牛眼图像（黄箭）和周围弥漫性斑点状弱荧光图像（图片由 **Alessandro Iannaccone MD** 提供）

六、治疗

针对 Usher 综合征、LCA/SECORD 和 Bardet-Biedl 综合征的眼部症状，当前没有明确的治疗方法。尽管正在进行基因替代治疗，反义寡核苷酸编辑治疗，干细胞治疗，以及基于药物的试验。一些临床医生建议通过膳食补充剂补充维生素 A、二十二碳六烯酸（DHA）、叶黄素和玉米黄质。局部或口服碳酸酐酶抑制药可能对并发的黄斑囊样水肿有效。

第 25 章

白化病
Albinism

Mohsin H. Ali　Lejla Vajzovic　著

刘康成　译

一、概述

眼皮肤白化病（oculocutaneous albinism，OCA）和眼白化病（ocular albinism，OA）是一组用来描述先天性疾病的术语，其特征是眼睛、皮肤和头发不同程度的脱色[1]。

OCA 通常以常染色体隐性遗传，并且由几种亚型组成。1 型（或 OCA1）是由 TYR 基因突变引起的，可进一步细分为酪氨酸酶活性缺失的 OCA1A 和酪氨酸酶活性降低的 OCA1B。2－7 型（分别称为 *OCA2*、*OCA3*、*OCA4*、*OCA5*、*OCA6* 和 *OCA7*）分别由 *OCA2*、*TYRP1*、*MATP/SLC45A2*、4q24 染色体、*SLC24A5* 和 *C10ORF11* 的遗传突变引起。

OA 通常由 *GPR143* 基因的 X 连锁突变引起（有时也称为 Nettleship-Falls 型眼白化病）。眼白化病的临床异常仅表现于眼睛，而眼皮肤白化病还表现为头发和皮肤呈浅色。

Hemansky-Pudlak 和 Chédiak-Higashi 综合征是两种重要的 OCA 亚型，其并发症可能威胁生命。患有 Hemansky-Pudlak 综合征的患者可能会出现出血、肺纤维化、肉芽肿性结肠炎和肾衰竭。患有 Chédiak-Higashi 综合征的患者可能出现出血、频繁和反复的细菌感染、淋巴增生性疾病和神经系统异常[2]。

二、与大脑的联系

尽管 OCA 和 OA 通常与其他神经系统异常不相关，但表现为视神经纤维在视交叉处的交叉增加[1,3]。其中，值得注意的是 Chédiak-Higashi 综合征，它与多种中枢和周围神经系统疾病相关，包括智力障碍、脑神经麻痹、周围神经病变、深部肌腱反射和神经传导速度降低、震颤、癫痫发作，以及脑脊髓麻痹等异常[2]。

白化病患者视交叉处的交叉增加确切的机制尚不清楚[3]，可能与视网膜色素上皮缺乏黑色素有关。此外，患有白化病的患者其枕骨皮质厚度增加[3]。视觉皮质的厚度可能与视网膜色素上皮的厚度成反比（视网膜色素上皮的厚度受 RPE 中黑色素含量的影响），提示当黑色素异常沉着时，会影响白化病患者的皮质结构[3]。磁共振成像还发现白化病患者的视神经、视束和视交叉较薄[3]。

三、临床特点

OCA 和 OA 的眼部特征包括视神经纤维错位（如前所述）、眼球震颤、斜视、立体视减退、屈光不正、虹膜透照缺陷、畏光、中央凹发育不全和眼底色素减退（图 25-1 和图 25-2）。这些特征在严重程度上可能有很大差异。女性眼白化病的携带者的眼底图像可表现为镶嵌色素沉着，并有色素不足和色素沉着的斑块（有时称为"泥屑"或"泥浆"样图案），可能是由于莱昂作用（X 染色体遗传失活）引起的。

四、OCT 特点

由于存在眼球震颤，OCA 和 OA 儿童的光学相干断层扫描图像很难获取。新的谱域 -OCT（SD-OCT）设备可以更快速地获取图像，因此在眼球震颤的情况下也可以采用。另外，在这些患者中，手持式 SD-OCT 特别有用，因为它可对麻醉后的患者进行 OCT 采图。因此，使用手持式 OCT 技术对可疑白化病的儿童进行检查可能会更早地发现中央凹形态异常。

OCA 或 OA 患者在 OCT 上可见的主要结构异常是缺乏正常中央凹的凹陷和中央凹周围的视网膜内层持续存在，这可能包括视网膜神经纤维层、神经节细胞层、内丛状层、丛状层及内核层的持续存在（图 25-1 和图 25-2）[3-5]。重要的是要认识到，没有白化病的患者也可能具有异常的中央凹结构，并且白化病可能会出现一系列异常的凹陷形态，包括完全没有凹陷，例如平中央凹（fovea plana），或者变平缓但仍旧存在部分凹陷的中央凹结构。个人的视力不能通过

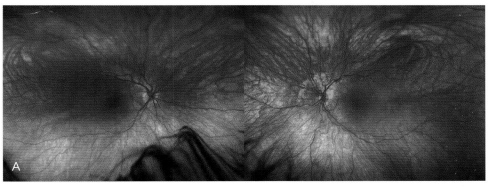

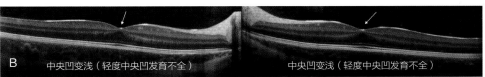

中央凹变浅（轻度中央凹发育不全）　　　　　　　　中央凹变浅（轻度中央凹发育不全）

▲ 图 25-1　眼底图像（A）和光学相干断层扫描图像（B）

8 岁白人男孩与他的家庭成员相比，患有充血性眼球震颤、虹膜转化现象，以及较淡颜色的皮肤和头发；两只眼睛的视力均为 20/32；基因检测显示，*OCA2* 基因存在杂合突变，提示眼皮肤白化病是表型较轻的形式；眼底的脉络膜血管突出，证明了眼底的色素淡淡；黄斑的 OCT 表现为轻度的中央凹发育不全，中央凹变浅和中央凹处的丛状层持续存在（或侵入）（内层视网膜中央凹的不完全移位导致不完全的浅的中央凹形成）

是否有中央凹来确定，中央凹缺如的患者可能具有较好的视力（甚至是 20/20）。然而，在白化病患者中，中央凹异常的程度形态可能在某种程度上与视力相关。

此外，在这些患者中，椭圆体带可能不显示出其正常的中央凹下增厚或隆起。由于白化病患者的视网膜色素上皮（RPE）缺乏黑色素，因此通过 RPE 的光传输增强，从而导致 OCT 检查时脉络膜的可视化增强及巩膜的清晰度增加（图 25-1 和图 25-2）。在某些白化病患者中还观察到了视神经增厚。

对于临床医生而言，在评估白化病患者的中央凹凹陷异常时，扫描获得黄斑体积并检查整个黄斑中的多个横截面图像，以捕获中央凹扫描非常重要。这将有助于确定从中央凹的中心以外获得的图像不会被误认为是典型的中央凹发育不全。

白化病患者的视盘也可能存在异常，应注意以下几点：①视盘可能出现抬高；②与没有白化病的患者相比，神经视网膜边缘较厚（鼻侧比颞侧厚），这可能与进入视神经的神经纤维分布异常有关；③乳头周围的 RNFL 比没有白化病的患者薄（尤其是在颞侧象限）；④白化病患者的椎间盘水平伸长更为常见（与无白化病患者的典型垂直伸长相反）。

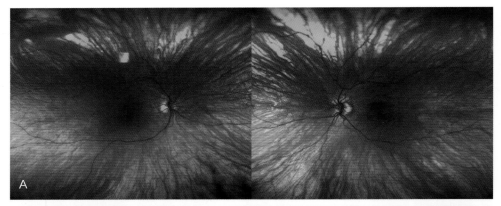

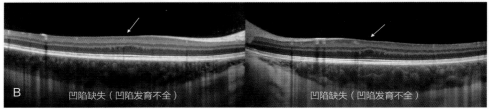

▲ 图 25-2　一名 17 岁的白人男性的眼底图像（A）和光学相干断层扫描图像（B）

患者有斜视、虹膜透照缺陷和畏光等病史，皮肤或毛发色素沉着不足，提示眼白化病；眼底弥漫性低色素，脉络膜血管明显，与图 25-1 所示相似；与图 25-1 中的患者相比，黄斑的 OCT 表现出更严重的中央凹发育不全；没有明显的凹陷；视力为 20/50 OD，20/32 OS

五、辅助检查

儿科医生或遗传学专家对筛查 Hemansky-Pudlak 和 Chédiak-Higashi 综合征十分重要。前文提到的基因缺陷进行基因检测也对筛查有帮助。眼底照相（图 25-1 和图 25-2）可能显示出浅色的眼底，突出的脉络膜标志，中央凹光反射减弱、黄斑中无毛细血管或无毛细血管的区域减少。后者有时可在眼底荧光造影的图像上观察到。

六、治疗

目前还没有具有确切疗效的治疗眼皮肤白化病或眼白化病的方法。治疗方法通常包括矫正屈光不正，斜视手术以减轻眼球震颤，佩戴帽子、墨镜、有色角膜接触镜（或人工虹膜植入物）以减少光刺激，尽量减少皮肤暴露在阳光下，因为这些患者患皮肤恶性肿瘤的概率更高。

第 26 章

青年性视网膜劈裂症
X-Linked Juvenile Retinoschisis

Mohsin H. Ali　Lejla Vajzovic　著
苏　婷　译

一、概述

遗传性视网膜劈裂症（X-linked retinoschisis，XLRS）是一种由 *RS1* 基因突变导致的男性伴 X 染色体遗传性视网膜变性，*RS1* 基因负责编码复杂的视网膜劈裂相关蛋白。

二、与大脑的联系

XLRS 通常与神经系统异常的疾病无关。

三、临床特点

由于伴 X 染色体遗传，所有受影响的患者均为男性。XLRS 患者通常在 0—20 岁出现中心视力下降。临床表现和严重程度存在很大差异[1-2]。大多数患者多为双侧（尽管可能是不对称的）发病，视网膜内层也出现劈裂的表现。在大多数患者中涉及中央凹，导致出现"轮辐状"中央凹囊状空间。大约 50% 的患者也有周围性视网膜劈裂症，通常累及颞下象限。中央凹视网膜劈裂症导致中央视敏度降低，而周围视网膜劈裂症导致周边视野的绝对丧失。视网膜劈裂症的严重并发症包括玻璃体积血、视网膜脱离（这需要视网膜内层和外层存在裂孔）或分裂性腔内出血。

四、OCT 特点

XLRS 的光学相干断层扫描图像包括黄斑或周围的视网膜内层分裂（图 26-1 至图 26-4）[3, 4]。产生的裂孔多数在内核层，但也可能涉及视网膜神经纤维、神经节细胞、内丛状层、外丛状层和外核层。其中，最常见的部位可能是内核层，其次是外丛状层和外核层。裂隙可能影响同一只眼睛内的多层，同一患者的双眼的裂隙可能在位置和严重程度上有不同。在 OCT 上可以看到的其他发现包括椭圆体带的损伤及玻璃体视网膜的附着和（或）牵引。

如果视网膜内外都有断裂，则视网膜劈裂患者可能会发生视网膜脱离（从而使玻璃体液进入视网膜下腔）。裂腔，尤其是较大的泡沫裂腔，在临床观察中可表现为类似视网膜脱离。在这种情况下，OCT 有助于区分视网膜裂孔区域内的视网膜劈裂和视网膜脱离，视网膜外层会黏附在视网膜色素上皮（RPE）上，而在视网膜脱离的区域内，视网膜下积液会十分明显。可以看到视网膜神经上皮层与下面的 RPE 分开（图 26-3）。OCT 还可识别视网膜内孔和外孔的位置。

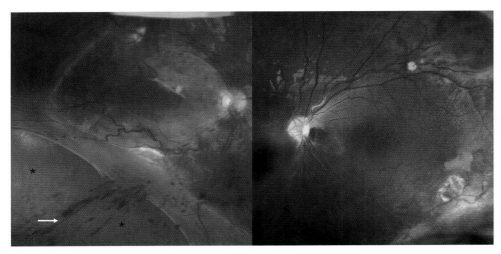

▲ 图 26-1　*RS1* 基因突变的 10 岁男性的眼底

患者右眼的眼底图像显示视网膜周围神经病变；可以看到大的视网膜裂孔（黑星号）位于颞下血管的外围，导致存在较大的外围裂孔；视网膜桥状血管（白箭）延伸到下颞部的裂腔，提醒临床医生这些患者玻璃体积血的发生率高；左眼表现出与黄斑视网膜裂孔症相对应的黄斑部特征性的白色斑点

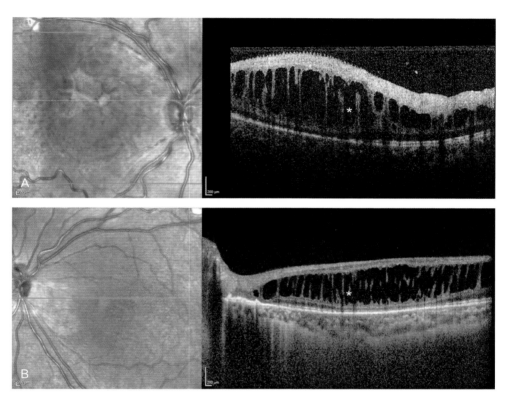

▲ 图 26-2　来自同一患者的光学相干断层扫描图像，显示了黄斑内、外层视网膜的特征性分裂（星号），右眼（**A**）的受影响比左眼（**B**）严重。患者双眼的视力均为 **20/250**；患者双眼每天使用 **3** 次多佐胺，但没有明显的解剖学改善

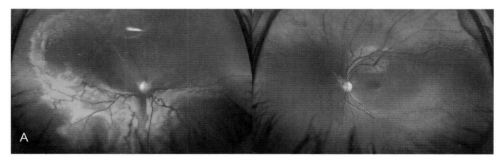

▲ 图 26-3　一名 14 岁男性 X 染色体遗传性视网膜劈裂症的多模成像

该患者在打篮球时被肘部碰伤眼睛后致视网膜脱离；右眼的视力为 20/320，左眼视力 20/40。A. 广角眼底照相显示右眼黄斑区视网膜脱离和左眼视网膜附着，没有任何明显的周围视网膜劈裂

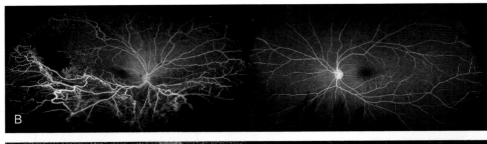

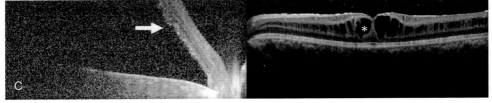

▲ 图 26-3 一名 14 岁男性 X 染色体遗传性视网膜劈裂症的多模成像

B. 宽视野眼底荧光素造影显示右眼大面积暂时性无灌注区，双眼黄斑没有造影剂渗漏；C. 光学相干断层扫描发现左眼视网膜脱离（箭）（视网膜神经上皮层与视网膜色素上皮层分离）和左眼的黄斑部视网膜劈裂（星号）（当视网膜外层与底层 RPE 粘连时，视网膜层裂开），这些图像代表了 XLRS 患者受到轻微创伤的风险，包括视网膜不对称脱离，以及视网膜周围缺血

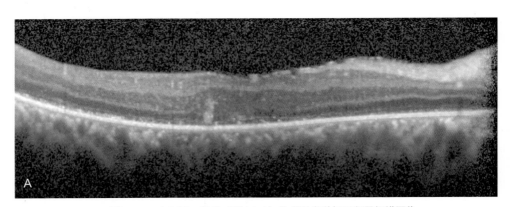

▲ 图 26-4 来自同一患者（图 26-3）的术后光学相干断层扫描图像

A. 右眼的视网膜脱离采用巩膜外加压联合玻璃体切割术和硅油填充治疗；没有进行内界膜剥离；治疗后视网膜平伏，视力提高到 20/60

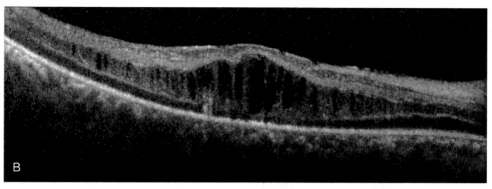

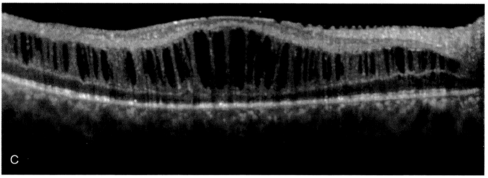

▲ 图 26-4（续）　来自同一患者（图 26-3）的术后光学相干断层扫描图像

B 和 C. 术后 1 个月（B）和 2 个月（C）。尽管玻璃体切割术后有所改善，但该图像显示了视网膜黄斑裂孔的复发和持续（译者注：原著表述欠妥，已修改）

五、辅助检查

视野检查可能有助于确定周围性视网膜劈裂患者可能出现的绝对暗点。视网膜电图可显示 a 波振幅正常，而 b 波振幅下降。眼底荧光素血管造影将无法证明 XLRS 中央凹的渗漏，从而排除了类似黄斑囊样水肿等病因。最后，可以使用针对 *RS1* 突变基因的基因检测来确诊。

六、治疗

目前尚无治愈视网膜劈裂的方法。已经发现碳酸酐酶抑制药，如多佐胺，在改善视力和 OCT 衍生的结构参数方面是有效的[5]。基因替代治疗、干细胞治疗和药物疗法正在研究中。

第 27 章

其他遗传性视网膜疾病
Other Inherited Retinal Diseases

Mohsin H. Ali Alessandro Iannaccone Lejla Vajzovic **著**

苏　婷　**译**

一、概述

Alagille 综合征、无脉络膜症和神经元蜡样脂褐质沉积症（Batten 病）是具有特征性视网膜改变的一类遗传疾病。本章对这类遗传性视网膜变性的临床表现和光学相干断层扫描特点进行介绍。

二、与大脑的联系

Alagille 综合征——Alagille 综合征的神经系统异常可能包括缺乏深层腱反射和智力或学习障碍。

无脉络膜症——无脉络膜症与神经系统或全身异常无关。

神经元蜡样脂褐质沉积症（Batten 病）——这是一种神经退行性疾病，神经系统表现具有很大差异[1, 2]。潜在的神经系统症状包括智力缺陷、癫痫发作、运动功能丧失、肌阵挛性共济失调、抑郁症、焦虑症、锥体束征、痉挛和帕金森病。

三、临床特点（非眼部）

Alagille 综合征——Alagille 综合征是由 *JAG1* 基因（1 型）或 *NOTCH*2 基

因（2 型）变异引起的常染色体显性遗传疾病[3]。除了下一节所述的眼部表现外，全身特征性表现包括肝内胆管发育不全导致的胆汁淤积性肝病、肺动脉瓣狭窄、外周动脉狭窄、蝴蝶椎骨，以及前额和下巴突出，深陷而高度近视的眼睛，鼻子笔直尖端平坦的独特面部特征[3,4]。

无脉络膜症——无脉络膜症是一种由 *CHM* 基因突变引起的伴 X 染色体遗传病，其特征是孤立的脉络膜视网膜变性，在没有全身异常的情况下主要影响视网膜色素上皮[5]。

神经元类脂褐质病（Batten 病）——这是一组由各种基因突变引起的神经退行性溶酶体贮积性疾病，最常见的是常染色体隐性遗传[1,2]。临床症状可能出现于婴儿、少年或成人，通常包括严重的中枢和周围视力丧失，并伴有进行性神经功能障碍。

四、临床特点（眼部）

Alagille 综合征——Alagille 综合征的眼部表现可能包括青年环（embryotoxon）、虹膜异常、色素性脉络膜视网膜萎缩、脉络膜视网膜褶皱、视网膜血管成角或曲折，以及假视盘水肿（该表述来源于视盘升高不伴荧光素渗漏或视盘玻璃疣，且与颅内压升高无关）[3-4]。

无脉络膜症——在男性患者中，夜盲症和周边视野狭窄通常发生在 10—30 岁，并且在疾病晚期，他们的中心视力下降。眼底表现包括始于眼底中周的视网膜色素上皮（RPE）和脉络膜的萎缩[5]。与色素性视网膜炎不同，视网膜血管狭窄和视神经苍白通常只在疾病的晚期才会出现。囊性视网膜内间隙也可能存在。同时，女性基因携带者的中周部视网膜可能存在色素变化（例如，RPE 的斑点、颗粒或色素沉着或缺失），但大多数情况下不会影响视功能。

神经元类脂褐质病（Batten 病）——严重的视力丧失通常始于中央区域，并且进展迅速，可能在几年内导致失明[1,2]。最初的视网膜表型类似于 Stargardt 病。

五、OCT 特点

Alagille 综合征——Alagille 综合征其脉络膜视网膜表现的严重程度有所不

同。可观察到外视网膜带、椭圆体带，副中央凹和中央凹周围区及视网膜周边缺失，最初中央凹保留，这使人联想到牛眼黄斑病变和视网膜周围变性（图27-1）[3,4]。在患有假性视盘头水肿的患者中，OCT 还可能显示视盘升高，伴或不伴乳头周围脉络膜视网膜褶皱。

无脉络膜症——当病变从视网膜赤道部发展到黄斑时，可以看到外层视网膜和 RPE 的丧失，最初中央凹保留，类似于其他遗传性视网膜变性（图 27-2）。也表现为黄斑囊样水肿（图 27-2）。最典型的表现是从中央保留区向周围迅速演变的视网膜色素上皮萎缩，脉络膜毛细血管明显变薄，可以看见明显的高透射缺陷。

神经元类脂褐质病（Batten 病）——与其他许多视网膜变性相反，Batten 病可能会从中心开始，因此黄斑可能会在疾病的早期受到严重影响，类似于 Stargardt 疾病[1,2]。此外，与其他视网膜变性（如视网膜色素变性）相比，外层视网膜可能会先萎缩，在 Batten 病中，内层和外层视网膜均可能明显变薄，相应地，中央厚度也明显降低（图 27-3）[1]。在 Batten 病的临床表现中，可能会看到牛眼征。

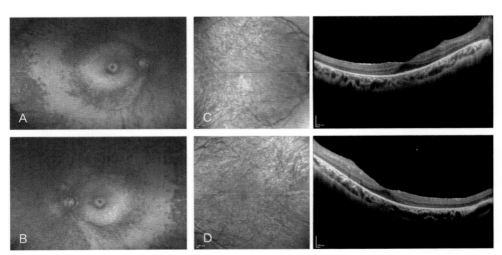

▲ 图 27-1　12 岁患 Alagille 综合征（*JAG1* 基因突变导致）的女性的眼底荧光素造影和光学相干断层扫描图像；视力为 20/50 OD 和 20/25 OS

A、B. 眼底荧光素造影显示出交替的低自发荧光和高自发荧光环，包括后极部和外周的牛眼状外观；有相应的血管萎缩；C、D. 光学相干断层扫描显示右眼（上）和左眼（下）相对黄斑中央凹的视网膜外带（包括椭圆体带）发生了明显的黄斑中央凹缺失（图片由 Nathan Cheung 和 Alessandro Iannaccone 提供）

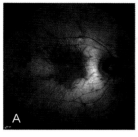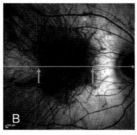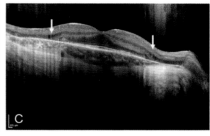

▲ 图 27-2　A 和 B. 20 岁男性无脉络膜症（由 *CHM* 基因突变引起）的眼底图像，显示视网膜色素上皮和脉络膜毛细血管广泛萎缩，在双眼黄斑中心区少许残留。C. 光学相干断层扫描显示视网膜中央（包括椭圆体带）的中央凹缺损及 RPE 的缺损，这可以通过受影响区域（黄星号）的反光增强来证明；外视网膜完整结构区和被破坏区之间，RPE 与整个 en face 红外图像上的暗区和亮区之间的过渡一致（红箭），管腔旁囊性腔隙也可见（白箭），这在无脉络膜症患者中很常见；双眼视力 20/20OV
（图片由 Alessandro Iannaccone MD 提供）

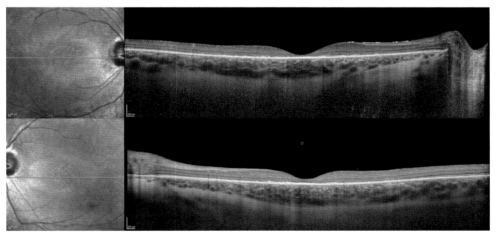

▲ 图 27-3　一名 9 岁男性患有因 *CLN3* 基因突变所致的神经元类脂褐质病（**Batten** 病）的光学相干断层扫描图像
椭圆体带（包括中央凹下）有明显破坏，并且内层和外层视网膜均萎缩且边界不清；视力为 20/80 OD 和 20/100 OS（图片由 Alessandro Iannaccone MD 提供）

六、辅助检查

Alagille 综合征——眼底镜检查可以帮助确认青年环的存在。在脉络膜视网膜萎缩的情况下，眼底自发荧光、视网膜电图和视野检查对于监测疾病进展有着重要作用[3,4]。考虑可能存在全身情况异常，建议向专科医院转诊（如胃肠外科医生和心内科专家）。

无脉络膜症——眼底自发荧光和眼底荧光造影有助于显示 RPE 和脉络膜萎缩的程度。视野检查对于检测疾病进展有着重要作用。异常的暗适应和视网膜电图检查也有助于诊断。

神经元类脂褐质病（Batten 病）——即使临床表现为黄斑病变，视网膜电图和视野检查也会受到严重影响。所有受累的患者都需要其他专科医生（例如神经内科医生）进行全身辅助检查和监测。

七、治疗

Alagille 综合征——目前尚无针对 Alagille 综合征的治疗方法。在没有脉络膜视网膜变性的情况下，其余几种眼部表现不会显著影响视力，例如青年环和假性视盘水肿。全身治疗取决于全身其他脏器的受累程度。

无脉络膜症——目前尚无针对无脉络膜症的治疗方法，但基因替代疗法、干细胞疗法和药物疗法正在研究中。碳酸酐酶抑制药可能有助于治疗黄斑囊样水肿[6]。

神经元类脂褐质病（Batten 病）——Batten 病的脉络膜视网膜变性尚无成熟的治疗方法。2017 年 4 月，FDA 批准 Brineura（cerliponase alfa）作为首个与 CLN2 基因突变相关的 Batten 病的治疗方法，以减缓 3 岁及以上有症状患儿的行走能力。Brineura 是一种酶替代疗法（人 TPP1 的重组形式，一种患有 CLN2 疾病的患者体内缺乏的酶），给药方式为鞘内给药。全身治疗的重点是解决受其他遗传亚型 Batten 病影响的其他脏器异常。

第五篇

玻璃体视网膜和血管疾病
Vitreoretinal and Vascular Diseases

第 28 章

早产儿视网膜病变
Retinopathy of Prematurity

Cynthia A. Toth　　Alexandria Dandridge　　Xi Chen　**著**

苏　婷　**译**

一、概述

早产儿视网膜病变（retinopathy of prematurity，ROP）是发达国家儿童最常见的视网膜所致失明的原因，随着早产婴儿存活率的增加，全世界 ROP 的患病率也在增加。超过 80% 的 ROP 患儿并没有发展到需要检查的程度，且绝大多数患儿的视力尚可。在发达国家，ROP 更常见于出生时低体重和较早出生的早产儿。在发展中国家，有 ROP 风险的婴儿出生体重更低，胎龄更短，氧暴露的控制也更少。疾病的筛查和治疗很重要。婴儿对光学相干断层扫描（OCT）成像耐受良好，并且可在以后的筛查和护理管理中发挥作用。

二、与大脑的联系

在妊娠的最后几个月，未成熟的视网膜和大脑都处于快速发展和完善状态。视网膜和脑部发育异常可能是由相同的危险因素引起。这意味着在 ROP 更重的阶段，与脑部异常和神经发育异常有关。ROP 早产儿的黄斑水肿与神经发育异常有关[1]，而这些婴儿的视网膜神经纤维层薄与磁共振成像（MRI）的脑异常有关[2,3]。

三、临床特点

临床上通过早产儿视网膜血管发育不完全和异常的方式进行确诊。评估的重点是确定视网膜的相关检查结果是否已经表明视网膜的改变已经达到需要治疗的地步。国际上对 ROP 的血管与血管间的交界处分为五个阶段，其中最后的区域被分为视网膜的 I 区、II 区或III区。

根据参考照片特征的严重程度，在视神经附近的后极部，视网膜血管扩张和迂曲程度被描述为无、附加前期（pre-plus）和附加（plus）病变。附加病变是需要治疗的最常见的特点，尽管在某些情况下，新生血管的形成也是治疗的指标。在晚期疾病中，视网膜血管可能会被牵拉，表现为玻璃体积血和视网膜脱离。

四、OCT 特点

与成人玻璃体视网膜和神经血管疾病一样，OCT 的图像反映了 ROP 的特征，这些特征很难通过其他检查和成像方式来识别[4]。

早产儿视网膜病变在 OCT 中的表现与患儿的出生年龄和出生体重相关（见第 10 章）。尽管成像通常局限于后部区域，但 en face 视网膜成像、三维（3D）成像和横断面 B 扫描可发现视网膜结构和血管、视网膜外新生血管形成、液体、牵拉和视网膜脱离的进展情况[4-7]。OCT 血管造影（OCTA）在识别发育异常的视网膜血管和新生血管血流异常方面有独特优势[8]，并且可以区分激光区域的血管血流[9]。OCT 可能受到视网膜前出血或非常突出的晶体血管膜的限制。

ROP 的分期，目前基于临床检查和眼底照相的结果。在这些阶段中，我们描述了 OCT 成像中不同的视网膜图像。

1 期——在横截面中，血管化视网膜与无血管视网膜之间没有明显的界线，无血管视网膜的内部逐渐变薄，与 0 期类似[10]。内层视网膜表面在三维（3D）成像中平伏。

2 期——内层视网膜在血管 – 无血管功能的突起处增厚，而连接周围无血管的内层视网膜持续变薄（图 28-1）[10]。即使临床检查中无法发现，在血管化的视网膜的 OCT 图像中仍可以发现小的新生血管芽。在 3D 图像中，视网膜表面平伏。

3 期——前视网膜新生血管出现在血管 – 无血管交界处及其后方，可能以无蒂或有蒂的芽的形式出现（图 28-2 和图 28-3），也可能发展为桥接网络和较厚的乳突状病变。芽通常位于桥接网络或乳突状病变的后方。视网膜内表面常

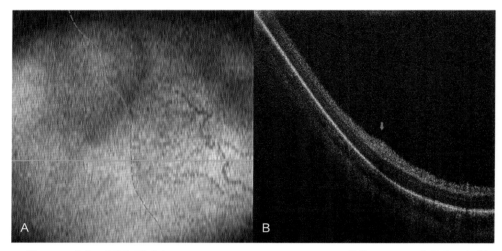

▲ 图 28-1　患有 2 期视网膜病变（retinopathy of prematurity，ROP）的停经后 36 周的早产儿光学相干断层扫描图像（**A**）和 B- 扫描（**B**）；在视网膜血管－无血管交界处（红虚线），内层视网膜局部存在高反射性增厚；内层视网膜在无血管视网膜中较薄，而外层视网膜在连接处没有变化（图片由 Isaac Bleicher 提供）

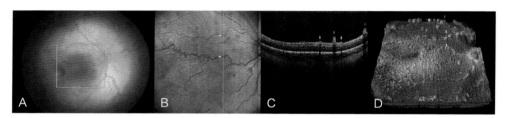

▲ 图 28-2　一名患有后发性早产儿视网膜病变的婴儿的眼底照相（**A**），视网膜光学相干断层扫描图像（**B**）、OCT B 扫描（**C**）和 3D 厚度图（**D**）；en face OCT 视网膜图像显示视网膜基底部黄斑的高分辨率图像；在 B 扫描、3D 厚度图上，以及视网膜图像上可见的局灶性暗斑（来自血液的阴影）；OCT 图像中可见明显大、小血管的弯曲和扩张

不平伏，视网膜周围血管扩张、迂曲，沿视网膜内表面隆起。视网膜内层可能因视网膜裂开而隆起，同时伴有玻璃体牵拉或液体渗漏造成的裂口（图 28-3）[10]。

退化 3 期——新生血管结构明显减少，并可能出现视网膜脱离。玻璃体牵拉对内层网膜的影响可能稳定、增加或减少（图 28-4），亚临床分裂可能仅在 OCT 中检测到[11]。

4 期——视网膜裂孔、视网膜后极微囊性改变伴周围性视网膜脱离及视网膜脱离可通过 OCT 发现[4, 5, 12]。在视网膜裂孔中，感光层位于视网膜色素上皮上（图 28-5），在视网膜脱离中，感光层由于液体与视网膜色素上皮分离（图

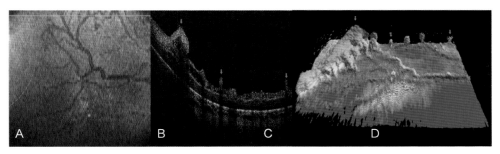

▲ 图 28-3 停经后 **33** 周早产女性患儿（胎龄 **24** 周）**3** 期视网膜病变的光学相干断层扫描图像（**A**）和 **3D** 厚度图（**C**）；注意从芽和乳突状新生血管组织（箭）的高度和阴影；视网膜血管也从视网膜内表面隆起（**3D** 图中为黄色），**B** 扫描时在视网膜内产生波形；这些小的周围视网膜血管的表现与后极部病变的 **OCT** 表现相似（图 28-7）；视网膜血管–无血管交界处在 **en face** 图上用红虚线标记，在交界处（**B** 扫描左侧边缘）周围，视网膜内囊状间隙位于新生血管结构的后方；反光区可见于新生血管上方的玻璃体内（**C**，图像由 **Isaac Bleicher** 提供）

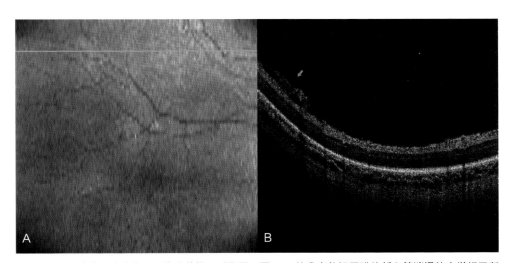

▲ 图 28-4 玻璃体腔注药（贝伐珠单抗）后数周，图 **28-3** 的乳突状视网膜外新血管消退的光学相干断层扫描图像（**A**）和 **B** 扫描（**B**）；在横截面上（与图 **28-5** 中的 **B** 扫描相同的位置），新生血管的消退程度更高；在视网膜 **OCT** 图像上可以看到先前无血管区域血管形成（**A**）

28-6）。裂孔或脱离的程度可以通过 OCT 进行定位，这使得有（4B 期）或无视网膜中心凹剥离（4A 期）有明显区别[4,5]。

高反光点或高反光带也可能出现在玻璃体、视网膜内或视网膜下方，并且可能反映玻璃体组织伴有牵拉，渗出或炎症[13]。

5 期——可见视网膜前纤维血管膜形成，可并发视网膜脱离。由于 OCT 的焦距较浅，因此当脱离较高或陡峭时成像困难。

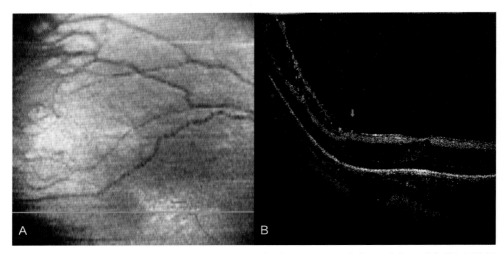

▲ 图 28-5 视网膜光学相干断层扫描图像（**A**）和 **B** 扫描（**B**）显示了中央凹颞侧视网膜中神经纤维层和神经节细胞层的血管扩张和视网膜劈裂（在箭处停止）；根据眼底镜检查，该婴儿被诊断为患有 **4A** 期早产儿视网膜病变，但在用 **OCT** 成像的区域中存在视网膜裂孔而不是视网膜脱离；在劈裂后，垂直排列的囊状空间均匀地延伸穿过内核层；与周围内在结构相邻的均匀分布的黄斑囊状间隙可能是由于牵拉或渗出引起的，也可能是由于两者引起的；在视网膜裂孔和玻璃体中可见一些高反光灶

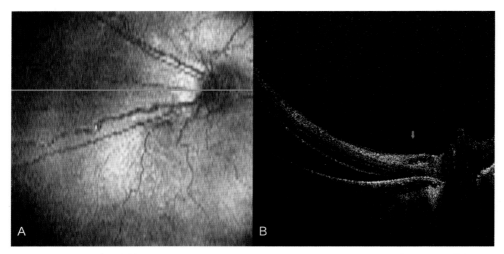

▲ 图 28-6 临床诊断为停经后＜ **45** 周龄（胎龄＜ **25** 周的婴儿）的 **1** 区 **4B** 期早产儿视网膜病变的婴儿中，视网膜光学相干断层扫描图像和 **B** 扫描显示视网膜下液几乎终止于视盘区；视网膜神经纤维层内的囊样结构围绕视盘，并且视盘略微隆起，没有杯状结构，显示被牵拉；婴儿先前曾接受血管周围的激光光凝

（一）附加前期和附加疾病

在 OCT 的 3D 模式中可以看到视网膜血管的迂曲情况和视网膜血管管径的扩张。弯曲的血管既从视网膜内表面隆起，迂曲的视网膜血管可使视网膜内层表面变形（图 28-7）。视网膜劈裂或水肿，且迂曲程度更严重。血管扩张、视网膜表面隆起，以及视网膜层和相邻空间的扭曲共同构成了血管异常评分（vascular abnormality score on OCT，VASO）[14]。较高的 VASO 评分与"附加"疾病有关[12]。

（二）激光瘢痕

视网膜高度反光，在激光治疗后立即变厚，在较旧的激光瘢痕处变薄。脉络膜和巩膜的高反光区是由于 RPE 的损伤而引起的，色素沉积会形成阴影。

（三）黄斑水肿

视网膜内囊样水肿在早产儿的 OCT 图像中很常见，在 1/3 至超过一半的 ROP 婴儿中发现（无论是低胎龄和出生体重，还是高胎龄和出生体重，但由于氧暴露有 ROP 风险）[1, 4, 6, 7, 15-17]。囊状空间位于内核层，通常在中央凹的中心处产生向上隆起，还可能使未成熟的中央凹感光细胞变形[15]（图 28-8）。其范

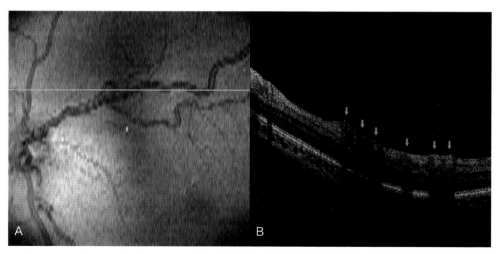

▲ 图 28-7　停经后 37 周，胎龄＜ 25 周的女性婴儿，患有 2 区 3 期早产儿视网膜病变，并伴有"附加"疾病；在正面（**A**）和相应的横截面图像（**B**）中，视网膜血管扩张和迂曲，其中，前后视网膜血管曲折使视网膜表面（**B**，箭）和丛状层变形

围包括从保留有中央凹的囊状空间（Vinekar"模式 B"）到抬高中心凹的巨大垂直空间（Vinekar"模式 A"）[16]。中央凹厚度或中央凹与旁凹之比是衡量水肿严重程度的可靠指标[18]。在某些情况下，黄斑水肿与荧光素渗漏[19]和发育迟缓[1]有关。

（四）视网膜神经纤维层变薄

在 ROP 婴儿中，OCT 图像上可以发现 RNFL 变薄。MRI 图像上的大脑异常与 ROP 婴儿的 RNFL 变薄有关[2]（图 28-9）。

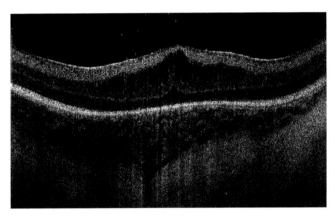

◀ 图 28-8　停经后 37 周，胎龄 25 周患有黄斑水肿的早产儿的光学相干断层扫描图像；随着中央凹中心的向上隆起，以及外丛状层和感光体的向上收缩，内核层中的囊肿空间增大；不能排除黄斑处的牵拉；神经纤维层的内层具有高反光性，并且神经纤维层和神经节细胞层明显变薄；玻璃体中有反光区；感光层尚未在中央凹中心形成椭圆体带（见第 10 章），在扫描左侧中央黄斑的外面可以看到椭圆体带和外界膜

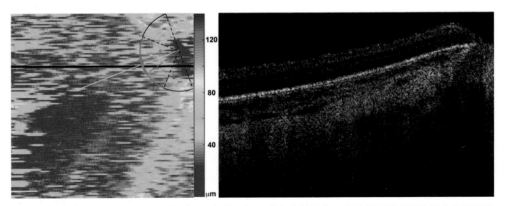

▲ 图 28-9　从谱域光学相干断层扫描（B 扫描，视网膜在右侧较薄）内层视网膜得到的早产儿视网膜神经纤维层厚度图（左）；该婴儿的视网膜和脉络膜均变薄；粗粉色弧线标记乳头状肌束，并从视神经中心延伸到中央凹，在组织轴的两侧延伸 15°；细粉色弧线对应于 RNFL 的颞侧象限，在组织轴向上方和下方延伸 45°；粗黑线代表 B 扫描位置

（五）视网膜、视网膜血管和视盘

已经发现，从 ROP 晚期到视网膜外新生血管形成，RNFL 变薄、视网膜大血管的抬高和拉直与视网膜或视盘的牵拉有关（图 28-10）。在荧光素血管造影中，ROP 和早产导致的小血管异常非常明显（图 28-11A）。OCTA 图像可以对幼儿的视网膜血管进行成像，而无须使用荧光素染料（图 28-11B）。通过该成像，中央凹无血管区的发育异常已被证明与早产后[20] 和 ROP 中[21] 中央凹内层视网膜的存在是平行的。

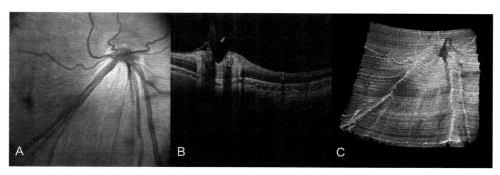

▲ 图 28-10　停经后 37 周，胎龄＜ 25 周的男婴（4A 期视网膜脱离）的视盘 en face 图像（A）、横截面图像（B）和三维（3D）灰度图（C）；黄斑不在此范围，因为视网膜被牵拉向颞周围的新血管组织（在视网膜和容量视图中产生了笔直和升高的血管）；玻璃体带在视盘上方抬高，玻璃体内的积血在视网膜上产生暗影，边缘模糊

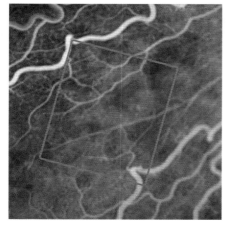
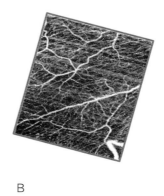

▲ 图 28-11　利用便携式手持研究系统的光学相干断层扫描血管造影对早产儿视网膜病变成像；在眼底荧光素血管造影图像（A）中，可见到中央凹处被牵拉的血管；相同区域的手持式 OCTA 图像（B）显示了这些小的血管结构和环路，并且可以在不注射荧光素染料情况下进行深层分析

（六）玻璃体机化、细胞浸润和积血

玻璃体液内的高反光可反映积血或玻璃体组织受牵拉，并可预示更活跃或更严重的疾病阶段[13]。玻璃体积血可能会限制下方视网膜的视野。

五、辅助检查

眼底照相已用于筛查和记录，眼底荧光素血管造影已用于评估无灌注和新血管形成的渗漏情况，B 超已经用于检查玻璃体积血时所致的脱离。

六、治疗

预防和管理中心负责控制氧气暴露，优化早期婴儿的健康和发育，检查有高危因素婴儿的眼睛，以及根据病情进行干预。ROP 的治疗包括对视网膜非血管区域进行激光光凝和（或）玻璃体腔内注射抗血管内皮生长因子（anti-vascular endothelial growth factor，anti-VEGF）（截至 2018 年，美国食品药品管理局尚未批准这种治疗方法）。玻璃体视网膜手术用于清除难以清除的积血或解除牵拉性视网膜脱离，特别是在中央视网膜处存在风险时。尽管 OCT 有助于确定裂孔的情况，我们还没有一个明确的指示，当玻璃体视网膜手术指征为 OCT 发现的视网膜裂孔而非脱离[12]。

第 29 章

家族性渗出性玻璃体视网膜病变与 Norrie 病

Familial Exudative Vitreoretinopathy and Norrie Disease

Cynthia A. Toth　著

刘文凤　译

一、概述

家族性渗出性玻璃体视网膜病变（FEVR）、Norrie 病，以及其他具有 FEVR 样外观的视网膜疾病，是以周边视网膜血管不全为主要特征的血管发育异常疾病。足月婴儿视网膜血管发育不全和异常是 FEVR 的临床特征。这在一定程度上模拟了早产儿视网膜病变（ROP）的血管异常，但它发生在足月婴儿身上，并可能进一步发展。评估的核心是确定周围视网膜血管化的状态、新生血管的存在、渗漏和牵引作用。在 Norrie 病（和骨质疏松假性胶质瘤）中，视网膜发育不良和纤维血管组织生长严重。

二、与大脑的联系

发育迟缓、智力障碍和精神病可能是 Norrie 病的突出症状。骨质疏松假性胶质瘤和 *KIF11* 相关疾病也存在发育迟缓。

三、临床特点

常见的临床特点包括视网膜无血管、视网膜前新生血管、纤维血管组织（图 29-1）、黄斑皱褶、渗出液、视网膜皱褶、视网膜畸形 / 发育不全、部分或完全视网膜脱离和玻璃体积血，稍后讨论其他非眼部特征[1]。

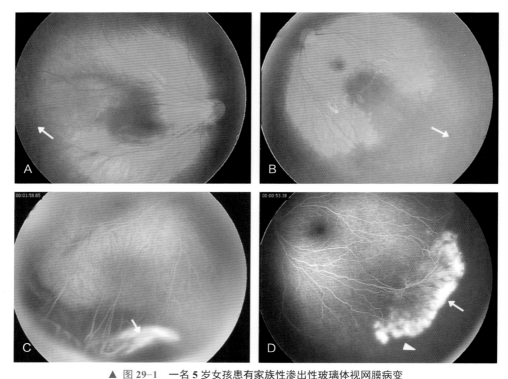

▲ 图 29-1　一名 5 岁女孩患有家族性渗出性玻璃体视网膜病变

A 和 B. 彩色照片显示，右眼黄斑和血管的暂时性牵拉大于左眼，周边有新生血管（白箭），右眼周边有低折叠；C 和 D. 荧光素血管造影显示晚期渗漏与每只眼中的新生血管（箭）和周围非灌注（箭头）一致

四、家族性渗出性玻璃体视网膜病变

FEVR 与 ROP 的血管异常相似，但发生在足月婴儿甚至早产儿身上，他们的病情发展并不遵循典型的 ROP 时间进程。FEVR 可以在儿童期和以后发展。这种疾病可能有高度可变的严重性，在出生时或许多年后才被发现双眼是不对称的。大部分严重的疾病往往在儿童早期就表现出来。这些疾病的鉴别诊断包括 ROP（见第 28 章）和视多膜色素失调症（见第 30 章）。

FEVR 可能是常染色体显性遗传、常染色体隐性遗传或 X 连锁遗传，在 NDP、LRP5、FZD4 和 TSPAN12（影响 Norrin/Frizzled4 信号通路中的蛋白质），以及 ZNF408 和 KIF11 中发现了基因突变[2]。

NDP 基因相关视网膜病变的严重程度从 FEVR 到 Norrie 病不等，包括非常严重的视网膜畸形或发育不全，以及出生或早期的纤维血管束脱离。Norrie 病患者也经常有进行性听力损失，可能在运动技能有发育迟缓，智力残疾，行为异常或精神异常。

　　LRP5 基因相关视网膜病变的表达和严重程度可能从 FEVR 到 FEVR 伴青少年原发性骨质疏松症到骨质疏松假性胶质瘤（FEVR 伴严重视网膜畸形）。这些患者可能有骨密度降低、骨折，少见的是小眼畸形或发育迟缓。

　　KIF11 基因相关脉络膜视网膜病变患者也可能有小头、淋巴水肿和智力障碍。其他罕见的伴有血管并发症的全身性疾病也可能出现视网膜病变，其表现与 FEVR 相似：先天性角化不良、端粒生物学紊乱、FEVR 型或 Coats 型视网膜病变。一名患有血细胞性淋巴组织细胞增多症和高凝状态的婴儿显示 FEVR，OCT 显示牵拉性视网膜脱离[3]。

五、OCT 特点

　　光学相干断层扫描（OCT）揭示了疾病的许多方面，这些方面在传统的临床检查中可能没有得到充分的认识。从轻度疾病（可能包括新生血管形成前的早期阶段）到更严重的疾病（新生血管形成、视网膜畸形、牵引抬高伴分裂和脱离）OCT 的表现不同。以下各节详细介绍。治疗后监测包括评估 OCT 特征的持续性、进展或分辨率，特别是视网膜皱褶、视网膜前膜、视网膜下液、渗出液和裂孔（图 29-2）[1,4]。

（一）OCT 血管造影

　　OCT 血管造影可反映血管灌注不良、异常血管密度和中央凹无血管区偏离[5]。

（二）视盘

　　由玻璃体或视网膜牵引引起的视神经变形，或两者兼而有之，可轻可重，并伴有视盘突出，可发展数月至数年（图 29-3）[6]。

（三）视网膜前增生与机化的后玻璃体

　　后玻璃体的细胞浸润和升高 / 牵引可能在视网膜和视盘明显，并可能与板层或全层黄斑裂孔有关。

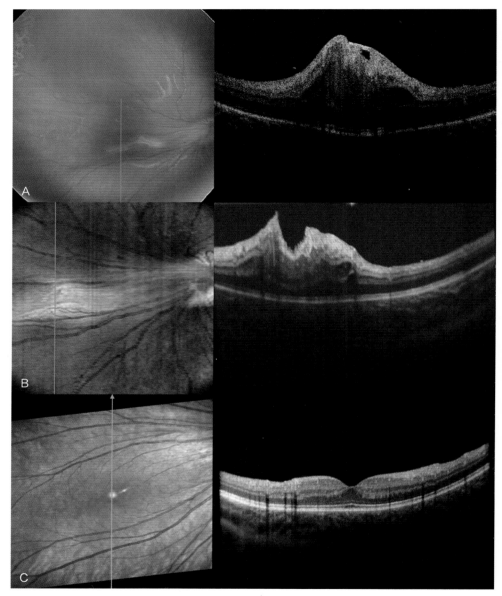

▲ 图 29-2 与图 29-1 为同一名患者接受了双侧周边激光光凝，右眼出现视网膜皱褶，中央凹扭曲，影响视力，视力下降到 20/80

A. 彩色照片显示视网膜和拖动，光学相干断层扫描显示视网膜明显增厚，后玻璃体 / 视网膜前膜从上到下连拱桥接，视网膜皱褶和视网膜内囊样间隙；B. 在玻璃体切割术后膜 / 玻璃体松解完成时，手持 OCT 显示桥接牵引的松解，尽管视网膜内囊样间隙和增厚持续存在；C. 术后 5 年，黄斑结构和中央凹轮廓保持良好，视力为 20/30

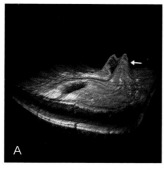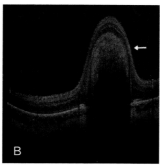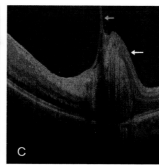

▲ 图 29-3　家族性渗出性玻璃体视网膜病变的轴向玻璃体牵拉视盘（白箭）；在患有 FEVR 的 11 月龄的男孩中，在三维（A）和横断面（B）光学相干断层扫描中，轴向高度是显而易见的；另一患 FEVR 的 5 岁女孩视神经 OCT 表现为玻璃体乳头状附着（红箭）伴牵拉变形和视盘抬高

（四）视网膜层变薄和视网膜变薄

与其他视网膜血管疾病一样，视网膜广泛变薄，中央凹凹陷消失。这也可见于色素失调症（见第 30 章）。

（五）新生血管

视网膜前新生血管在血管 – 无血管连接处及其后的复叶具有特征性。玻璃体牵引的作用下经常出现视网膜升高和视网膜内层裂开。在退行性新生血管形成过程中，新生血管结构可能从视网膜上剥离，呈片状或带状，而玻璃体牵引引起的视网膜变形可能增加或减少（图 29-4）。

（六）黄斑囊样水肿

这些最常见于内核层、外丛纤维层和 Hele 纤维层，并且可能是由牵引或流体渗漏或两者引起的。通常伴有中央凹变平或中央黄斑弥漫性或局灶性隆起。中央凹厚度可作为衡量水肿严重程度的指标（图 29-2）。

（七）渗出液

视网膜前、视网膜内和视网膜下的渗出物在 OCT 上可作为高反射病灶可见，并可在有新生血管迹象或病史的眼睛中发现（图 29-4）[7]。

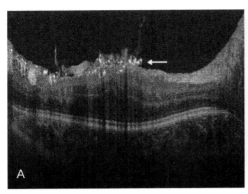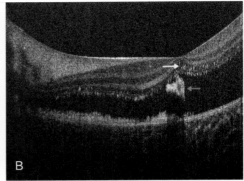

▲ 图 29-4　家族性渗出性玻璃体视网膜病变渗出液和液体位置的光学相干断层扫描图像

A. 一名 6 月龄的男孩，在 OCT 成像上，在视网膜前纤维血管组织内及黄斑内可见渗出物，并显示为高反射病灶（白箭）伴后瞳孔阴影，大的高反射渗出物可见于视网膜内侧颞部至黄斑部；B. 在一名患有 FEVR 的 2 岁男孩的外核层（白箭）和视网膜下空间（红箭）可见过度反射性渗出物，并堆积在视网膜色素上皮上

（八）牵引性视网膜裂孔与视网膜脱离

玻璃体视网膜牵引可引起视网膜裂孔和视网膜脱离，两者的区别是：裂孔周围视网膜色素上皮（RPE）与视神经层相连，脱离时两者分离，并伴有视网膜下液。可通过 OCT 确定裂孔或脱离的后部范围。OCT 可清楚区分中央凹是否存在视网膜脱离（图 29-5）。由于 OCT 可见病灶深度较浅，当有高或陡的剥离时，可能会出现影像学困难。FEVR 中新生血管病变和有牵拉的区域由于病变过程的周边位置、上覆玻璃体积血，以及严重的视网膜隆起和畸形，影像学困难较大。

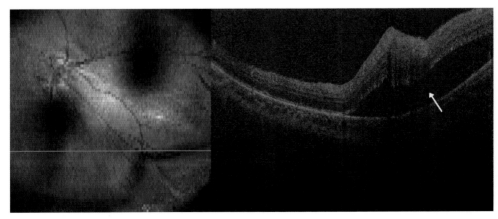

▲ 图 29-5　Norrie 病的 3 岁男童牵引性视网膜脱离：横断面光学相干断层扫描显示视网膜下液的存在（白箭）

（九）视网膜皱褶

"taco 折叠"可发生在视网膜前膜，伴有在外周牵引高折叠，或者合并畸形和严重折叠（图 29-6）。

（十）激光瘢痕

视网膜在激光治疗后立即高反射和增厚，在旧的激光瘢痕处变薄。

六、辅助检查

荧光素血管造影术是一项完整的测试，用于评估周围非灌注（与当前 OCTA 系统的有限外周捕获形成对比）、有渗漏的活跃新生血管、血管异常和黄斑水肿的程度。广域血管造影尤其适用于患者和其他家庭成员的检查。眼底自

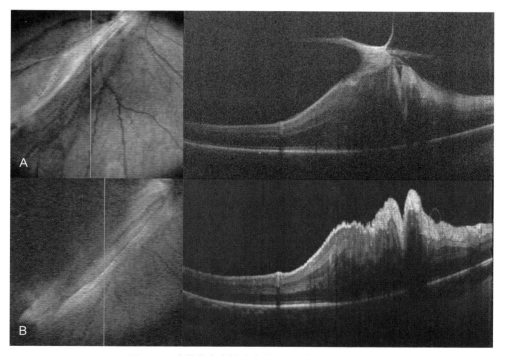

▲ 图 29-6　家族性渗出性玻璃体视网膜病变的视网膜折叠

A. en face 红外（左）和横截面光学相干断层扫描（右）图像显示一个有牵引力的厚纤维膜和一名患有 FEVR 的 4 岁男孩的右眼视网膜折叠；左侧红外图像上的绿线对应于右侧的水平 OCT 部分；B. 手术解除牵引后，手持式 OCT 显示视网膜结构增厚，视网膜内层完整

发荧光并不能提供唯一的信息，但是，在视网膜脱离、水肿、视网膜皱褶或激光治疗后无自体荧光的区域会发现低自体荧光。超声提供低分辨率的玻璃体视网膜牵引和分裂或脱离的影像学检查，有助于全面了解眼部情况。

七、治疗

治疗的中心是检查有风险的婴儿的眼睛，进行干预以预防新生血管并发症，并评估先前描述的系统关联性。治疗包括激光治疗视网膜无血管区和（或）将抗血管内皮生长因子药物注入玻璃体腔（美国食品药品管理局未批准的治疗）。玻璃体视网膜手术可应用于牵引性视网膜脱离的患者，特别是当中央视网膜存在危险状态时。

第 30 章

色素失调症
Incontinentia Pigmenti

Cynthia A. Toth　著

刘文凤　译

一、概述

色素失调症（*IKBKG/NEMO* 基因相关视网膜病变，Bloch-Sulzberger 综合征）是一种 X 连锁显性遗传病，以皮肤、牙齿、指甲、头发、视网膜和中枢神经系统（CNS）异常为特征，男性婴儿通常在出生前致死。眼部疾病的严重程度取决于视网膜血管异常的程度、新生血管的存在和继发性并发症。

二、与大脑的联系

神经系统的变化高达 30%，范围从儿童早期脑病、婴儿期脑卒中或癫痫、小头畸形到智力残疾。有人认为，脑部异常发生在有视网膜异常的儿童身上。

三、临床特点

眼部疾病发现率为 20%，通常为视网膜，包括无血管视网膜、视网膜前新生血管、纤维血管组织、黄斑皱褶、渗出液、视网膜皱褶、视网膜畸形 / 发育不全、部分或完全视网膜脱离和玻璃体积血（图 30-1）。视神经萎缩或枕部梗死可能很少发生。眼部特征通常是单侧的或不对称的，这可能与突变 X 染色体失活的细胞有关，因此更为可行。早期的红斑、水疱性皮损之后是疣状斑，然后是色素沉着，最后是脱色皮损，遵循 Blaschko 线。牙齿、指甲和头发也可能发生异常。神经系统的影响如前文所述。

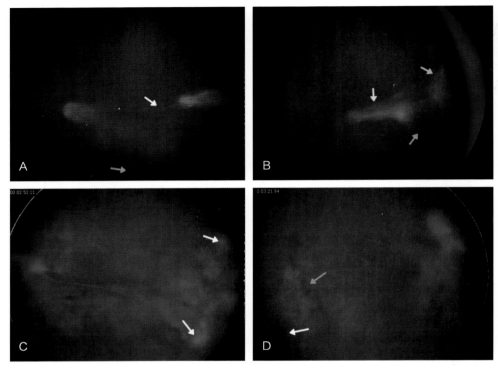

▲ 图 30-1　一名 11 岁女孩，患有色素失调症，左眼出现视网膜折叠和暂时性拖拉

A. 彩色照片显示视网膜皱褶（白箭）、血管和黄斑的暂时拖拽，以及感染性玻璃体积血（红箭）；B. 颞周彩色照片显示视网膜下渗出物（黄箭）、牵引膜伴视网膜脱离（绿箭）和新生血管丛伴出血（红箭）；C. 荧光素血管造影显示颞周新生血管丛（白箭）迟发性渗漏；D. 荧光素血管造影术也显示了鼻侧周围的非灌注区（白箭）和出血阻塞区（红箭）

四、OCT 特点

光学相干断层扫描（OCT）揭示了疾病的许多方面，在传统的临床检查中可能没有得到充分的重视。从轻度疾病（可能包括视网膜变薄和可能延伸到黄斑部的无血管性）到更严重的疾病（新生血管和牵拉抬高伴分裂和脱离）OCT都有不同的表现[1-3]。儿童患者已观察到视网膜内层的丢失和外板层的片状丧失。OCT 特征可能与家族性渗出性玻璃体视网膜病变（FEVR）相似，见第 29 章所述[3]。黄斑 OCT 血管造影（OCTA）显示了黄斑血流丢失的区域，浅丛和深丛血管密度下降，以及吻合口。黄斑血管异常不一定与周围 / 治疗后 OCT 的严重程度相匹配。OCT 监测包括对 OCT 特征的持续性、进展或分辨率的评估，如视网膜皱褶、视网膜前膜、视网膜下液、渗出液和裂孔（图 30-2）。

（一）黄斑囊样水肿

这些在色素失调症中较不常见，但可以发生在内核层、外丛纤维层和 Henle 纤维层，并且可能是由牵引、液体渗漏或两者引起的。这些可能与中央凹变平或中央黄斑弥漫性或局灶性隆起有关。中央凹厚度可作为衡量水肿严重程度的指标（图 30-2）。

（二）视网膜层与视网膜变薄

视网膜内层和后极外层可能有严重的缺失，这可能反映了婴儿期短暂性视网膜血管损伤和这种疾病在细胞中表达的镶嵌性。视网膜广泛变薄也可能是明显的（图 30-3）。

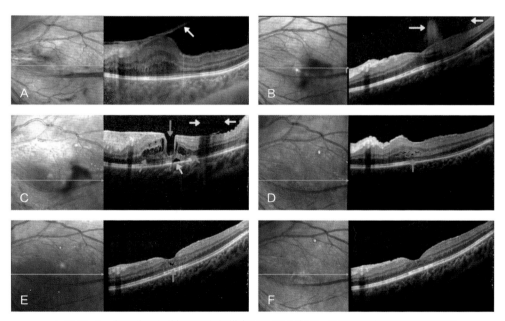

▲ 图 30-2 水平谱域光学相干断层扫描在对图 30-1 中同一患者的中央凹进行直线扫描

A. 有一层厚的视网膜前膜（白箭），伴有视网膜下层的牵引、升高和增厚；视力为 20/200。B. 激光光凝治疗周围新生血管和非灌注 10 个月后，视网膜后玻璃体和视网膜前膜分离，导致视网膜变平，中央凹轮廓恢复；注意玻璃体中漂浮的分离膜引起的后阴影（黄箭）；视力提高到 20/60。C. 5 个月后，儿童视力下降（20/200），出现新的板层孔（红箭），周围有视网膜内囊样间隙（蓝箭）和视网膜下液（浅蓝箭）；玻璃体的分离膜再次出现后影（黄箭）。D. 玻璃体视网膜手术后 1 个月，在平坦部玻璃体切除、膜剥离和液 – 气交换的情况下，尽管视网膜内仍有一些囊样间隙（蓝箭），但板层孔和视网膜下液体溶解。E. 玻璃体视网膜手术后 8 个月，视网膜内囊样间隙继续改善（蓝箭），中央凹轮廓恢复正常；视力为 20/100。F. 在最近的随访中（术后 3 年），没有残留的视网膜内囊样间隙，视力为 20/60

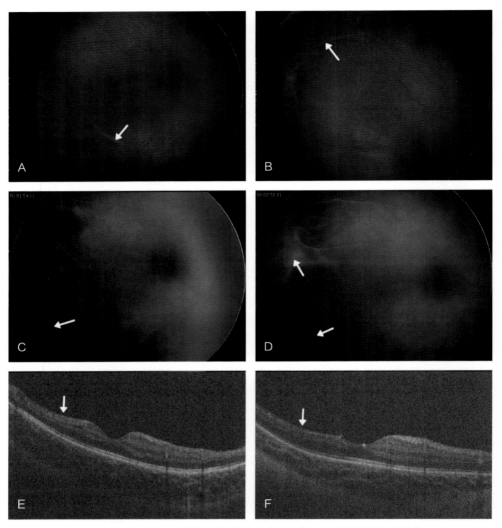

▲ 图 30-3 一名 7 月龄的女孩，患有色素失调症，表现为右眼颞血管拖拽

A 和 B. 彩色照片显示暂时性局灶性牵拉性视网膜脱离（白箭）；C 和 D. 荧光素血管造影显示暂时性不灌注（白箭）和新血管化晚期渗漏（白箭）；E. 垂直谱域光学相干断层扫描横跨中央凹，反映了下黄斑部视网膜内部变薄（白箭）；F. 穿过中央凹的水平 SD-OCT 显示颞黄斑内视网膜变薄（白箭）

五、辅助检查

　　荧光素血管造影是一项完整的检查，用于评估视网膜不灌注、活跃的新生血管渗漏、血管异常和黄斑水肿的程度。超声提供了玻璃体视网膜牵拉和分离或脱离的低分辨率成像，并对眼睛进行了有用的概述。

六、治疗

眼科管理的核心是在婴儿出生后不久，通常在出院前，通过眼部检查对有风险的婴儿进行早期评估。干预的重点是预防眼部新生血管并发症。治疗包括激光治疗视网膜无血管区和（或）将抗血管内皮生长因子药物注入玻璃体腔（美国食品药品管理局未批准的治疗方法）。玻璃体视网膜手术可用于牵引性视网膜脱离，特别是当中央视网膜处于危险状态时。

第 31 章

Coats 病和 Coats 叠加综合征
Coats Disease and Coats Plus Syndrome

Sally S. Ong　Cynthia A. Toth　著
朱佩文　译

一、概述

Coats 病，又称 Leber 多发性粟粒性动脉瘤病，以特发性视网膜血管扩张症为特征，可伴有视网膜渗出和渗出性视网膜脱离[1-3]。这是一种罕见的、散发性和非遗传性疾病。该病好发于男性，多在 20 岁前发病，成人型常见于老年人，多单眼受累[4]。视力随病情的严重程度变化，从不受影响到极度受限不等。绝大多数 Coats 病患者在其他方面都很健康。在极少数情况下，Coats 病与全身性疾病有关，如面肩肱型肌营养不良，一种以肌肉无力和消瘦为特征的遗传性疾病。

二、与大脑的联系

Coats 叠加综合征（*CTC1* 基因突变）患者也有脑微血管病，伴有脑囊肿、颅内钙化、白质营养不良、胃肠道血管扩张并有出血风险和骨质减少。

三、临床特点

按照 Shields 分类，Coats 病分为 5 个阶段[4]。第 1 阶段定义为仅视网膜毛细血管扩张；第 2 阶段定义为毛细血管扩张和渗出物（2A：中央凹外渗出物和 2B：中央凹渗出物）；第 3 阶段定义为无青光眼的视网膜脱离（3A：次全和 3B：全），以中央凹受累的存在（3A2）或不存在（3A1）为特征的次全性脱离；

第 4 阶段，以青光眼为特征的全视网膜脱离为特征；第 5 阶段以晚期终末期疾病为特征（图 31-1）。在晚期疾病中，区分 Coats 病与视网膜母细胞瘤、von Hippel－Lindau 综合征、晚期早产儿视网膜病变（ROP）、家族性渗出性玻璃体视网膜病变和色素失调症（IP）是非常重要的。据报道，有不到 5% 的色素性视网膜炎患者存在 Coats 病。

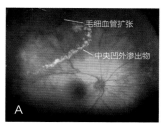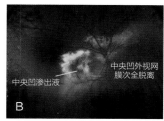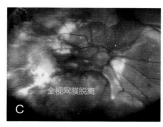

▲ 图 31-1　**A.** 一名患有 2A 期疾病的 6 岁男童中央凹外渗出液伴毛细血管扩张；**B.** 一名患有 3A1 期疾病的 13 岁男童的中央凹渗出物和中央凹外视网膜次全脱离；**C.** 患有 3B 期疾病的 16 岁女孩，显示渗出液和视网膜完全脱离

四、OCT 特点

OCT 成像在鉴别视网膜下液、渗出液或纤维化是否累及中央凹方面特别有用。

（一）血管病变

动脉瘤扩张可在 OCT 上表现为扩大的圆形结构，从神经节细胞层延伸到视网膜外部，在后部投射阴影，并可能使视网膜变形，然后向上膨胀进入玻璃体腔（图 31-2A）。这些病变周围有渗出物，偶尔也有液体。

（二）视网膜内囊样间隙

在一些病例中也可见代表视网膜内液体的囊样低反射间隙，常伴有严重的视网膜内渗出。囊样间隙可见于外核层和内核层，覆盖区域广泛（图 31-2B）。黄斑部视网膜内液体可发生在黄斑部毛细血管扩张、动脉瘤和渗漏的情况下，并可能起源于周围血管异常。

（三）渗出物和晶体

视网膜内和视网膜下的渗出物都很常见，表现为明亮的高反射性混浊，可以投射阴影，模糊视网膜下的细节。视网膜内渗出液主要聚集在 Henle 纤维层和外丛纤维层，但也可见于外核层、内核层、内丛纤维层、神经节细胞层和神经纤维层。在视网膜下液中也可以发现良好的线性高反射结构，似乎与胆固醇晶体相对应。

（四）视网膜脱离

见于视网膜下液病情较严重的眼睛（图 31-2C）。

（五）视网膜层与视网膜变薄

在长期的视网膜下渗出液和积液后，可观察到视网膜外核层、椭圆体带和视网膜色素上皮（RPE）萎缩。弥漫性视网膜变薄可见于纤维瘤上，甚至可能有全层黄斑裂孔。

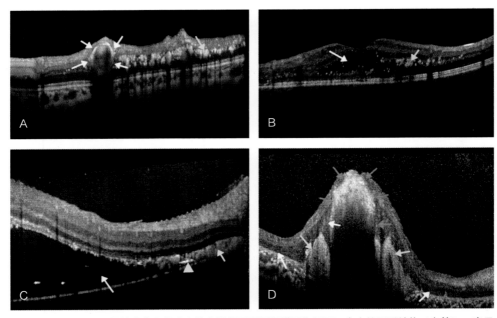

▲ 图 31-2　A. 18 岁男性患者血管病变的光学相干断层扫描图像显示一个大的圆形结构（白箭），表示被渗出物包围的扩张血管（黄箭）；动脉瘤造成视网膜隆起，中心充满血液的病变阴影下的视网膜，视网膜色素上皮（RPE）和脉络膜。B. 4 岁男孩 OCT 在内颗粒和外核层中的视网膜内囊样间隙（白箭）和在外丛纤维层和外核层中的渗出液（黄箭）。C. 17 岁男性患者的 OCT 显示视网膜下液体（白箭）伴有高反射晶体（黄箭头），以及视网膜下间隙渗出物（黄箭）。D. 6 岁男孩的纤维结节（红箭）的 OCT 图像；结节突出穿过视网膜神经感觉的所有层，覆盖在结节上和邻近的视网膜外层萎缩（白箭）；结节周围也有视网膜下渗出物（黄箭）

（六）纤维结节

视网膜下结节（也称为黄斑纤维化）可以在初次检查或疾病进展后观察到。一个结节在视网膜下 / 视网膜色素上皮下空间表现为不均匀的高反射物质，上面覆盖着萎缩的视网膜（图 31-2D）。结节形成的病理生理学被认为与慢性渗出、炎症、视网膜血管吻合或新生血管有关。尽管经过治疗，结节通常持续存在，当结节出现在中央凹，预示视觉预后不良。

（七）治疗后

视网膜内和视网膜下的渗出物和液体在血管畸形治疗后通常会溶解，治疗后几乎没有视网膜变薄或变薄程度很小，有完整的层（图 31-3A 和 B）。当渗出液和积液严重时，经渗出液溶解治疗后可观察到视网膜外萎缩和变薄（图 31-3C 和 D）。

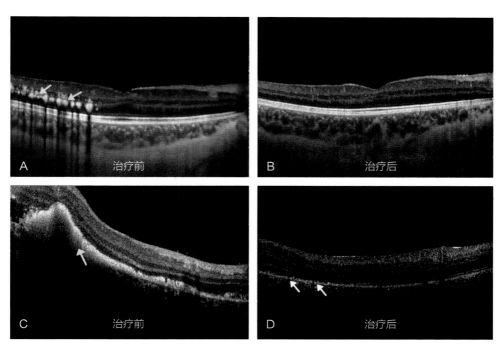

▲ 图 31-3　A. 在治疗前，患有 Coats 病的 18 岁男性患者的光学相干断层扫描显示视网膜内渗出物（黄箭）；B. 治疗后，OCT 显示渗出液和视网膜下液的消除，以及保留的视网膜结构；C. 在患有 Coats 病的 4 岁男童中，治疗前观察到视网膜下渗出物（黄箭）和视网膜下液（蓝箭）；D. 治疗后，OCT 显示渗出液和视网膜下液的消除，但出现椭圆体带新萎缩，视网膜色素上皮和外核层变薄（白箭）

五、辅助检查

传统的眼底照相、广角成像和荧光素血管造影有助于疾病的诊断和治疗反应的监测。眼底照相可以记录视网膜脱离的程度、周围渗出物与黄斑渗出物，以及血管异常，宽视野摄影尤其有助于记录周围视网膜的这些情况。荧光素血管造影显示特征性扩张的球状动脉瘤和毛细血管扩张血管，以及视网膜缺乏灌注[5]。在晚期，动脉瘤血管病变和新血管复合物也显示渗漏（图 31-4A）。超声提供视网膜脱离和高反射性胆固醇病灶在视网膜下液内移动的低分辨率成像（图 31-4B）。

六、治疗

传统上，治疗的目的是通过破坏视网膜异常血管来消除渗出。激光光凝在疾病早期应用于毛细血管扩张。当严重渗出或视网膜下液体阻止激光吸收时，采用冷冻疗法消融异常血管。在晚期疾病中，当有广泛的视网膜脱离时，冷冻疗法可能无法在有大疱性视网膜下液的情况下切除视网膜血管病变。这些病例用玻璃体腔注射曲安奈德或抗血管内皮生长因子或玻璃体视网膜手术治疗，如玻璃体切除、巩膜扣带或视网膜下液体外引流。虽然晚期疾病的视力预后很差，但如果不能治疗这些患者，可能会导致继发性闭角或新生血管性青光眼，导致失明和需要摘除眼球的不良后果。

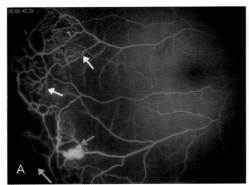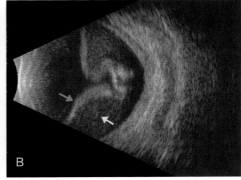

▲ 图 31-4　A. 在荧光素血管造影上观察到患有 Coats 病的 2 岁男孩的毛细血管扩张血管（白箭）、动脉瘤扩张（红箭）和周围非灌注区（绿箭）；B. 1 岁 Coats 病男孩的超声检查显示视网膜完全脱离（蓝箭），视网膜下液体中有高选择性胆固醇沉积（白箭）

第 32 章

镰状红细胞性视网膜病变
Sickle Cell Retinopathy

Marguerite O. Linz　Adrienne W. Scott　**著**

朱佩文　**译**

一、概述

　　尽管患有镰状细胞疾病（sickle cell disease，SCD）的儿童通常不会出现视觉的异常，但在该人群中相关的视网膜血管改变普遍存在。增生性镰状红细胞视网膜病变（proliferative sickle cell retinopathy，PSR）是 SCD 中导致视力丧失最常见的原因。PSR 的发生率和患病率随着患者年龄和 SCD 患病时间的增加而升高，因此通常在儿童患者中没有明显的病变。在不同基因型的 SCD 患者中都可能观察到 PSR，而血红蛋白 SC（HbSC）和血红蛋白 S-β 地中海贫血中 PSR 发生风险通常比纯合性血红蛋白 SS（HbSS）疾病（也称为镰状细胞性贫血）高。

二、与大脑的联系

　　患有 SCD 的儿童容易出现多种神经系统并发症，包括脑卒中、无症状性脑梗死、短暂性脑缺血发作、颅内血流异常、头痛、认知功能减退、急性昏迷[1]和癫痫发作及"软神经症状"，例如上肢和下肢的轻微运动障碍[2]。

三、临床特点

　　非增殖性镰状红细胞性视网膜病变的常见后遗症包括鲑鱼斑样视网膜出血，折射斑或彩虹斑和黑日斑（图 32-1 和图 32-2），以及视网膜血管的改变，例如视网膜血管的卷曲，周围血管的渗漏（图 32-2），视网膜血管阻塞或动静脉吻合。临床医生应仔细监测 SCD 患者出现 PSR 的征象，例如海扇状新生血管、玻璃体积血、牵引性或牵引性－孔源性视网膜脱离。

四、OCT 特点

不论是 SCD 的哪种基因型，镰状红细胞性视网膜病变中最明显的 OCT 特征是黄斑变薄（图 32-3）。黄斑中心变薄最容易发生在颞外侧，黄斑脉管系统

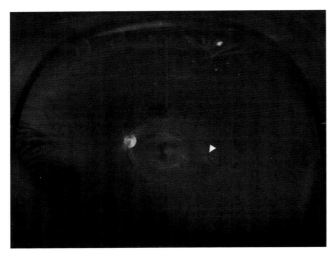

◀ 图 32-1　患有血红蛋白 SS 镰状细胞病的 10 岁女性左眼的超广角（ultrawide-field，UWF）彩色眼底照片，显示黑日斑（箭头）

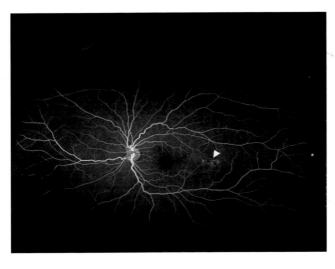

◀ 图 32-2　超广角荧光素血管造影（fluorescein angiography，FA；对应图 31-1）图像显示迂回曲折的血管，日光损伤征（箭头），以及鼻侧和颞侧周边部的缺血

的一个分水带区（早期治疗糖尿病性视网膜病变研究，区域 3）（图 32-4）。与对照组相比，SCD 的患者同时会出现黄斑总厚度的降低[3]，而在 HbSS 基因型的患者中更常见[3, 4]，并且随着 SCD 患者年龄的增加视网膜厚度不断变薄[3]。已有的研究认为在黄斑微血管区反复出现的血管阻塞可能随着时间的推移导致慢性缺血和组织结构的丢失[3, 5]。黄斑变薄的程度是多样的，并不一定和镰状红细胞性视网膜病发展阶段相关[3]。尽管黄斑变薄与视力下降没有显著关系，但在成人 SCD 患者的 OCT 图像上显示的黄斑变薄与视网膜感觉下降有关[6]。SCD 患者的 OCT 血管造影（OCTA）可能会在浅丛状层或深丛状层出现病理性血管血流量减少（和报告的正常数据相比出现的无血流或血管密度降低）（图 32-5 和图 32-6）。在成人 SCD 患者的视网膜深丛状层中更经常观察到这些血管丢失区域[7, 8]。OCT 图像上的厚度变薄与 OCTA 上视网膜血管血流减少，以及 FA 周围视网膜无灌注之间是相关联的[8, 9]。在 SCD 患者中，远距离视力的下降与 OCTA 监测到的血管流量减少可能存在关联[8]。进一步的大样本前瞻性队列研究有助于确定这些影像检查方法监测到的具体改变对视力预后的指示作用。

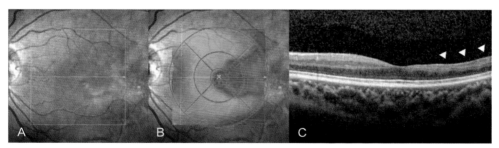

▲ 图 32-3　黄斑频谱域光学相干断层扫描（SD-OCT）（对应于图 32-1 和图 32-2 中患者的黄斑部）B 扫描显示包括中央区的颞侧黄斑变薄（箭头，C）；还包括厚度地形图（B）和红外图像（C）

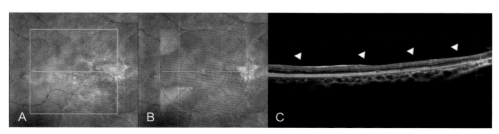

▲ 图 32-4　ETDRS 区域 3（SD-OCT）（对应图 32-3）图像显示了颞侧的变薄（箭头）；同时包括厚度地形图（A）和红外图像（B）

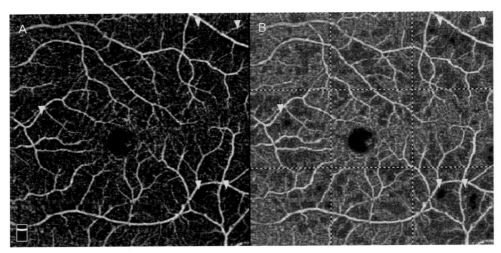

▲ 图 32-5　6mm×6mm 光学相干断层扫描血管造影（对应图 32-3）图像显示在浅丛状层（箭头）黄斑区域血流的减少（箭头）；减少的黄斑血管密度在密度地形图上（B）显示蓝色很容易被观察到

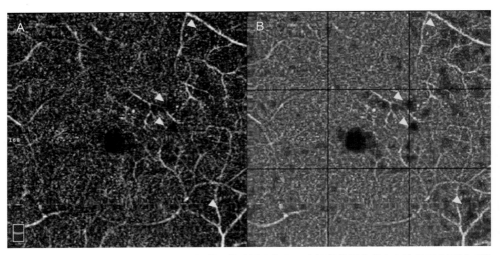

▲ 图 32-6　6mm×6mm 光学相干断层扫描血管造影图像显示在深丛状层中黄斑血流的丢失区域（箭头）；减少的黄斑血管密度在密度地形图上（B）显示蓝色很容易被观察到

五、辅助检查

FA 是最常用到的评估 SCD 患者新生血管以及视网膜灌注情况的辅助检查手段。但由于是有创的检查方法，以及通常在儿童患者中这种增殖性疾病发病率低，因此一般不使用。眼底照相在观察镰状红细胞性视网膜病变，以及监测随时间进展的视网膜病变和周围性视网膜缺血中可能有用。超广角眼底成像由于很容易能观察到周边视网膜病变，因此在评估镰状红细胞性视网膜病变中有着重要的应用价值。远端周围视网膜病变在大多数 OCT 成像系统上很难被发现，但未来随着超广角 OCT 成像技术的广泛应用这种情况会得到改善。

六、治疗

基于专家共识的最新指南推荐，从 10 岁开始发病的 SCD 儿童患者，应每隔 1～2 年进行视网膜病变监测[10]，特别对于不需要治疗的非增生性镰状红细胞性视网膜病变。如果发生小范围的视网膜新生血管形成，考虑会有自发性消退或阻塞趋势，只需考虑观察和监测即可。在海扇样新生血管病变高达 32%～60% 时，出现纤维化，通常是随着时间的推移病变趋于稳定，因此可以考虑进行观察和监测[11, 12]。目前尚未有标准的 PSR 的治疗方案，但是当新生血管病变扩大，数量增加或导致进行性视网膜牵拉或玻璃体积血时，通常考虑视网膜散射激光光凝治疗。根据已确定 PSR 患眼中的促血管生成因子在视网膜的分布情况，例如缺氧诱导性生长因子 -1α（HIF-1α）和血管内皮生长因子（VEGF），建议对缺血的视网膜区域进行扇形或圆形散射激光光凝治疗。激光应集中打在缺血性和非缺血性区域的边界，并广泛应用于此边界的外周。散射激光也可以包围海扇样新生血管复合体一圈以阻止其进一步发展[13]。

玻璃体腔内抗 VEGF 注射可作为视网膜激光光凝的辅助治疗，可以使活动性海扇样新生血管病变逐渐痊愈[14]。经睫状体平坦部进行玻璃体切割术可能适用于非透明性玻璃体积血和（或）牵引性 - 孔源性视网膜脱离的患者。目前尚不清楚哪些全身系统性异常，例如血红蛋白水平和闭塞性疼痛危象的发生频率，以及全身系统疗法，像使用羟基脲及定期输血，与镰状红细胞性视网膜病变的程度或病程有关。细胞性视网膜病，除了治疗依从性和定期的血常规和眼科检查外，患有 SCD 的患者还应避免脱水、过度劳累、去高海拔的地方、吸烟、处于极端温度、压力和感染[15]。

第 33 章

视网膜前膜
Epiretinal Membrane

Adam L. Rothman　著
容　蓉　译

一、概述

尽管成人视网膜前膜（ERM）的病因通常是特发性的，儿童 ERM 通常继发于玻璃体视网膜的病理改变，例如早产儿视网膜病变（ROP）、视网膜脱离、视网膜劈裂、外伤、家族性渗出性玻璃体视网膜病变、合并视网膜和视网膜色素上皮的错构瘤、弓形虫病和葡萄膜炎[1-5]。ERM 儿童患者与成人相比较少见，该病可导致明显的视力下降及视物变形，因此需要进行全面评估。

二、与大脑的联系

儿童 ERM 与大脑没有关联。

三、临床特点

儿童 ERM 更常见为不透明的视网膜前纤维向内生长为致密后玻璃体膜，附着于视网膜内表面，伴有血管牵拉，与最常见于成人的透明的玻璃纸样黄斑反射形态不同[1-3]。儿童 ERM 可不涉及中央凹，不像成人 ERM。玻璃体后附着物的变化取决于潜在的病因。儿童 ERM 可继发于其他儿童视网膜病变，如视网膜与视网膜色素上皮细胞合并的错构瘤、家族性渗出性玻璃体视网膜病变、早产儿视网膜病变、葡萄膜炎或外伤。

四、OCT 特点

与成人 ERM 相比，儿童 ERM 更常向视网膜内侧融合生长（图 33-1），并且它们没有在部分玻璃体分离的成人病例中常见的纤维状视网膜 -ERM 附着。OCT 还可以帮助观察由 ERM 引起的视网膜折叠，在儿童中，这往往会导致更深的视网膜褶皱或"玉米卷"褶皱，并发在视网膜内层并内陷于外视网膜层（图 33-2）。OCT 有助于特征化玻璃体 - 视网膜界面，观察到的分离和附着的部位可能有助于手术方案的制订。

五、辅助检查

应详细检查评估并发的病理改变，因为特发性儿童 ERM 不常见，因此，

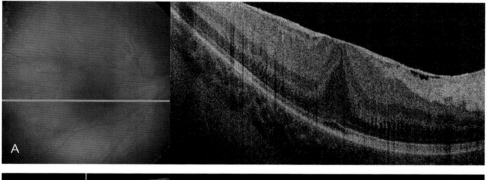

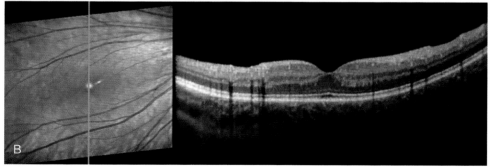

▲ 图 33-1　A. 手持式光学相干断层扫描图像和相应的眼底照片在麻醉下检查观察到的继发于家族性渗出性玻璃体视网膜病变的 4 岁男性患者的视网膜前膜（ERM）；可以看到 ERM 广泛连续地附着在视网膜上，进而导致中央凹增厚和变形，但椭圆体带完整；患者随后接受了经睫状体玻璃体切除的膜剥脱术。B. OCT 图像和相应的扫描激光眼底图像是在患儿 9 岁门诊复查时获得，视力为 20/30，具有清晰正常的中央凹轮廓，没有再发 ERM

全面的视网膜周边检查和大范围的荧光素血管造影通常用于儿童病变评估中[4]。

六、治疗

儿童 ERM 会引起明显的视力下降或视物变形，可以通过玻璃体切割术和膜/玻璃体膜切除术进行手术治疗，同时也可以对其他疾病进行治疗（像家族性渗出性玻璃体视网膜病变）[3,5]。术前 OCT 图像检查中光感受器的完整性可能与术后视力改善程度相关。术前、术中和术后的 OCT 检查可以监测 ERM 的剥除情况和视网膜结构[4]。

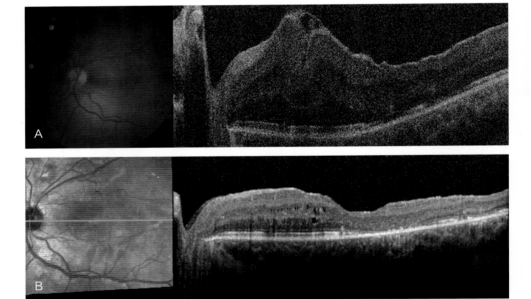

▲ 图 33-2　**A.** 1 名 16 岁男性患者在玻璃体切割术后仍持续存在的视网膜前膜的光学相干断层扫描图像和相应的眼底照片；患者术前视力 **20/250**；可以看到深的"玉米卷"样视网膜皱褶，并且存在视网膜内层的并置及向视网膜外层的内陷和可能的感光层的破坏。**B.** 在反复复发的 ERM 剥除术后 **5** 个月获得的 OCT 图像及扫描激光眼底图像，视力为 **20/160**；可以看到鼻侧持续性中央凹旁增厚，中央凹轮廓异常和颞侧椭圆体带的异常

葡萄膜炎和传染病
Uveitis and Infectious Diseases

第 34 章

感染性视网膜炎：TORCH 综合征

Infectious Retinitis: TORCH Syndrome

Dilraj S. Grewal　著

容　蓉　译

一、概述

对于妊娠期女性而言，引起 TORCH 综合征感染的病原体包括弓形体病，其他感染（如梅毒、水痘 - 带状疱疹病毒、细小病毒 B19）、风疹、巨细胞病毒（CMV）感染和疱疹病毒感染，潜伏感染较多，发病率较低，但对于胎儿的影响重大，疾病发展常引起严重后果。儿童的感染性视网膜炎虽然罕见，但会导致破坏性的长期的眼部后遗症。尽管治疗取得了进展，但感染性视网膜炎仍然很普遍。先天性梅毒依然是公共卫生保健系统值得关注的问题，眼梅毒，被称为"伟大的伪装者"（the great masquerader），可以发生在先天性梅毒的任何阶段。在美国，大约 85% 的育龄妇女易急性感染原生动物寄生虫弓形虫，塞卡病毒，一种由蚊子传播的黄病毒，目前已被世界卫生组织认定为突发公共卫生事件。最近有研究报道小儿同种异体造血干细胞移植受者中感染 CMV 视网膜炎。通过接种疫苗已成功地减少了包括风疹视网膜炎和先天性风疹综合征的发病。

二、与大脑的联系

在所有感染性视网膜炎的病例中，可能都有神经系统受累，因此适当的筛查非常重要。先天性塞卡综合征包括眼部异常，小头畸形，听力下降，肢体异常[2]。脉络膜视网膜萎缩与塞卡病毒引起小头畸形的机制相似[3]。先天性脑弓形虫病可能引起脑脓肿、基底神经节钙化和脑积水[1]。根据严重程度，这些情况可能引起从行为改变到癫痫发作的症状。

三、临床特点

眼部症状取决于感染的严重程度。梅毒感染可能会影响眼部任何部分，后段受累通常包括玻璃体炎、视神经炎和"磨玻璃样"视网膜炎，并伴有视网膜血管炎。梅毒性视网膜炎早期可表现为斑块状多灶性脉络膜视网膜炎，随着病程进展，病灶会逐渐融合，导致双侧"盐胡椒"样眼底。

CMV 视网膜炎可引起进行性坏死性视网膜炎，也可引起阻塞性视网膜血管炎。寨卡病毒感染可能会导致视神经发育不全，伴有"双环"迹象，面色苍白，杯盘比增加，黄斑色素斑驳和腔隙性黄斑病变，脉络膜视网膜瘢痕环和先天性青光眼。通常，在寨卡病毒感染中未见眼内炎症。

眼弓形虫病可引起局灶性坏死性视网膜脉络膜炎、点状外视网膜炎、玻璃体炎和视盘水肿。并发症包括脉络膜新生血管形成、玻璃体积血和牵引性视网膜脱离。眼弓形虫病大多单侧发病，通常表现为后极部肉芽肿，可以看到一个隆起的、界限清楚的白色肿块。可能出现与眼内炎症状相似的致密玻璃体炎症。也可能出现渗出性或牵引性视网膜脱离、视网膜前膜（ERM）和脉络膜新生血管。

四、OCT 特点

Ventura 等首先报道了先天性寨卡综合征的 OCT 影像特征[3]。他们发现患者的 OCT 影像结果出现了视网膜神经感觉层和脉络膜变薄，椭圆体带不连续，萎缩性视网膜色素上皮（RPE）下方的高反射，以及视网膜神经感觉层、RPE 和脉络膜缺损等现象（图 34-1）。在寨卡综合征中，甚至在未受影响的视网膜区域，也存在神经节细胞层和内核层的变薄，提示中枢神经系统的畸形与脉络膜视网膜变性之间存在因果关系[4]。取决于先天性寨卡综合征的眼部受累程度，可能只有视网膜神经感觉层受到影响，而在更严重的情况下，视网膜和脉络膜都会受到影响。

弓形虫（图 34-2）和蛔虫（图 34-3）的 OCT 表现以视网膜和脉络膜的增厚和紊乱为特征，通常表现为视网膜下肉芽肿，被认为是视网膜下高反射的物质。瘢痕形成后，可能会出现变薄、不规则的隆起，RPE 层抬高，以及视网膜外层

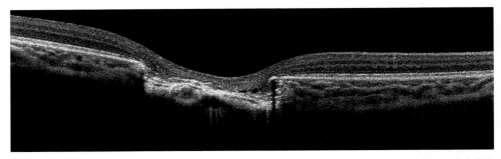

▲ 图 34-1　3 月龄患有先天性寨卡综合征的婴儿的光学相干断层扫描图像，显示脉络膜视网膜瘢痕伴视网膜神经感觉层变薄，椭圆体带不连续，以及视网膜色素上皮（**RPE**）下方的高反射；在受累的视网膜神经感觉层，**RPE** 和脉络膜中可见到缺损（图片由 **Camila Ventura** 博士提供）

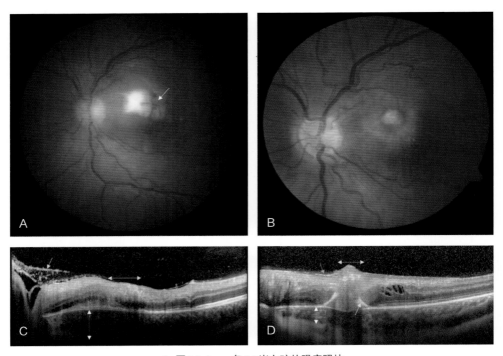

▲ 图 34-2　一名 14 岁女孩的眼底照片

A. 显示了黄斑部弓形虫病灶，并伴有新生血管形成（白箭）。B. 通过对病变部位的光学相干断层扫描检查发现玻璃体内（黄箭）显示高反射灶，与炎性细胞分布一致，以及严重视网膜组织破坏，全层坏死（黄双箭）。C. 在治疗后，黄斑部弓形虫脉络膜视网膜炎的区域出现静止并出现视网膜前膜（ERM）及黄斑部条纹改变。D. 治疗后 OCT 图像显示 ERM 的进一步发展（橙箭），玻璃体腔高反射性混浊的消失，视网膜层状结构及外层视网膜带的部分恢复，但仍然有一个持续性的全层厚度混乱（黄虚线双箭）及一些视网膜囊肿（红箭），以及潜在的 RPE 的高反射性（黄虚线箭）；治疗后，视网膜炎症区域下方的脉络膜厚度仍有减少（B 和 D 中双箭）

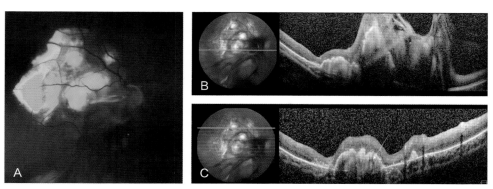

▲ 图 34-3　一名 8 岁女性 **Optos** 视网膜图像显示，一个大的弓形虫感染的视网膜下肉芽肿，几乎累及整个黄斑，并覆盖有前视网膜纤维化和血管拖曳；对中央凹（**B**）的广角光学相干断层扫描图像显示视网膜下高反射物质与肉芽肿位置一致，并且表现为大面积的视网膜隆起，严重破坏的视网膜结构和覆盖的牵引带；通过黄斑上部（**C**）的 **OCT** 显示视网膜下肉芽肿向上延伸，视网膜内层组织结构紊乱，外层视网膜带消失

的持续丢失，这取决于视网膜炎的严重程度。弓形虫病的较深瘢痕可显示出被弓形虫侵袭感染的痕迹，以及视网膜神经感觉层、RPE 和外层视网膜带的萎缩。持续性视网膜组织的破坏阻碍了视觉的恢复，同时病原微生物侵袭的层次深度与感染范围决定了不同的治疗方案，如口服给药或玻璃体腔内注射给药治疗的效果。高反射点通常可见于病变上方的玻璃体中，并通过治疗会消失，因此它们可用于监测炎症的改善[5]。在眼弓形虫病的活动期会出现脉络膜的增厚，经过治疗会变薄[6]。

在眼梅毒中，取决于受累区域，可能会出现黄斑囊样水肿、视网膜外层缺失和出现 ERM。视网膜炎消退后，通常会发生视网膜变薄、内层视网膜结构混乱和外层视网膜束带的消失。

可以发生继发性绒毛膜毛细血管炎。CMV 视网膜炎导致内层视网膜破坏（图 34-4），OCT 连续扫描可用于监测治疗后的情况，在视网膜炎稳定和不活动期后发生变薄和萎缩。

五、辅助检查

塞卡综合征和弓形虫感染的发生率很高，因此应进行神经成像检查。当怀疑有梅毒感染时，建议进行脑脊液检查。还需要对伴随的人类免疫缺陷病毒（HIV）感染进行检查。

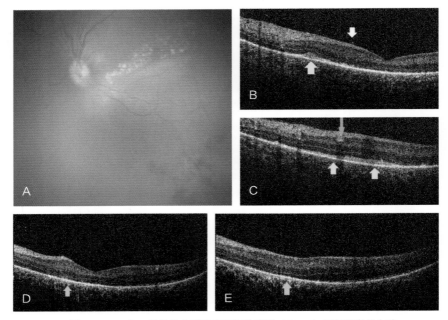

▲ 图 34-4 一名 4 月龄的左眼患有巨细胞病毒（CMV）视网膜炎的女孩

A. 彩色眼底照片显示活动性病变，伴有黄斑下部的玻璃体混浊、视网膜变白和局灶性渗出物，以及下部的视网膜周围性出血；B. 中央凹的 OCT 图像显示玻璃体高反射性（白箭），视网膜的弥漫性和局部高反射区域，RPE 沉积物及视网膜下高反射性物质（B 和 C 中的黄箭）；C. 黄斑下部显示视网膜高反射性脉管系统（橙箭）和视网膜内层结构的紊乱；在开始治疗 4 周后的 OCT 图像显示中央凹（D）和黄斑下部（E）的视网膜内层紊乱的结构恢复，但仍有持续性的感光层和视网膜色素上皮（RPE）的变薄（浅蓝箭），以及局灶性高反射瘢痕

六、治疗

早期治疗可减少长期后遗症的发生。新生儿筛查对于识别无症状儿童患者很重要，远程眼科筛查可以发挥重要的作用。弓形虫脉络膜视网膜炎的治疗包括乙胺嘧啶、磺胺嘧啶和亚叶酸。年纪较大的儿童，阿奇霉素或克林霉素可作为替代用药方案使用。在累及黄斑的严重病例中，可以使用玻璃体内注射克林霉素。观察到黄斑外存在小面积视网膜炎的患者可以先观察而不治疗。用苯并咪唑衍生物（阿苯达唑、噻苯达唑和甲苯达唑）中的一种与局部和（或）全身性皮质类固醇一起治疗弓形虫脉络膜视网膜炎，具体取决于炎症的严重程度。眼梅毒应按神经性梅毒的治疗方案来治疗，通常给予 10～14 天的青霉素或普鲁卡因青霉素。CMV 视网膜炎可通过静脉注射缬更昔洛韦（Valganciclovir）治疗，并且视疾病受累程度选择静脉注射或玻璃体内注射更昔洛韦。

第 35 章

白点综合征

White Dot Syndromes

Dilraj S. Grewal　著

容　蓉　译

一、概述

白点综合征是一组原因不明的后葡萄膜炎疾病，表现为视网膜外层、视网膜色素上皮层（RPE）和脉络膜上的多发白色 - 黄色炎症性病变的特征外观[1]。包括多发性白点综合征（MEWDS）、类乳突疾病［包括急性后极部多病灶的鱼鳞样色素上皮病变（APMPPE）、匍行性脉络膜炎和无间断的鱼鳞样脉络膜视网膜炎］、多灶性脉络膜炎（MFC）与全葡萄膜炎、点状内脉络膜病变（PIC）、急性带状隐匿性外部视网膜病（AZOOR）、急性黄斑部视网膜神经病变（AMN）和鸟枪弹样脉络膜视网膜病变（BCR）。这些病变在儿童中很少见，小儿葡萄膜炎患者的白点综合征的相对发生率为 1%～5%[2,3]。但是目前的发病率可能会被低估，小儿视网膜成像的检查技术的增加可以在更小的时候进行监测评估，因此一些最年轻的白点综合征病例是 4 岁时报道的 MEWDS[4]。鉴于其重叠的临床和影像学特征，白点综合征及其相似的其他疾病难以做到清晰鉴别，利用光学相干断层扫描（OCT）的多峰成像对病变可以更精确地进行解剖学定位，增强型 OCT、荧光素血管造影（FA）、吲哚菁绿血管造影（ICGA）和自身荧光可以帮助更好地监测到这些疾病的特征性改变[1,2,5,6]。

二、与大脑的联系

APMPPE 可能很少涉及脑血管炎，后者累及小动脉和大动脉，可能会引起腔隙性和区域性的脑卒中，以及脑膜脑炎[7]。这些并发症通常在眼部症状发作后的几周内发生。若患者出现眼部症状之外的并发症，如头痛，应进行神经影像检查。与原发性中枢神经系统血管炎一样，脑血管病的存在也需要积极的类固醇和免疫抑制药治疗。

三、临床特点

白点综合征具有典型的特征（译者注：白点综合征能与同类疾病较好地鉴别，但临床症状不具有显著鉴别意义），有一些共同的眼部症状，包括视物模糊，光学干扰，盲点和视野改变，飞蚊症，以及对比度敏感改变。

APMPPE 是发生在脉络膜毛细血管、RPE 和外层视网膜水平的多灶性乳白色乳突状病变。MEWDS 通常是单边的，表现为多灶性，小而深，累及后极部的白色斑点，常伴轻度玻璃体炎、黄斑水肿和血管炎，通常与之前的流感样症状相关[8]。PIC 由小的黄白色病变组成（通常＜ 300μm），多在脉络膜和 RPE 的后极部。MFC 通常包括一些前段炎症和玻璃体炎，这是一个将其与 PIC 区别开来的重要特征。AMN 表现为楔形、红褐色、深视网膜病变，通常在近红外成像中最容易看到。在年龄较大的儿童中通常会看到 APMPPE、MEWDS 和 AMN，在十几岁的女孩常见。在 AZOOR 中，眼底最初是正常的，并且没有可见的白点。周围和视网膜周围的区域可能会逐渐出现斑驳的色素沉着、血管狭窄和鞘膜化，这些色素改变与色素性视网膜炎比较相似。锯齿状脉络膜炎表现为区域性视盘旁的斑块状淡黄色鱼鳞样病变，以离心方式进展。白点综合征的病因目前尚不明确，但其中的一些种类在近视患者中多发，与近视患者脉络膜毛细血管的脆弱性可能存在一定的关系。

四、OCT 特点

MEWDS 表现为外界膜（ELM）和椭圆体带（EZ）的局部不规则，以及外核层的变薄。APMPPE 在 RPE 层上方表现为高反射区域对应于鳞状病变，视网膜外层被破坏，视网膜下或视网膜内存在少量积液。锯齿状脉络膜炎表现出受累区域的视网膜外层的萎缩，同时有 ELM 和 EZ 的结构破坏，脉络膜和深层视网膜反射率增加。MFC 表现为 RPE 水平或脉络膜深处的不规则性，有时存在视网膜下高反射性物质和较早出现的萎缩性病变（图 35-1）。PIC 表现为 RPE 下的高反射物质，ELM 和 EZ 的斑块样缺失，以及视网膜下或视网膜内液体的积聚（如果存在相关的脉络膜新生血管膜 CVM）（图 35-2）。在 AZOOR 中，会有受累区域的 ELM 和 EZ 丢失，以及内核层和外核层的变薄（图 35-3）。AMN 表现为 ELM 和 EZ 中的不连续性，以及外核层局灶性的变薄[9]。

五、辅助检查

APMPPE、MEWDS、PIC、MFC、匐行性脉络膜炎、AMN 和 AZOOR 的 FA 及 OCT 影像特点都总结在表 35-1。CNV 是不常见的并发症。眼底自身荧光成像显示与 RPE 异常相对应的自身荧光过高或过低的区域通常随疾病活动而改变。视野检查有助于监测视野缺损情况。

六、治疗

MEWDS 和 AMPPE 通常是自限性疾病，但是脑部受累的 APMPPE 需要使

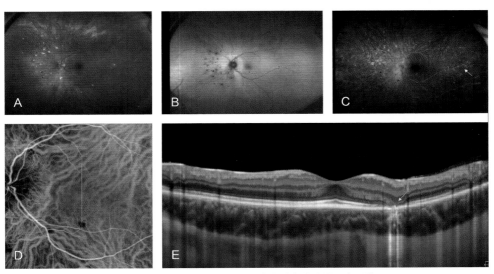

▲ 图 35-1　一名 17 岁多灶性脉络膜炎患者的眼底照片

A. 显示多个小的黄色色素斑点，大部分位于视神经鼻侧；B. 在自身荧光成像中呈低自身荧光；C. 荧光素血管造影显示造影延迟及周围有轻度的血管渗漏（白箭）；D. 吲哚菁绿血管造影呈低造影；E. 在垂直光学相干断层扫描（对应于 D 中的白虚线上），存在外界膜（ELM）和椭圆体带（EZ）的局部破坏，伴有外丛状层（OPL）的变薄和潜在的脉络膜高透射（黄箭）

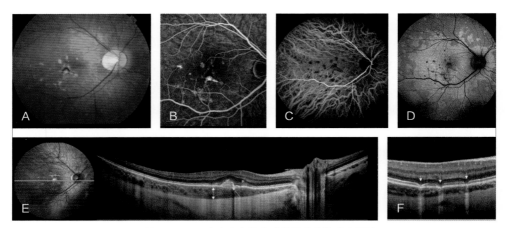

▲ 图 35-2　16 岁患有点状内脉络膜病变的眼底照片

A. 右眼的整个黄斑处显示多个小圆形损伤；B. 荧光素血管造影（FA）显示病变部位的延迟染色；C. 吲哚菁绿血管造影显示病变部位低着染，可见病变多于 FA 图像；D. 眼底自发荧光显示低自发荧光，对应于在整个黄斑处弥散性的强荧光并延伸至拱廊之外的病变；E. 增强深度成像光学相干断层扫描（OCT）显示视网膜下色素上皮（sub-RPE）高反射物质（黄箭），伴有 ELM 和 EZ 的丢失，围绕 ELM 和 EZ 的区域反射率下降（橙箭），以及潜在的脉络膜增厚（虚线双箭）；F. 横断面扫描在发现更小的病变优于中央凹成像，在进化的早期，病变较小，有多个区域的 EZ 和 ELM 丢失，并且存在信号高透射（白箭）

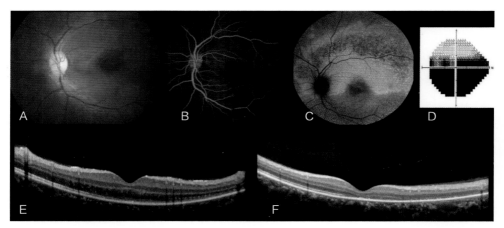

▲ 图 35-3　A. 17 岁女孩患有急性带状隐匿性外视网膜病变并伴有黄斑上部的色素改变的眼底荧光素血管造影；B. FA 不明显；C. 眼底自发荧光在黄斑上部显示出一个分界的高自发荧光区域，没有波及中央凹并延伸至拱廊外并带有点状弱自发荧光的上部弧线；D. 视野中存在相应的下部盲点；E. 垂直光学相干断层扫描对黄斑部进行成像（对应于图像 A 上的垂直虚线白线）显示 ELM 和 EZ 损失，上黄斑区的外核层变薄；F. 随访 2 年后的 OCT 成像显示 ELM 和 EZ 丢失区域面积增加，同时伴有 ONL 的变薄，以及视网膜厚度的降低，并且疾病进展累及到中央凹；对侧眼没有明显变化

用类固醇和免疫调节药进行进一步治疗。锯齿状和无症状脉络膜炎出现鳞状改变也需要进行免疫调节治疗。PIC 和 MFC 可能会导致 CNVM 的发生，需要使用抗血管内皮生长因子和抗感染治疗，然后进行免疫调节治疗。

表 35-1 白点综合征的荧光血管造影和 OCT 的影像学特点

	FA	OCT
APMPPE	病变早期弱荧光，晚期强荧光及着色，在静止期有窗口缺损	RPE 上方的高反射区域伴随 ELM 和 EZ 的结构破坏，对应于鳞状病变区
MEWDS	像花圈图案的早期和晚期高反射白点；可能有视神经的渗漏	ELM 和 EZ 的局部不连续性，ONL 的灶性变薄，通常可以自愈
PIC	病变早期弱荧光，晚期强荧光，如果存在 CNVM，会出现晚期的渗漏	ELM 和 EZ 片状丢失伴有视网膜下的高反射物质，如果有 CNV，则视网下和视网膜内可能看到积液
MFC	病变早期弱荧光，晚期强荧光	RPE 层的不连续性或加深的脉络膜，有时伴有视网膜下的高反射物质，早期的病变是萎缩的
匍行性脉络膜炎	病变中央区早期的弱荧光同时伴随边缘的强荧光	受累区域的外层视网膜萎缩，伴有荧光 ELM 和 EZ 的结构破坏，以及脉络膜和深层视网膜的反射性的增加
AMN	通常无明显改变	急性的斑块状 ONL 和 OPL 层的高反射性，ELM 和 EZ 的丢失，以及长期 RPE 的丢失和部分 ELM 和 EZ 区域的修复及 RPE 层的改变，ONL 局部变薄的表现持续存在
AZOOR	病变早期表现正常，晚期可能出现窗口期的缺损，与 RPE 的变薄有关	分界线，ELM 和 EZ 的丢失，ONL 变薄，RPE 和脉络膜及内层视网膜长期变薄，ELM、EZ、RPE 和脉络膜变薄

AMN. 急性黄斑部视网膜病变；APMPPE. 急性后极部多灶性鳞状色素上皮病变；AZOOR. 急性带状隐匿性外视网膜病变；CNVM. 脉络膜新生血管膜；ELM. 外界膜；EZ. 椭圆体带；FA. 荧光素血管造影；MEWDS. 多发性白点综合征；MFC. 多灶性脉络膜炎；OCT. 光学相干断层扫描；ONL. 外核层；OPL. 外丛状层；PIC. 点状内脉络膜病变；RPE. 视网膜色素上皮

第 36 章

脉络膜的肉芽肿：结核病和结节病
Choroidal Granulomas: Tuberculosis and Sarcoidosis

Dilraj S. Grewal　著

李秋玉　译

一、概述

　　脉络膜肉芽肿是脉络膜的圆形结节状病变，常见于结节病和结核病（TB）的活跃期，眼结核病非常少见（约占结核病例总数的 1%），可能发生于没有系统性结核病证据的情况下，也可能累及眼的任何部位。脉络膜结核瘤常表现为边界清楚的视网膜下黄色肿块。分枝杆菌血源性传播，而脉络膜富含血管，可能是结核杆菌血性传播容易引起脉络膜感染的原因。结节状脉络膜肉芽肿也是一种罕见的表现，约占眼部结节病患者总数的 5%[1]。详细的回顾对于引出系统性的症状非常重要。

二、与大脑的联系

　　虽然脉络膜肉芽肿与结节病或结核病的大脑病变之间没有明确的相关性，但重要的是这两种疾病可能涉及身体的任何部位。必须保持较高的临床怀疑，对有神经系统症状或视神经水肿的患者应考虑颅脑磁共振成像（MRI）和血管造影（见第 66 章）。通常，中枢神经系统（CNS）和神经系统结节病都可能引起非特异性和多变的症状。视觉症状与肉芽肿形成的部位和相关的炎症后遗症有关，可能包括视力下降、飞蚊症、视野缺损、眼球震颤和脑神经病变。

三、临床特点

多发性脉络膜结核结节比单发大结核瘤更常见（通常为单发黄白色或灰白色大结节，多位于后极）。可能有上覆的玻璃体炎，有时伴有浆液性视网膜脱离和玻璃体积血。对于全身无明显异常的患者，结核瘤可能是特异性的疾病表现。

四、OCT 特点

与周围正常脉络膜相比，脉络膜肉芽肿有明显的低反射率区。脉络膜和视网膜之间可能有积液存在。在严重的玻璃体炎病例中，视网膜色素上皮（RPE）、Bruch 膜和脉络膜毛细血管层高质量的成像几乎是不可能的。光学相干断层扫描可以对脉络膜肉芽肿进行早期诊断、定量评估，以及对治疗反应的评估。增强深度成像（EDI）（图 36-1）可用于评估各种解剖和层析特征，如脉络膜累及程度、形状、反射率、内部模式和边缘[2, 3]。它还可以定量地检测面积、横向径、前后径和体积等参数。重复扫描相同部位可以准确地评估病变的大小。相比之下，吲哚菁绿血管造影（indocyanine green angiography，ICG）只能提供二维信息，在检测病变大小变化方面可能不够灵敏。然而，OCT 对位于赤道附近的肉芽肿的诊断能力有限。扫描源 OCT（SS-OCT）和广角成像可能更有助于描述这些病变。

涉及脉络膜全层的病变（图 36-2）在早期可能缩减为部分层次的病变，病变范围前后径比外侧径的缩小更明显。可认为脉络膜肉芽肿的恢复最先从外层开始，然而脉络膜的内层可能是最先被感染发生脉络膜肉芽肿[2]。大而长期存在的肉芽肿可引起上覆 RPE、ELM 和 EZ 的萎缩性改变，这些改变导致信号穿透增加。

五、辅助检查

荧光素血管造影和 ICG 血管造影也有助于检查其他的炎症信号，如血管炎，以及脉络膜新生血管膜和脉络膜受累的其他炎症性疾病。在眼前段炎症或白内障影响眼底视野检查的情况下，B 超检查可显示肉芽肿内部低至中等反射率的部分，因而可以帮助与血管瘤等病变进行鉴别。结核的检查包括全血干扰素试剂检验、结核菌素试验和胸片检查。如果在 X 线片上发现可疑的特征，还应进行高分辨率 CT（结合儿童辐射剂量计算）。结核检查包括胸片、血管紧张素转换酶和溶菌酶，以及活检和组织学分析证实非干酪性肉芽肿。

六、治疗

发现脉络膜肉芽肿时，需要进行系统评估以确定潜在的病因。对于结核病检测结果呈阳性的病例，需要进行肺部和全身评估，从而确定是活动性或潜伏性的结核病。对于结核病的治疗，通常需要与结核病专家共同制订方案，即需要进行抗结核治疗。对于结节病，在需要全身免疫抑制时，通常由风湿病学家介入治疗。结节样肉芽肿通常对类固醇非常敏感，往往对泼尼松的治疗反应迅速。对于结核病患者，类固醇只能与抗结核药联合使用。对于结核感染的儿童，同时进行屈光不正和弱视的调节及治疗也非常重要。

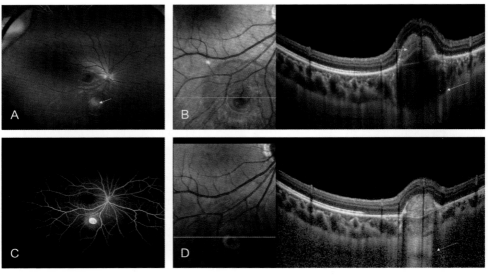

▲ 图 36-1　脉络膜肉芽肿，上覆新生血管

A. 7 岁女孩的眼底照片显示巨大、孤立、深在黄色视网膜下肿块（白箭），与脉络膜肉芽肿一致；B. 由于脉络膜肉芽肿上覆脉络膜新生血管膜，荧光素血管造影显示该处有渗漏；C、D. 系列增强深度成像光学相干断层扫描显示脉络膜肉芽肿（白箭）和上覆的 CNVM（黄箭）为视网膜下高反射区；D. 在经过抗血管内皮生长因子注射治疗、逐渐减量的激素治疗和抗结核治疗后，视网膜下高反射区明显强化，脉络膜肉芽肿消退（白箭）；脉络膜厚度整体减小；脉络膜肉芽肿上方的视网膜色素上皮、外界膜和椭球带持续缺失，导致信号超传递（白箭，D）

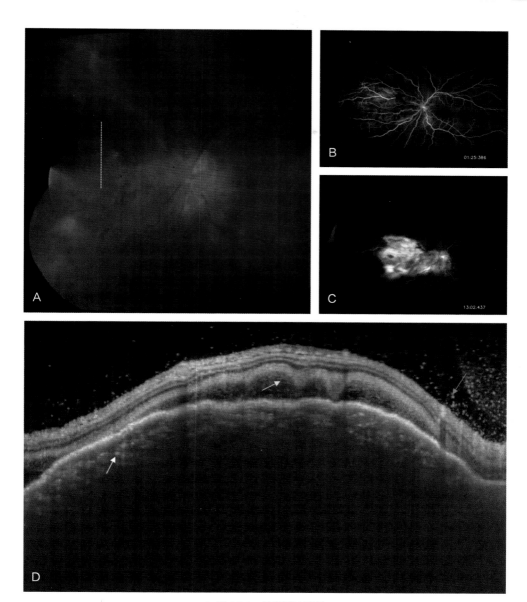

▲ 图 36-2　脉络膜肉芽肿

患有肺结核的 11 岁女孩的眼底照片：视网膜下的一个巨大、深在的黄色肿块（白虚线），与脉络膜肉芽肿一致；B 和 C. 荧光素血管造影显示，在中期（B）和晚期（C）肉芽肿区域有弥漫性渗漏；D. 光学相干断层扫描显示了一个大的脉络膜肉芽肿（对应于 A 中的白虚线），脉络膜增厚，并在脉络膜上呈高度反射灶（白箭），上覆增厚和起伏的视网膜色素上皮、视网膜下积液、视网膜下高反射物质（黄箭），以及与玻璃体炎一致的高反射灶（红箭）；与图 36-1 中的情况不同，此处没有相关的脉络膜新生血管膜（图片由 Aniruddha Agarwal MD 提供）

第 37 章

儿童中间葡萄膜炎
Pediatric Intermediate Uveitis

Dilraj S. Grewal　著

李秋玉　译

一、概述

黄斑囊状水肿（cystoid macular edema，CME）和视网膜血管炎是儿童葡萄膜炎的常见并发症，但它们并不是根据葡萄膜炎的解剖位置标准（SUN）来命名的。儿童葡萄膜炎的年发病率较低［16 岁以下儿童的发病率为（4.3～6.9）/10 万］，但在诊断和转诊方面常常存在延误，导致并发症的比例高于成人[1]。

幼年特发性关节炎（JIA）相关的前葡萄膜炎是美国最常见的儿童前葡萄膜炎的原因，目前临床上没有可提示疾病活动的生物标志物[2]。多发性硬化症（multiple sclerosis，MS）虽然少见，但可引起中间葡萄膜炎（intermediate uveitis，IU）。然而，睫状体炎也是中间葡萄膜炎的一种类型，且没有相关的系统性疾病或感染性病因，却构成了儿童中间葡萄膜炎病例的绝大部分。

多系统自身免疫综合征，如肾小管间质性肾炎和葡萄膜炎（tubulointerstitial nephritis and uveitis，TINU）、白塞综合征和系统性红斑狼疮，是儿童葡萄膜炎合并视网膜血管炎的罕见原因。

二、与大脑的联系

MS 是一种脱髓鞘疾病，儿科 IU 可能很少与 MS 有关。由于多发性硬化的症状在儿童中不易识别，儿童多发性硬化症易漏诊。在 IU 中，获得脑磁共振成像（MRI）扫描以排除脱髓鞘疾病是很重要的。尤其是考虑免疫调节疗法时，

比如肿瘤坏死因子 α（TNF-α）抑制药。白塞综合征的神经学相关表现包括头痛和无菌性脑膜炎，MRI 中可见白质病变[4]。

三、临床特点

眼部表现取决于受累的严重程度和解剖位置。常见的并发症有视盘水肿、CME 和青光眼，都是由激素和炎症引起的。眼前节的表现包括细胞及角膜后沉着物（图 37-1）、角膜水肿、虹膜前粘连、虹膜后粘连和带状角膜病变。中间葡萄膜炎通常有玻璃体炎、玻璃体雪球样混浊和（或）雪堤样改变，常伴有血管鞘炎和血管炎（主要为血管外壁炎），可能导致缺血和新生血管形成（图37-2 和图 37-3）。慢性雪堤样改变可能会形成纤维化和睫状体炎性假膜，最终导致玻璃体牵拉和视网膜脱离，也可能有视网膜劈裂的情况[5]。新生血管处的牵拉会导致玻璃体积血，视盘水肿和充血也很常见。

葡萄膜炎通常是双眼发病的非肉芽肿性炎症，前葡萄膜炎通常伴随着间质性肾炎发病，而后葡萄膜炎很少发生色素减退性脉络膜视网膜瘢痕。肾脏病程通常与眼部疾病无关[6]。白塞综合征可引起严重的视网膜血管炎（图 37-4），（该诊断依据国际公认的临床标准）[7]。

四、OCT 特点

中心视网膜厚度和视敏度是黄斑囊样水肿最为密切相关的表现，OCT 所示其他变量如外界膜的完整性、椭圆体带、高反射焦点、视网膜下液、CME 其他模式（囊状与弥漫性；图 37-5 和图 37-6），即使在 CME 消退后也可能继续存在视网膜内层组织紊乱（图 37-6）。通常 B 超检查在赤道上未见囊性空腔，但可见非囊性增厚，可用于监测疾病活动性和治疗反应（图 37-7）。血管炎时也

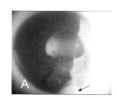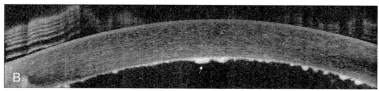

▲ 图 37-1　A. 裂隙灯照相提示 8 岁男孩的角膜后沉着物、虹膜下方的结节（黑箭）和肉芽肿性葡萄膜炎中的虹膜后粘连；B. 角膜后的沉积物在眼前节 OCT 影像中显示为角膜内皮上的高反射沉积物（白箭）

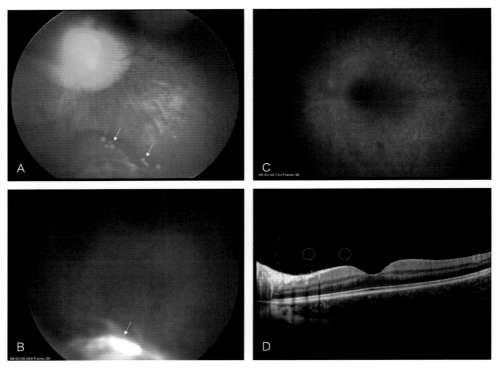

▲ 图 37-2 **A.** 6 岁男孩的眼底照相；**B.** 巩膜凹陷呈雪球状，荧光素血管造影显示巩膜凹陷的雪球状处和雪堤样改变处有渗漏；**C.** 荧光素血管造影中黄斑区未见渗漏；**D. OCT** 影像显示中央凹处无黄斑水肿，但有少量高反射的玻璃体混浊（圆圈所示）

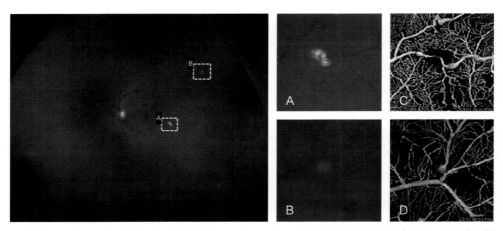

▲ 图 37-3 **7** 岁男孩的肉芽肿性全葡萄膜炎（**A** 和 **B**）中，光学相干断层扫描血管造影显示视网膜血管丛中动脉瘤部位的缺血区（**C** 和 **D**）

可监测血管周厚度。视网膜神经纤维层厚度变化是检测视盘水肿或萎缩的敏感指标（图 37-8），上覆的玻璃体细胞也是炎症标志物（图 37-2）。目前有研究进一步发展深化 OCT 技术[8]从而来对前房细胞、玻璃体混浊、视网膜血管渗漏和视网膜脉络膜浸润的标志物进行自动成像。OCT 血管造影可以对 CME 和视网膜血管炎相关的微血管毛细血管水平血流异常情况进行评估，多见于大血管炎性浸润邻近区域（图 37-3）。

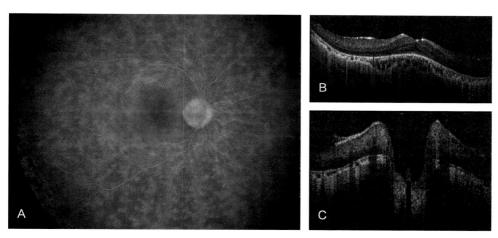

▲ 图 37-4　**A.** 疑为白塞综合征的 **5** 岁女孩的荧光素血管造影显示血管周围有弥漫性的渗漏；**B.OCT** 显示没有黄斑囊样水肿，但有一层膜覆盖在视网膜上；**C.** 因患者在接受免疫调节治疗之前，频繁注射眼周类固醇而导致类固醇性青光眼；**OCT** 影像显示一个扩大的杯状改变

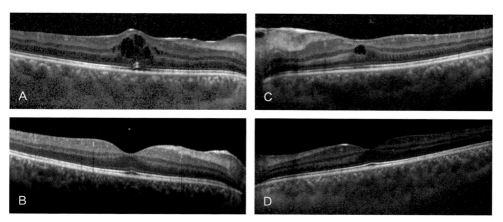

▲ 图 37-5　**10** 岁男孩的连续光学相干断层扫描显示局灶性囊状黄斑水肿，双眼均有囊状间隙（**A** 和 **C**），右眼有视网膜下积液（**A**），都是可治疗的；治疗之后，视网膜正常层状结构恢复，视网膜内层无组织破坏

五、辅助检查

应进行实验室检测和影像检查以排除相关的系统性或感染性原因。典型的检测包括：①全血细胞计数和胸片检查以鉴别结节病和肺结核；②血清血管紧张素转换酶检查以鉴别结节病，尽管这种酶通常在儿童中升高；③抗核抗体检测以鉴别幼年特发性关节炎；④通过皮肤或血清进行结核病测试；⑤采用梅毒螺旋体单克隆抗体、荧光素螺旋体抗体吸收试验及快速血浆反应素检测梅毒；⑥尿微球蛋白 b2 水平以鉴别肾小管间质性肾炎葡萄膜炎综合征；然而肾活检才是诊断间质性肾炎的金标准；⑦用人类白细胞抗原 B51 来检测白塞综合征。

六、治疗

治疗方案的选择取决于炎症的严重程度，局部皮质类固醇包括眼周或眼内类固醇，缓释地塞米松或氟西诺酮内酯植入物，常作为眼前段炎症的一线治疗药物，可与全身性类固醇合用。在需要长期应用全身类固醇的情况下，通常与小儿风湿病的治疗相结合。葡萄膜炎的常见并发症，如白内障和药物难以控制的青光眼，需要手术治疗。视网膜缺血区域可能需要视网膜光凝治疗，玻璃体切割术可用于玻璃体积血或牵引性视网膜脱离。而患者如有弱视，治疗需要与本型疾病同时进行。疾病的早期诊断和炎症的严格控制可显著减少危及视力的继发性并发症。

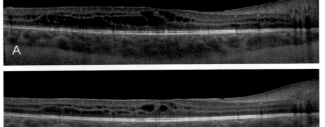
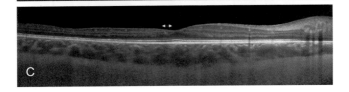

◀ 图 37-6　16 岁女孩的连续光学相干断层扫描显示中间型葡萄膜炎表现为弥漫性囊状黄斑水肿，囊状间隙（**A**），在缓解后（**B**），最终恢复后（**C**）；恢复期内、外丛状层持续变薄，视网膜内层至中央凹有一小块组织结构持续紊乱（白箭）

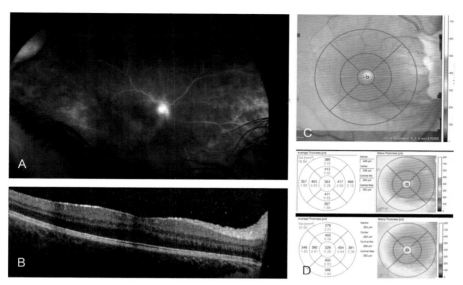

▲ 图 37-7　A. 5 岁男孩的荧光素血管造影显示中间型葡萄膜炎中视盘和血管周围有渗漏；B. OCT 显示无黄斑囊样水肿的征象，没有囊样的增厚；C. 以颜色来代表厚度的视网膜厚度地图可以更直观地展现增厚的情况；D. 系列 OCT 扫描联系视网膜厚度图可以检测治疗情况，因为可以发现一些中央凹 B 扫描中看不到的解剖变化

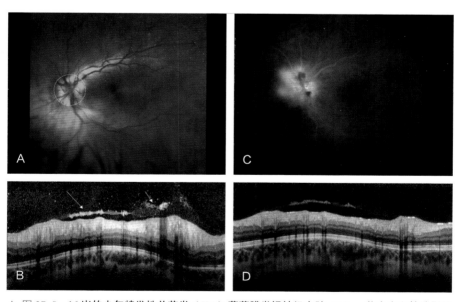

▲ 图 37-8　16 岁的少年特发性关节炎（JIA）葡萄膜炎视神经水肿（A），荧光素血管造影显示视盘渗漏（FA）（C）；光学相干断层扫描在视神经周围的乳头周围（对应图 A 中的白虚点圈）显示视网膜神经纤维层（B）增厚，覆盖的高反射性玻璃体混浊物（白箭）与炎症细胞一致；治疗后，视盘水肿（D）和覆盖的玻璃体混浊消失

第 38 章

Vogt-Koyanagi Harada 综合征
Vogt-Koyanagi Harada Syndrome

Dilraj S. Grewal　著

钟　菁　译

一、概述

Vogt-Koyanagi-Harada 综合征（VKH 综合征）是一种慢性、双侧、肉芽肿性全葡萄膜炎，常见渗出性视网膜脱离，与脊髓灰质炎、白癜风、脱发、中枢神经系统（CNS）和听觉等症状有关。大约 3% 的 VKH 综合征病例出现在 16岁以下的患者[1]。尽管 VKH 综合征的确切病因尚不清楚，有证据表明它涉及一个 T 淋巴细胞介导的针对黑素细胞酪氨酸酶相关蛋白的自身免疫过程，这些蛋白存在于葡萄膜、视网膜和软脑膜中[2, 3]。儿童 VKH 综合征比成人更具侵袭性，在慢性复发期，白内障（高达 61.5%）、青光眼（高达 46%）和脉络膜新生血管膜（高达 54%）[4]的发病率较高。如果在急性期未经治疗或治疗不当，VKH 综合征可发展为广泛的大泡状视网膜脱离，并伴有脉络膜脱离和眼前段炎症，伴有严重的虹膜后粘连和虹膜肿胀。

二、与大脑的联系

VKH 综合征是一种多系统疾病，可能首先表现为葡萄膜炎。中枢神经系统症状有脑膜炎、头痛、耳鸣和无菌性脑膜炎[2]。脑磁共振成像（MRI）显示豆状核和丘脑动脉区域存在缺血性病变[5]。如未见脑膜炎及耳鸣等症状，脑脊液（CSF）上的多胞菌检查是确定神经系统受累的金标准。尽管儿童的早期症状通常是视觉障碍，但神经和听觉症状通常是前驱期脑膜受累的第一信号。VKH 综合征的诊断需要既往无外伤、手术或其他眼部疾病，同时无双侧眼部受累、神经或听觉表现及皮肤表现（脱发、脊髓灰质炎或白癜风）[6]。

三、临床特点

眼底脱色素可能导致特征性的"晚霞"样眼底。此外，在脉络膜视网膜萎缩区域可能出现多个边界清晰的黄色点状萎缩灶。

临床过程分为 4 个阶段，即前驱期（持续 3～5 天）、急性葡萄膜炎期（持续几周）、慢性期和慢性复发期（可能持续数月甚至数年）。在后 3 个阶段，特别是在慢性和慢性复发阶段，在视网膜周围可能不断出现体积较小的孤立Dalen-Fuchs 结节，呈淡黄色半球状。

四、OCT 特点

在急性期，光学相干断层扫描（OCT）显示脉络膜增厚，视网膜色素上皮（RPE）波动，视网膜下积液，椭圆体带（EZ）正常反射率丧失。晚期 VKH 综合征可发展为 RPE 萎缩、EZ 丢失、外界膜（ELM）丢失、外核层（ONL）丢失和脉络膜变薄。治疗的目的是防止进展到晚期。全身应用皮质类固醇可解决渗出性视网膜脱离和改善视网膜下积液，以及同时减少玻璃体内炎性细胞。脉络膜厚度和脉络膜重塑减少（图 38-1），RPE 波动和视网膜厚度减少，EZ 和ELM 反射率恢复[7,8]。

五、辅助检查

荧光素血管造影（FA）可显示渗漏，而吲哚菁绿血管造影（ICG）可显示脉络膜下多灶性暗斑（图 38-2）。这些特征表现持续到血管造影的后期。Dalen-Fuchs 结节在 ICG 血管造影上也显示低信号。

六、治疗

VKH 综合征的治疗目的是通过早期和积极使用全身皮质类固醇来抑制最初

的眼内炎症，缓慢减量，并可能过渡到保留类固醇的免疫调节疗法。及时积极地治疗干预可以缩短病程，防止进展到慢性阶段，防止严重的眼部并发症，并可减少眼外受累症状的发生[1,4]。

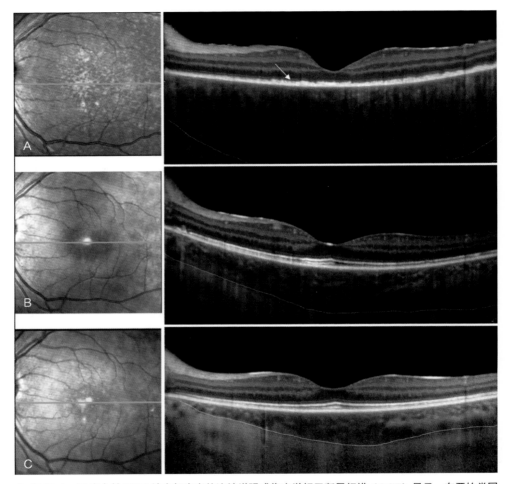

▲ 图 38-1　14 岁女性 VKH 综合征患者的连续增强成像光学相干断层扫描（OCT）显示，在开始类固醇治疗和过渡到免疫调节治疗后，脉络膜厚度（后缘以白虚线表示）逐渐减少；椭圆体带（EZ）有斑片状丢失（A，白箭）和近红外图像上相应的白色变色；经治疗后，EZ 的反射率和近红外图像逐渐恢复

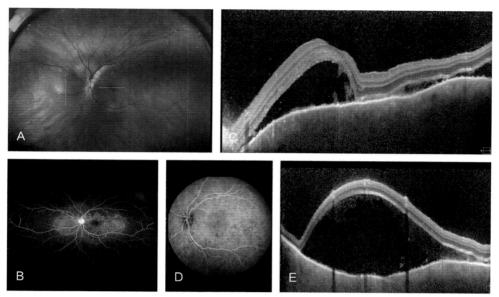

▲ 图 38-2　**A. 17 岁女性 VKH** 综合征患者的眼底照片显示急性期伴有多灶性浆液性视网膜脱离；**B.** 荧光素血管造影显示与浆液性视网膜脱离相对应的多个弥漫性大面积强荧光，以及视神经处的多个强荧光区域；**C.** 通过黄斑区光学相干断层扫描（对应彩色照片上水平白虚线）显示视网膜色素上皮（**RPE**）波动，脉络膜增厚，脉络膜高反射点，以及椭圆体带的反射率下降；**D.** 吲哚菁绿血管造影（**ICG**）显示后极有多个弱荧光黑斑；**E.** 视神经鼻侧的浆液性视网膜脱离区可见类似的表现（对应彩色照片上垂直的虚线白箭）

第 39 章

炎性和特发性脉络膜新生血管
Inflammatory and Idiopathic Choroidal Neovascularization

Dilraj S. Grewal　Cynthia A. Toth　著

钟　菁　译

一、概述

脉络膜新生血管膜（CNVM）是一种罕见但有潜在威胁儿童视力的疾病，其特征是起源于脉络膜的新生血管通过 Bruch 膜破裂进入视网膜下色素上皮（sub-RPE）或视网膜下间隙而生长的新血管。CNVM 可能是特发性的，也可能是创伤（第 43 和 44 章）、视盘疣（第 69 章）或炎性和继发性小儿感染及全葡萄膜炎的并发症[1]。新生血管的增殖是对慢性炎症及炎症细胞因子和血管内皮生长因子（VEGF）产生的反应。切除的小儿 CNVM 的组织病理学检查已明确显示，最常见的成分是 RPE、纤维细胞、血管内皮和胶原蛋白[2]。对潜在原因的诊断很重要，因为在特发性病例中，在开始抗炎类固醇疗法或开始非标记性使用抗 VEGF 之前，必须先排除感染原因。

二、与大脑的联系

虽然 CNVM 与大脑异常之间没有直接的联系，但在葡萄膜炎中，CNVM 可能预示着更具侵袭性和活动性的疾病，并需要根据潜在的病因进行适当的神经监测。

三、临床特点

CNVM 可能位于黄斑区、中央凹、近中央凹区或中央凹外区，或者在毛细血管周围区，其中病变位于中央凹下的患者视觉预后最差。检查时，视网膜下有淡黄色或灰色的病变，常伴有视网膜下出血和视网膜内及视网膜下积液。随着时间的推移，尤其是如果治疗不当，这可能会发展成纤维化瘢痕组织和 RPE 增生引起的色素沉着。儿童的钙化程度和 Bruch 膜增厚程度与成人不同，并且儿童特发性炎症性 CNVM，Bruch 膜通常有一个单独的破裂，这与成人中破裂的多个部位不同[2-6]。这可能是儿童 CNVM 自发性消退率高的原因之一。

四、OCT 特点

光学相干断层扫描（OCT）显示视网膜厚度随视网膜内液、视网膜下液或两者同时存在而增加（图 39-1 至图 39-4）。视网膜下存在高活性物质，这可能与经典的 2 型 CNVM 和（或）纤维血管色素上皮层脱离有关，后者更典型的是 1 型病变。在具有脉络膜炎症的疾病（如点状内层脉络膜病变）中，当 CNVM 处于活动期时，通常伴有脉络膜增厚，并通过治疗后脉络膜厚度降低（图 39-2）。连续 OCT 可以监测治疗效应、感光细胞丢失或椭圆体带（EZ）或外界膜（ELM）的缺失，这可能表明视觉功能的局部丧失。OCT 血管造影（OCTA）能够进行解剖分层以量化 CNVM 尺寸，提供血流叠加信息并确定 CNVM 相对于 RPE 的位置（图 39-3）[7]。

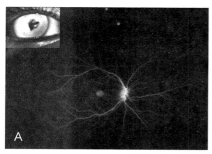
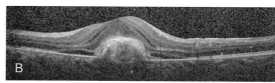
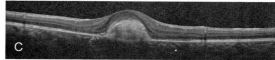

▲ 图 39-1　**A.** 荧光素血管造影显示 **8** 岁患有肉芽肿性葡萄膜炎的女孩眼底，可见血管周围渗漏、典型的中心静脉旁渗漏和视盘强荧光；**B.** 通过中央凹的光学相干断层扫描显示活跃的脉络膜新生血管膜与视网膜下高反射物质和视网膜下液体；**C.** 在单次抗血管内皮生长因子注射联合泼尼松治疗并过渡到类固醇免疫调节治疗（阿达木单抗）后，视网膜下液体消失，视网膜下高反射物质固结；纤维化病变仍持续存在，这可能会长期影响视力；图 A 显示广泛的后粘连限制了临床检查的视野，在这种情况下，**OCT** 检查仍然可以获得高质量的广域 **FA** 和 **OCT** 图像，这对于临床干预治疗的方案制订至关重要

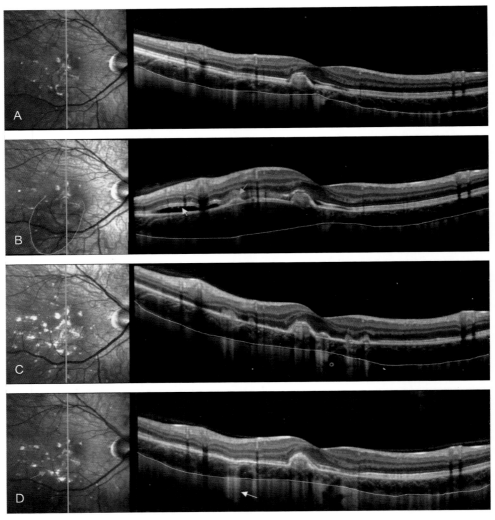

▲ 图 39-2　一名 15 岁女孩患点状内层脉络膜病变

A. 顺序增强深度光学相干断层扫描最初表现为脉络膜新生血管膜无活动性，脉络膜厚度正常（译者注：原著图注有误，已修改）；B. 随后患者出现 CNVM 复发，近红外图像上的低反射区（黄虚线）显示视网膜下液的范围；CNVM 下方脉络膜增厚（白虚线），伴有视网膜下液（黄箭）和视网膜下高反射物质（橙箭）；C. 经抗血管内皮生长因子（VEGF）、类固醇治疗和免疫调节治疗后，视网膜下液渐渐消退，视网膜下高反射物质和脉络膜厚度逐渐恢复；D. 当 CNVM 静止后，近红外图像上的高反射点（红箭）有所改善，外界膜和椭圆体带部分恢复，尽管液体减少和脉络膜厚度回归正常，视网膜色素上皮小面积持续性萎缩与增加的高反射相一致（白箭）

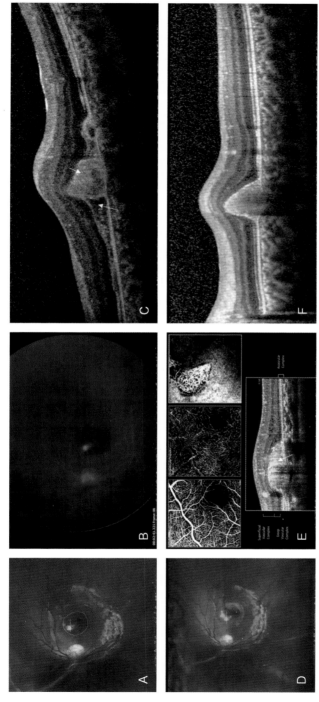

▲ 图 39-3　A. 彩色眼底照相示一名 5 岁女孩患有特发性全葡萄膜炎、脉络膜新生血管膜（CNVM）伴视网膜下出血（虚线区域）；B. 荧光素血管造影显示 CNVM 渗漏，血管被视网膜下出血阻塞；C. 穿过图 A 中白虚线对应区域的光学相干断层扫描显示视网膜下高反射物质（白箭）和视网膜下积液（黄箭）；D. 经抗血管内皮生长因子、类固醇治疗和免疫调节治疗后，视网膜下出血、视网膜下积液和视网膜下高反射物质（F）有消退；E. OCT 血管造影在此处显示一个正常的浅表层和深层血管复合体（红和蓝范围框）、外丛状层和血管复合体之间的无血管层（黄范围框），在结构性 OCT（白框）上叠加 OCTA（黄箭）血流，表明有大量血流通过病灶（白箭突出显示了黄斑点流量信号）

181

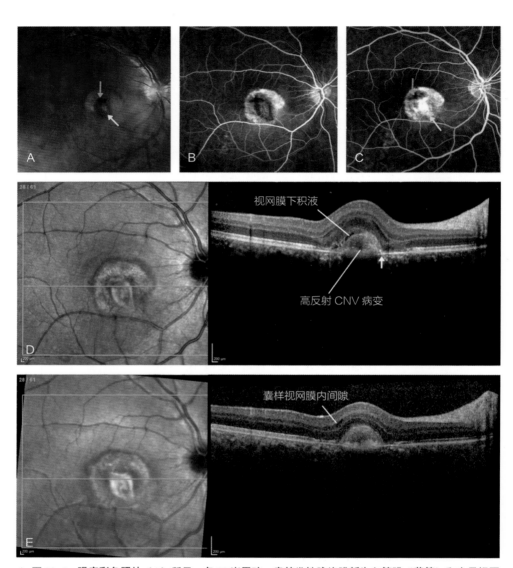

▲ 图 39-4　眼底彩色照片（A）所示一名 10 岁男孩，患特发性脉络膜新生血管膜（黄箭）和少量视网膜下出血（红箭）；未发现潜在的玻璃体炎或脉络膜视网膜病变迹象，视力为 20/1250；早期（B）和晚期（C）的荧光素血管造影显示环周染色伴迟发 CNVM 渗漏，以及邻近视网膜下出血。被荧光阻断；OCT 图像（C）显示视网膜色素上皮层（RPE）高反射性病变，边缘不清，升高的 RPE 用白箭表示；视网膜下也有覆盖的液体；如 OCT（D）所示，经抗血管内皮生长因子注射治疗后，CNV 病变似乎没有活动性，视网膜下液体已经消退，但仍有极小的囊样视网膜内间隙残留；高反射性 CNVM 病变也更顽固，边缘更锐利；视力提高到 20/20

五、辅助检查

荧光素血管造影（FA，图 39-1 和图 39-3）和吲哚菁绿血管造影（ICGA）显示渗漏，并提示 CNVM 的 "经典" 外观。OCTA 也可以对 CNVM 进行识别和潜在的追踪，在临床由于幼儿配合度和医生从性较低，获得高质量的扫描和固定检查体位可能是很困难的。

六、治疗

VKH 最常用的治疗方法是抗血管内皮生长因子注射，其次是光动力疗法（PDT），手术切除应用很少，但有时与类固醇疗法联合治疗特发性 CNVM 和炎症性 CNVM，上述方法通常与类固醇或其他免疫调节疗法联合使用。目前用于炎症患者的一线免疫调节疗法还没有达成共识。辅助性局部类固醇，如亚烯醇曲安奈德，是一个很有意义的选择，但需要仔细监测不良反应，如白内障和青光眼。抗血管内皮生长因子注射可以使 CNVM 迅速消退，并通过免疫调节疗法治疗潜在的炎症性疾病。一般来说，儿童炎症性 CNVM 不需要与成人相同频率的抗 VEGF 治疗，因为一旦潜在的炎症过程得到控制，CNVM 通常会减少抗 VEGF 注射。必须认识到 VEGF 在正常血管生成、调节血管通透性和维持血脑屏障方面具有重要作用，尽管目前还没有儿童使用抗 VEGF 药的不良事件报道。在幼童的临床治疗中，长期抑制 VEGF 功能引起的相关后果和临床转归，有待进一步评估[8]。

外伤和视网膜脱离
Trauma and Retial Detachment

第 40 章

非意外性创伤
Nonaccidental Trauma

Wenlan Zhang　Lejla Vajzovic　著
徐曼薇　译

一、概述

非意外性创伤（NAT）或虐待性头部创伤，以前称为摇晃婴儿综合征，发生在儿童头部创伤的情况下[1-3]。它发生在 5 岁以下的婴儿或儿童中，当时有剧烈的晃动或突然的撞击，并伴有快速加减速导致眼部受伤，最容易在眼后段出现[1,3]。眼部检查结果可能会在 30%～40% 的儿童受伤者中体现出来[1]。

二、与大脑的联系

在具有视网膜表现的 NAT 病例中，外伤和脑外伤很常见，可能包括硬膜外、硬膜下、蛛网膜下腔、脑室内和实质内出血[1,2]。可能存在颅骨骨折、皮质挫伤、恶性脑水肿、弥漫性轴索损伤[1,2]。头部创伤的主要神经系统表现包括意识改变、癫痫发作和发育迟缓[1,2]。此外，视网膜和神经系统缺血均可能发生[4]。

三、临床特点

最常见的检查结果包括发生在视网膜、视网膜内和视网膜下间隙的多层视网膜出血，发生在 60%～85% 的非意外性头部损伤中（图 40-1）。双眼的出血一直延伸到锯齿缘，这使医生想到外伤史。可出现玻璃体积血和棉绒斑，还可发生牵引性视网膜脱离、视网膜劈裂、视网膜皱褶、黄斑裂孔和视网膜缺血。

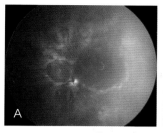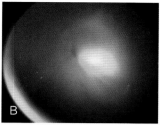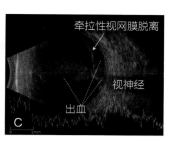

▲ 图 40-1 7 周龄婴儿的左眼眼底照相

A. 出现大量视网膜前、视网膜内和视网膜下出血；B. 3 个月后出现玻璃体积血，使神经和黄斑的视野模糊看不清；C. 眼部 B 超显示为鼻侧牵拉性视网膜脱离

四、OCT 特点

手持式光学相干断层扫描（OCT）检查对儿童 NAT 来说是必不可少的 [5,6]。NAT 中的 OCT 表现可能包括后玻璃体的局灶性分离，眼底 / 视网膜前、视网膜内［如亚内界膜（ILM）］和（或）视网膜下出血。此外，在视网膜脱离的情况下，可观察到多层视网膜劈裂症，中央凹结构破裂（包括全层黄斑裂孔或假裂孔）6 和视网膜下积液（图 40-2）。视网膜内增厚和高反射性与急性视网膜缺血也可能存在(图 40-2)。在浅视网膜环的位置显示了视网膜的外部和内部视网膜褶皱，有时被发现围绕着黄斑 [5]。OCT 成像也有助于在玻璃体切割术后立即区分视网膜病变（如部分或全层黄斑裂孔）[5,6]。

五、辅助检查

在处理非意外性创伤的儿童时，必须采取多学科方法。全面而有针对性的体检很重要。应详细询问病史，如意外创伤、病理性骨病、血液病和凝血障碍等 [1-3]。但是，由于头部创伤对儿童造成毁灭性后果（25%～30% 的受害者死亡，只有 15% 的人存活而没有后遗症），因此评估脑损伤、呼吸损伤和骨骼损伤非常重要 [1,2]。当观察到眼科检查结果时，应通过眼底照相记录。

六、治疗

及早识别和确定受害者是关键，社会服务和儿童保护服务部门应立即介入。

如果发生玻璃体积血和视网膜脱离，玻璃体切割术可能是必要的。幸存者可能需要长期的视觉和视神经损伤治疗和康复。

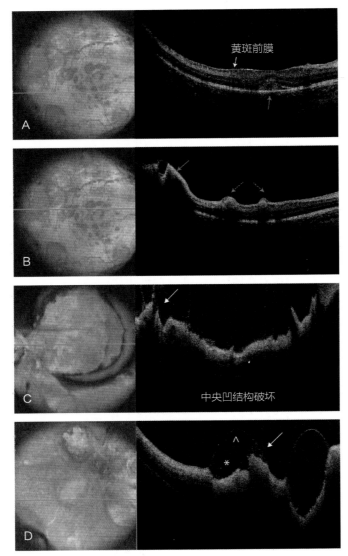

▲ 图 40-2　NAT 婴儿右眼（**A** 和 **B**）和左眼（**C** 和 **D**）的红外图像和光学相干断层扫描；红箭所示，出血表现为高反射，并呈多层分布：视网膜前或内界膜下（**B**）、视网膜内（**B**，虚线箭）和视网膜下（**A**）；OCT 显示由于后玻璃体积血性分离和（或）视网膜内界膜（**ILM**）出血性分离而引起视网膜隆起的多个牵拉区域（**B** 至 **D**，白箭），这两个过程在左眼最明显 / 可区分（**D**，玻璃体脱离和内界膜分离）；与右眼（**A** 和 **B**）视网膜层次明显不同，左眼（**C** 和 **D**）视网膜内层增厚和高反射，神经节细胞层消失，显示广泛的视网膜缺血；双眼出血和左眼视网膜内层阴影，会导致难以评估外层视网膜的局部或广泛区域

第 41 章

眼外伤
Ocular Injury

Wenlan Zhang　Lejla Vajzovic　著

徐曼薇　译

一、概述

穿透性和非穿透性眼外伤均可导致眼球开放性或闭合性损伤,其后段病理改变多种多样。这类患者必须仔细检查眼球和眼眶。

二、与大脑的联系

虽然头部外伤可能发生在导致眼外伤的损伤中,但独立的眼外伤通常与神经系统表现无关。

三、临床特点

开放性眼球外伤可能导致玻璃体积血、视网膜裂孔、视网膜脱离或残留眼内异物(图 41-1)[1,2]。闭合性眼球损伤可能导致各种不同程度的出血(第 40 章)、黄斑裂孔(第 42 章)、视网膜震荡、脉络膜破裂、巩膜(第 43 章)或视网膜脱离(第 45 章)[1,2]。

四、OCT 特点

前段和后段 OCT 成像有助于鉴别钝性或穿透性损伤相关的各种特征。前段 OCT 有助于识别房角后退（图 41-2）、周边前粘连、瞳孔闭锁、虹膜根部离断、睫状体脱离。后段 OCT 可显示视网膜下液的存在，有助于区分视网膜劈裂症和视网膜脱离（第 45 章）。OCT 可用于鉴别外伤性黄斑裂孔（第 42 章）和外伤性外视网膜损伤，如脉络膜破裂和视网膜震荡（第 43 章）。视网膜外层的破坏往往是视力预后不良的预兆 [1]。因此 OCT 有助于患者的指导和预后讨论。OCT 在严重的眼前段外伤、白内障、玻璃体积血或大范围视网膜内出血的情况

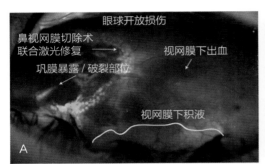
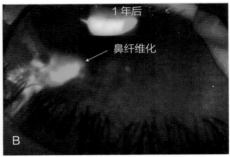
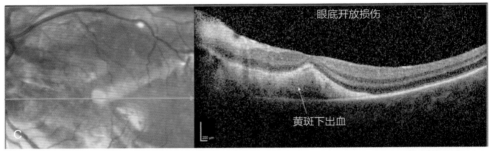
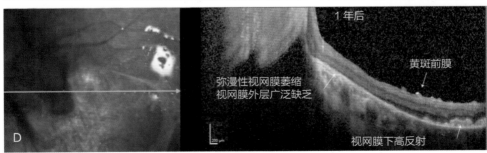

▲ 图 41-1　在光学相干断层扫描（C）上，一名 14 岁男孩，患有开放性眼球损伤（由气枪打中的小金属球所致，又称 BB），OCT 提示鼻下破裂部位（A）和高反射性黄斑下出血（C），并对其进行了经鼻视网膜切除术联合激光修复复视网膜脱离手术；术后 1 年的眼底照相示后极部贴附伴有鼻侧纤维化和硅油填充物（B）；术后 1 年 OCT 显示视网膜外层广泛缺失、视网膜萎缩、视网膜前膜、视网膜前和视网膜下高反射物质（D）与纤维膜一致；升高的鼻侧组织遮挡脉络膜和巩膜，在 B 超扫描上可见"翻转伪影"

下意义不大。但是，OCT 可能有助于区分轻度出血，比如位置在玻璃体下、视网膜内和视网膜下。特别是非意外性创伤（NAT）后的眼睛通常在各层都有出血，在这些情况下，OCT 可以帮助记录下来（第 40 章）。

五、辅助检查

计算机断层扫描（CT）对可疑的开放性眼球损伤或延伸至眼眶的损伤有帮助。B 超检查可能还有助于评估球后情况，特别是在玻璃体积血眼后段窥不清的情况下。

六、治疗

定期随访对监测外伤后遗症治疗是必要的，预防进一步眼外伤的发生同样重要。眼外伤后应注意戴防护眼镜和聚碳酸酯眼镜。

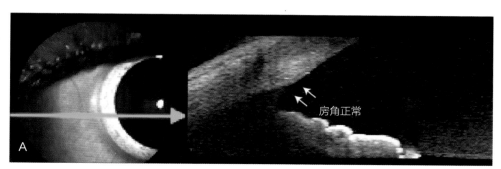

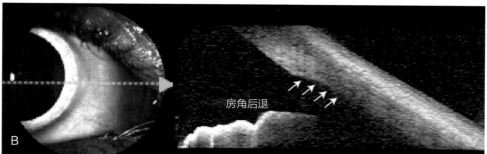

▲ 图 41-2　14 岁男性伴钝性眼外伤（**A** 和 **B**）前段光学相干断层扫描（**OCT**）示，鼻侧房角后退，颞侧房角正常；**OCT** 提供了房角结构的记录以便随时监测患者情况；**OCT** 图像质量受虹膜根部和睫状体位置的限制

第 42 章

外伤性黄斑裂孔
Traumatic Macular Hole

Wenlan Zhang　　Lejla Vajzovic　著
张丽娟　译

一、概述

钝性眼外伤后可能会出现全层黄斑裂孔，其发生率为 1%～9%[1-3]。钝性力被认为是通过突然的眼球压迫传递到黄斑部，导致中央凹"破裂"或挫伤后的改变，并伴有囊样变性和前后玻璃体视网膜牵引[2]。非外伤性全层和板层黄斑裂孔也被报道。

二、与大脑的联系

脑外伤与单纯的钝性眼外伤和黄斑裂孔无关，但应询问头部损伤的程度。非意外性创伤与脑损伤有关。

三、临床特点

伴有视物变形症或中央暗点的视力范围可能从 20/40 到 20/400，但如果出现其他外伤性可能，视力可能会更差。病变表现为黄斑中心可见一个全层、轮廓清晰的洞。全层黄斑裂孔可能与脉络膜破裂、视网膜内和视网膜下出血，以及视网膜脱离有关[3]。在非意外性创伤中，黄斑裂孔可能会因玻璃体、视网膜前或内界膜（ILM）的出血所掩盖（见第 40 章）。

四、OCT 特点

光学相干断层扫描（OCT）是诊断和监测外伤性黄斑裂孔的关键[2-4]。OCT 可以区分各种板层裂孔（视网膜内层和外层裂孔）和全层裂孔[2, 3]。与特发性全层黄斑裂孔相比，外伤性黄斑裂孔的基底直径更大，外观更偏心或呈椭圆形，并且外观圆形程度更低[2] 可能有视网膜下液、视网膜内囊性改变或视网膜前膜[2]。常可见相关的视网膜外萎缩，玻璃体经常附着在这些地方（图 42-1）[2]。

OCT 评估尤其重要，因为 OCT 决定的几个参数：直径较小的孔、后部玻璃体完整和视网膜内囊肿较少的孔与自发性闭合率高相关[4]。根据理论，自发性闭合是由于年轻患者的胶质细胞、ILM 或形成的玻璃体凝胶桥接所致[2, 4-7]。

在非意外性创伤中，OCT 有助于区分玻璃体积血和黄斑出血时的板层孔与全层孔（非意外性创伤，见第 40 章）。

五、辅助检查

在外伤病例中，还应进行仔细检查，以排除周围视网膜病变。

六、治疗

据报道，小儿外伤性黄斑裂孔的自发性闭合在外伤后 2 周至 12 个月内发生率很高（图 42-1）[1-3, 7]。Mitamura 等报道 11 例中有 6 例自发性闭合[7]。尽管尚无关于等待自发性闭合的时间的共识，但有人建议在 6 个月内进行密切的随访[1, 2, 4-8]。虽然外伤性黄斑裂孔闭合术在术前局部使用非甾体抗炎药后已有报道[2, 9]，但迄今为止，相关信息非常有限。

对于未闭合的裂孔或在随访中似乎正在恶化的裂孔，治疗方法为玻璃体切割术[2, 10]。值得注意的是，儿童患者的黏附玻璃体使玻璃体切割术比成人外伤性黄斑裂孔患者更具挑战性。在这种情况下，是否使用如 ILM 剥离或 ILM 瓣、自体富含血浆的纤溶酶、眼内气体或硅油填塞术等辅助手术仍存在争议。

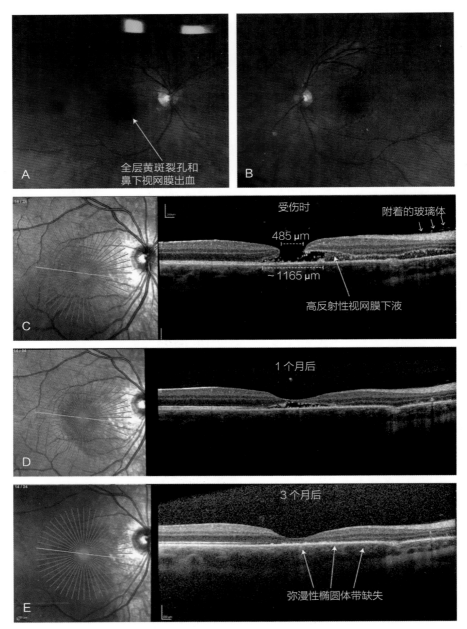

▲ 图 42-1 **15 岁男性被棒球击中右眼，导致外伤性全层黄斑裂孔和邻近的鼻下视网膜出血**，最佳矫正视力（**A**）为 **20/320-2**，左眼眼底（**B**）正常；光学相干断层扫描显示一较大的黄斑全层裂孔，内有点状高反射物和鼻侧高反射性视网膜下液（**C**）；受伤后 **1** 个月该孔自发闭合，视网膜组织桥接，鼻侧视网膜下液减少，视网膜外层破坏（**D**）；受伤后 **3** 个月，裂孔仍闭合，溶解区内有弥漫性椭圆体带和交错区缺失（**E**）；视野提高到 **20/160**

第 43 章

视网膜震荡、脉络膜破裂和弹伤性脉络膜视网膜炎

Commotio Retinae, Choroidal Rupture, and Sclopetaria

Wenlan Zhang　Lejla Vajzovic　著

张丽娟　译

一、概述

视网膜震荡、脉络膜破裂和弹伤性脉络膜视网膜炎是眼球钝性损伤的常见后遗症[1]。

二、与大脑的联系

暂无。

三、临床特点

视网膜震荡以深部视网膜混浊为特征，范围从轻微的视网膜下变白到广泛的视网膜混浊。视网膜变白可能是由于光感受器外片段的剪切引起的[1,2]。这会导致细胞内和细胞外水肿，以及视网膜透明度的丧失。视网膜变白是短暂的，并且随着时间的推移会消退。当上述情况发生在黄斑区时，视力会受到影响，但是随着视网膜变白的恢复，视力通常会改善[2]。然而，在严重视网膜震荡的情况下，视力可能永远无法完全恢复，因为受影响的区域被视网膜色素上皮（RPE）斑点或视网膜内色素所取代[2]。

脉络膜破裂是脉络膜、Bruch 膜和 RPE 层的撕裂，而巩膜和视网膜保持完整[1]。表现为与视盘同心的色素减退性曲线病变（图 43-1）。急性期，其常发

生视网膜下出血，这是由于外伤的脉络膜毛细血管破裂引起[3]。脉络膜破裂通常在受伤后的最初几周内形成胶质样瘢痕[3]。

弹伤性脉络膜视网膜炎是眼外伤的一种罕见的情况，是脉络膜和视网膜破裂，下巩膜完整。临床上，眼底以视网膜、RPE、Bruch 膜及脉络膜缺失为特征，常伴有玻璃体积血、视网膜内及视网膜下出血（图 43-2）[1,4]。

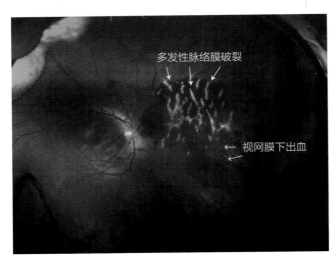

◀ 图 43-1　一名 14 岁男孩右眼在闭合性彩弹射击后受伤并伴有多发性脉络膜破裂和视网膜下出血的广角眼底照相

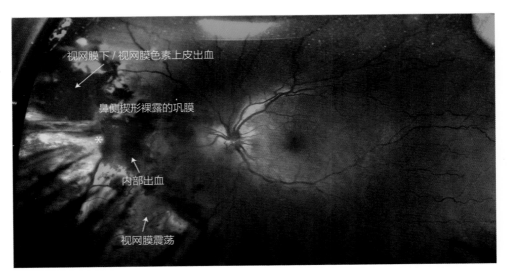

▲ 图 43-2　一名 16 岁男孩彩弹击伤后左眼的广角眼底照片；可见广泛的视网膜下、视网膜内、视网膜前出血和玻璃体积血，伴有鼻侧楔形裸露的巩膜和与巩膜伤口一致的邻近视网膜破裂；光学相干断层扫描的图像采集往往受到出血或周围位置超出传统 OCT 检查范围的限制

四、OCT 特点

光学相干断层扫描（OCT）有助于预测视网膜震荡患者的视觉预后，尽管其结果可能有所不同[2]。椭圆体带可能存在孤立的高反射率，或者光感受器外段所占据的低反射空间的缺失。相邻视网膜层也可能发生变化[2]。其他可能的 OCT 改变包括视锥细胞外段尖端的低反射率，椭圆体带和外界膜的破坏（图43-3）[2]。累及多个视网膜层的眼睛的最终视力较差[2]。

在脉络膜破裂的眼睛中，也可能会发现震荡伤。OCT 上脉络膜破裂可表现为视网膜色素上皮（RPE）连续性缺失，RPE 层呈金字塔状或视网膜色素上皮毛细血管穹隆状突起（图 43-4A）[3]。脉络膜破裂也可能表现为 RPE 连续性的缺失，椭圆体带和外界膜相邻破裂，从而导致向后的凹形轮廓（图43-4B）[3]。

在急性弹伤性脉络膜视网膜炎中，由于出血阻碍了信号传输，OCT 的应用受到限制[4]。目前还没有公开发表的急性弹伤性脉络膜视网膜炎的 OCT 图像。眼外伤后 1 年的 OCT 表现为全层高反射性，从残留视网膜到全层脉络膜视网膜的过渡带为高反射率，这与临床检查中的纤维胶质病变相对应[4]。

五、辅助检查

在脉络膜破裂部位，眼底自发荧光可显示 RPE 丢失引起的弱荧光。无红光显像和 en face OCT 图像也会突出显示这一发现。在脉络膜破裂的眼睛中，破裂部位可能会有脉络膜新生血管形成的风险，荧光素血管造影有助于鉴别这些部位的晚期渗漏[1,3]。

六、治疗

目前尚无针对急性视网膜或脉络膜破裂的治疗方法[1]。幸运的是，黄斑以外病变通常是无症状的。视网膜震荡影响黄斑部可能导致一系列视觉缺陷，这取决于出现时视网膜层次的严重程度和数量[2]。随着时间的推移，监测脉络膜破裂的眼睛是很重要的，因为脉络膜新生血管膜可能会发展并需要治疗[1,3]。

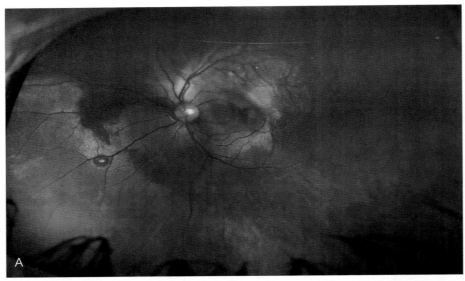

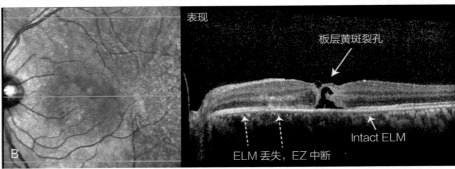

表现

板层黄斑裂孔

Intact ELM

ELM 丢失，EZ 中断

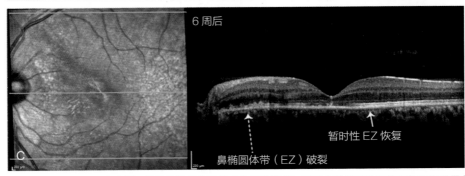

6 周后

暂时性 EZ 恢复

鼻椭圆体带（EZ）破裂

▲ 图 43-3　**A.** 一名 **19** 岁女性，钝性外伤后左眼的广角眼底照相，提示广泛的周边及黄斑部视网膜震荡；**B.** 初始光学相干断层扫描图像显示层状黄斑裂孔，椭圆体带鼻侧和颞侧高反射率，以及内外节段之间的间隙丢失；与颞侧相比，鼻侧视网膜外层的破坏更为广泛；鼻侧视网膜椭圆体带不规则和外界膜的清晰度丧失；**C. 6** 周后的 **OCT** 图像显示颞侧椭圆体带更清晰，提示颞侧光感受器恢复（小实箭）；鼻外视网膜仍然是杂乱的（虚箭）

EZ. 椭圆体带；ELM. 外界膜

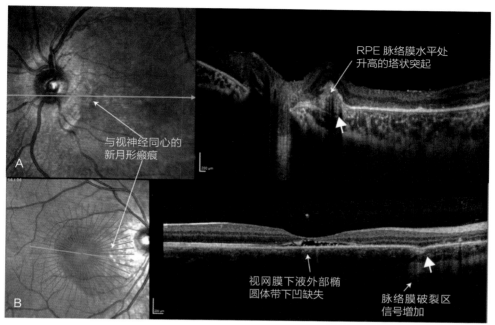

▲ 图 43-4　**A.** 一名 **9** 岁男性的左眼光学相干断层扫描图像，既往 **2** 个月前因 **BB** 枪而致钝伤；红外增强图像显示在横截面 **B** 扫描上毛细血管周围有一个新月形瘢痕，该瘢痕对应于视网膜色素上皮的连续性丧失，伴有通过脉络膜破裂（箭头），在 **RPE** 脉络膜水平处有升高的塔状突起（纤维化与堆积的 **RPE**）；**B.** 钝伤后 **15** 岁男孩右眼的 **OCT**，en face OCT 图像显示与视神经同心的乳头状瘢痕，在横截面 **B** 扫描上，这对应于 **RPE** 的连续性丧失，导致向后的凹陷；也有视网膜下液伴外层视网膜萎缩

第 44 章

视网膜激光损伤
Retinal Laser Injury

Glenn Yiu 著

张雨晴 译

一、概述

眼部激光损伤可能由工业、实验室或商业用的各种类型的激光导致。但儿童特别容易受到娱乐性激光的损伤，这些激光可能是因为儿童对其没有防护措施所致[1]。眼睛的屈光结构将可见光聚焦在后极部，因此视网膜神经感觉层表面的辐照度被放大了5～6个数量级。尽管本能的保护反应，如瞬目反射和瞳孔收缩，可以减少潜在的眼部暴露，但是主要的保护方式是使儿童远离激光以防止误用。

二、与大脑的联系

不适用。

三、临床特点

激光引起视网膜损伤的类型取决于激光照射的类型（连续发射与脉冲发射、功率、波长等）和条件（距离、持续时间、入射角）。聚焦在视网膜较浅层的较低激光能量可能会导致视网膜血管损伤引起玻璃体积血、视网膜前出血（图44-1A和B）和视网膜内出血，而用于视网膜较深层的较高激光能量可能会导致脉络膜血管损伤引起视网膜下出血。在非人类灵长类动物的阈值研究中测得的脉络膜血管损伤的中位有效剂量（在 50% 的病例中产生病变所必需的能量水平）在 1.7~2.3mJ，视网膜血管的损伤的中位有效剂量小于 7μJ。根据美国国家标准协会（ANSI）建立的激光安全标准，这些数值可作为确定人体激光暴露限值的基础，称为最大允许暴露（MPE）限值。眼科激光，例如用于全视网膜光凝（PRP）的二极管或氩绿激光，在小儿玻璃体视网膜病变，例如早产儿视网膜病（ROP）和家族性渗出性玻璃体视网膜病变（FEVR）的治疗中的应用，会导致色素减退斑或脉络膜视网膜瘢痕。

四、OCT 特点

视网膜激光损伤的特征取决于激光损伤的类型和位置。聚焦在视网膜浅层的激光能量会导致视网膜血管损伤[2]。当一个 9 岁的男孩在玩 445nm 蓝色高功率 1250mW 娱乐性激光时，视网膜血管损伤引起了眼底或内界膜下（sub-ILM）出血。出血表现为视网膜表面的高反射集合，并伴有后部阴影（图 44-1C），即使是最小的视网膜损伤也可在激光损伤部位被检测到（图 44-1D）。激光能量聚焦到视网膜深层和视网膜色素上皮（RPE）可导致外层视网膜重点区域损伤，外界膜（ELM）、内段椭圆体带（EZ）和（或）交叉区（IZ）丢失，类似于在日光性视网膜病变中看到的损伤。最后，RPE 吸收的较高激光能量可能会导致 Bruch 膜破裂、出血和产生脉络膜新生血管（CNV），其特征在于如果发生渗出，会出现视网膜下和（或）RPE 下高反射物质或低反射囊腔。

五、辅助检查

荧光素血管造影可能显示视网膜出血时荧光遮蔽（图 44-1B），但如果发生 CNV，也可能显示渗漏引起的强荧光。眼底自发荧光可能显示 RPE 受损区域的低自发荧光。

六、治疗

视网膜层损伤的治疗取决于损伤的性质和视力损害的程度。如果发生玻璃体积血、视网膜前或视网膜内出血，可能仅仅对患者进行观察待出血自行吸收。如果发生大量的黄斑下出血，可能需要进行气体置换或视网膜下注射组织型纤溶酶原激活药（tPA）的黄斑下手术。CNV 的存在可能需要玻璃体内抗血管内皮生长因子（抗 VEGF）治疗。不涉及黄斑的视网膜损伤通常可以被保守地监测。

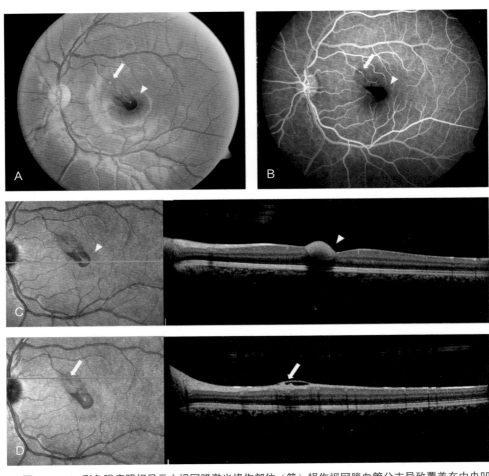

▲ 图 44-1　**A.** 彩色眼底照相显示由视网膜激光烧伤部位（箭）损伤视网膜血管分支导致覆盖在中央凹上的眼底或内界膜下出血（箭头）；**B.** 荧光素血管造影显示视网膜前出血的荧光遮蔽（箭头），激光烧伤部位没有强荧光渗漏（箭）；**C.** 谱域光学相干断层扫描图像与对应的红外视网膜图像，显示视网膜表面上的高反射性集合，后阴影（箭头）对应于图像 A 和 B 中所见的视网膜前出血；**D.** SD-OCT 图像和对应的红外视网膜图像，显示视网膜血管上推定的激光损伤部位（箭），导致图 A 至 C 中可见的眼底或内界膜下出血

第 45 章

视网膜脱离与增生性玻璃体视网膜病变
Retinal Detachment and Proliferative Vitreoretinopathy

Wenlan Zhang   Lejla Vajzovic   著

张雨晴   译

一、概述

儿童视网膜脱离的病因很多，可为牵引性、渗出性、出血性或孔源性。孔源性视网膜脱离可能是创伤性的，或者是继发于已存在的遗传性玻璃体视网膜病变（如 Stickler 综合征）[1,2]。在这里，我们讨论孔源性视网膜脱离。

二、与大脑的联系

与牵牛花视盘发育异常相关的渗出性视网膜脱离可能与脑部异常相关（第61章）。

三、临床表现

儿童常表现为慢性视网膜脱离伴增生性玻璃体视网膜病变（视网膜前膜、固定褶皱、星形褶皱、视网膜下条索）[1,2]。诊断通常会延迟，因为儿童在单侧发病的情况下很容易用另一只眼进行补偿。此外，随着儿童玻璃体的形成，进展倾向于缓慢，玻璃体后脱离很少见[2]。锯齿缘、离断、巨大的视网膜裂孔和格子样相关的裂孔是与创伤相关视网膜脱离的常见病因。同时也可能发生玻璃体基底撕脱[1,2]。

四、OCT 特点

光学相干断层扫描（OCT）可能有助于将视网膜下液与视网膜劈裂区别开来。但是，OCT 的应用常常受到玻璃体碎屑和视网膜隆凸的限制。在某些情况下，OCT 可以帮助识别视网膜下膜和视网膜前膜（图 45-1）。此外，在某些情况下，

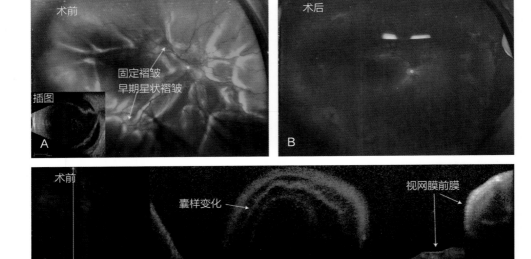

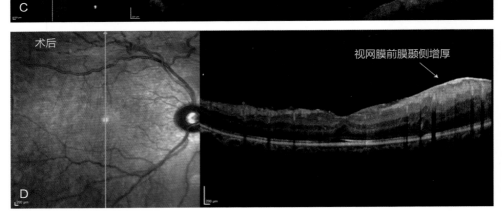

▲ 图 45-1 一名 19 岁男孩因 6 个月前打篮球受伤后右眼慢性视网膜脱离，**Optos** 眼底照片显示全视网膜脱离，玻璃体内色素、固定褶皱和早期星状褶皱，照片上看不到上方巨大的视网膜裂孔

A. 插图：B 超显示视网膜全脱离、视网膜僵化和附着的玻璃体；B. 扣带术和玻璃体切割术后，视网膜平坦，周边脉络膜视网膜瘢痕及色素改变；C. 术前光学相干断层扫描图像显示隆起的视网膜褶皱增厚，伴有视网膜内囊样变、视网膜下液和视网膜前膜；D. 术后 OCT 显示视网膜前膜附着于黄斑，沿颞上方的视网膜增厚

可以使用 OCT 评估后玻璃体的状态。

五、辅助检查

超声检查通常有助于确定患儿的视网膜脱离的位置和程度，还可以帮助确定玻璃体的状态（图 45-1A 插图）。如果担心有外伤性视网膜脱离的倾向（特别是如果对侧眼有明显的格子样变或玻璃体沙膜），可能需要进行 Stickler 基因检测。

六、治疗

对于患有外伤性视网膜脱离的儿童，可以分阶段进行视网膜脱离修复[2]。在某些情况下，巩膜扣带术加或不加冷冻疗法通常是足够的（尤其是在锯齿缘离断的治疗中）[1, 2]。如果需要进行玻璃体切割术，则稀释的 Triessence 可能特别有助于可视化附着的玻璃体。有时，经睫状体平坦部切除晶状体是可视化所必需的。填塞剂，例如气体或油，都是不错的选择。

肿瘤和错构瘤
Tumors and Hamartomas

第 46 章

视网膜母细胞瘤
Retinoblastoma

Prithvi Mruthyunjaya　著

彭　毓　译

一、概述

视网膜母细胞瘤（retinoblastoma，Rb）是儿童最常见的原发性眼部恶性肿瘤，每年新发病例约 2300 例。Rb1 抑癌基因的突变形成遗传性或散发性 Rb，前者增加了双侧患病的风险。

二、与大脑的联系

当在松果体中发现异位肿瘤（松果体母细胞瘤）时，三侧视网膜母细胞瘤，通常见于患有遗传性疾病和生殖系突变的儿童。当控制不住时，视网膜母细胞瘤可扩散到中枢神经系统（CNS），生存预后不良。

三、临床特点

白瞳症和斜视是常见症状。一般来说，50% 的儿童表现为单侧 Rb 伴多灶性肿瘤。肿瘤通常呈白色、圆形、隆起状（图 46-1）。肿瘤内钙化和滋养肿瘤的血管充盈也是标志性发现。相关的视网膜下液，有时会导致渗出性视网膜脱离和卫星状损害，称为种子，可被发现于玻璃体腔或视网膜下间隙。眼前节受累、球壁扩张及转移性疾病并不常见，但后果严重。

四、OCT 特点

通常厚度＜ 2.5mm 的肿瘤可通过光学相干断层扫描（OCT）完全成像，但肿瘤后缘的可视化可能会限制肿瘤内钙化的阴影。早期的视网膜母细胞瘤可能被视为杏仁状、高反射性病变，推测起源于内核层（图 46-2）[1]。肿瘤内钙化可能会导致 OCT 信号微影（图 46-3）。较大的肿瘤可占据整个视网膜和视网膜下间隙。相关特征如视网膜下液或玻璃体种子也可被评估[1]。

OCT 可帮助监测全身或局部治疗期间或之后的新肿瘤的形成或早期肿瘤的复发（图 46-4 至图 46-7）[2,3]。

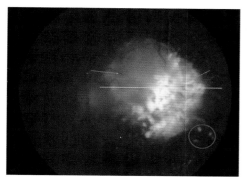

▲ 图 46-1　一名 3 岁男孩，患有一大的黄斑部视网膜母细胞瘤，显示白色圆顶成分（绿箭）和亮白色钙化成分（橙箭）；肿瘤周围可见明显的玻璃体种子（蓝圈）

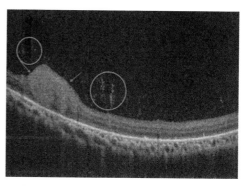

▲ 图 46-2　手持式谱域光学相干断层扫描图像显示：视网膜母细胞瘤肿瘤位于内核层并延伸到外核层；瘤体上可见尘状的玻璃状种子（橙圈）

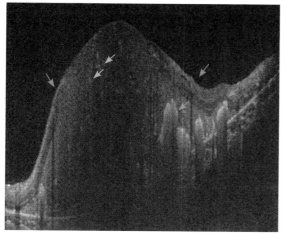

◀ 图 46-3　来自图 46-1 的手持式谱域光学相干断层扫描图像（黄线表示扫描位置）显示：肿瘤已侵入内层视网膜，进入视网膜下间隙；从完整的视网膜神经感觉层到被肿瘤块取代的视网膜之间有一个陡峭的转折（蓝箭）；肿瘤内可见微小的高反射性钙化灶（橙箭），伴条纹状阴影；较大的高反射钙化灶产生较大的阴影（绿箭）

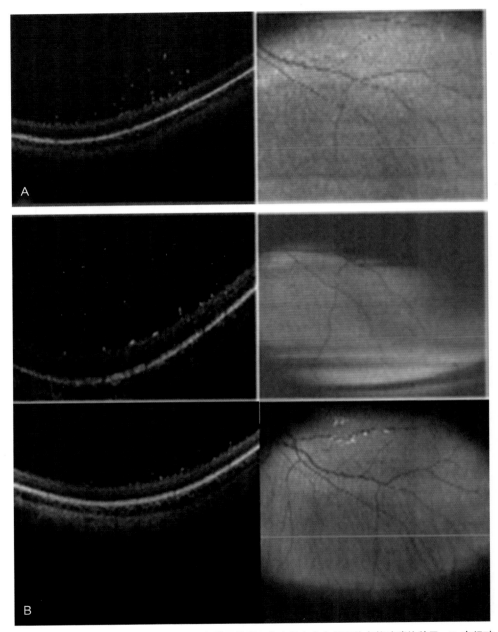

▲ 图 46-4　**A.** 手持式谱域光学相干断层扫描周边显示临床检查中未发现的点状玻璃体种子；**B.** 在经玻璃体内注射美法仑的化疗后，视网膜表面高反射性的玻璃体种子减少

[引自 Seider Ml, Grewal DS, Mruthyunjaya P. Portable Optical Coherence Tomography Detection or Confirmation of Ophthalmoscopically Invisible or Indeterminate Active Retinoblastoma, *Ophthalmic Surg Lasers Imaging Retina*. 2016, 47(10):965-968.PMD:27759865.]

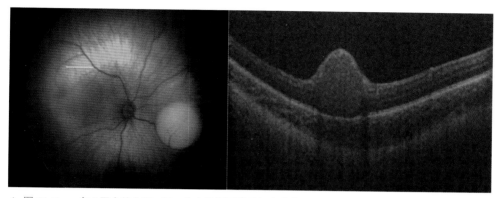

▲ 图 46-5　一名 2 周大的女婴，有一个小的视网膜母细胞瘤病灶和位于视神经鼻侧的突出的内生肿瘤。临床检查，黄斑未发现明显的临床肿瘤。采用手持式谱域光学相干断层扫描（SD-OCT），发现一个小的离散性视网膜内高反射性视网膜母细胞瘤累及视网膜内外层。这是一个使用 OCT 识别临床上"隐形"肿瘤的例子

［引自 Seider Ml, Grewal DS, Mruthyunjaya P. Portable Optical Coherence Tomography Detection or Confirmation of Ophthalmoscopically Invisible or Indeterminate Active Retinoblastoma. *Ophthalmic Surg Lasers Imaging Retina*, 2016, 47(10): 965-968. PMID: 27759865.］

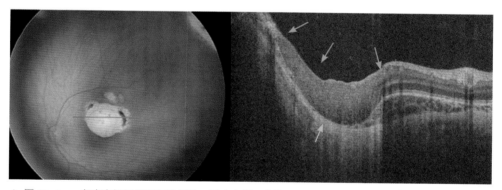

▲ 图 46-6　一名患有视网膜母细胞瘤的 2 周大女婴，在接受全身 3 次药化疗和两次 810nm 二极管激光热疗治疗黄斑肿瘤后。用手持式谱域光学相干断层扫描（SD-OCT）对得到的非活动性肿瘤进行成像，显示均匀的高反射性残余肿瘤肿块（蓝箭），伴有视网膜分层的丢失。激光治疗后，下方的脉络膜毛细血管消失，形成葡萄肿（橙箭）

［引自 Seider MI, Grewal DS, Mruthyunjaya P. Portable Optical Coherence Tomography Detection or Confirmation of Ophthalmoscopically Invisible or Indeterminate Active Retinoblastoma. *Ophthalmic Surg Lasers Imaging Retina*, 2016, 47(10):965-968.PMD:27759865.］

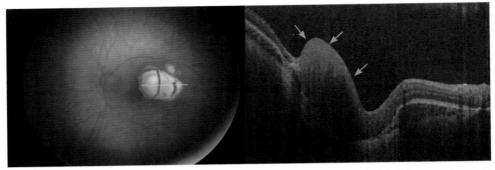

▲ 图 46-7　来自图 46-6 患者的具有肿瘤再活化的临床证据（蓝轮廓线）。谱域光学相干断层扫描图像显示隆起的再活化肿瘤（绿箭），并伴有视网膜内高反射和阴影

五、辅助检查

广角眼底照相有助于记录已存在和已治疗的病变。荧光素血管造影显示血管扩张，伴有晚期渗漏。超声检查可发现肿瘤内高反射灶，提示肿瘤内钙化。眼眶和大脑的磁共振成像（MRI）或计算机断层扫描（CT）成像通常显示出肿瘤内钙化及 CNS 受累，包括松果体中的异位肿瘤。

六、治疗

在精确的肿瘤大小、数量和偏侧性的基础上，由眼科肿瘤学家、儿科肿瘤学家，有时还包括放射肿瘤学家组成的团队来协调治疗。晚期单侧 Rb 或新生血管性青光眼可通过一期眼球摘除术获益。双侧疾病采用全身化疗，局部巩固激光热疗或冷冻治疗。经验丰富的 Rb 中心可以考虑通过眼动脉或玻璃体内途径进行新型化学治疗。 放射治疗很少用于挽救眼球。

第 47 章

弥漫性脉络膜血管瘤
Diffuse Choroidal Hemangioma

Prithvi Mruthyunjaya 著

彭 毓 译

一、概述

弥漫性脉络膜血管瘤见于近一半的 Sturge-Weber 综合征患者。

二、与大脑的联系

软脑膜血管瘤病可导致 Sturge-Webers 综合征的患儿癫痫发作，导致发育迟缓。

三、临床特点

面部皮肤血管瘤（火焰痣或"葡萄酒色痣"）与同侧青光眼（高达 70% 的病例）和弥漫性脉络膜血管瘤有关（图 47-1）。眼底有特征性的"番茄酱"外观，伴有渗出性脱离和视神经乳头凹陷（图 47-2）[1]。同侧软脑膜血管瘤可能导致婴儿癫痫发作。大多数弥漫性血管瘤无症状，视力下降可能是由于青光眼或渗出视网膜脱离（图 47-2）。

四、OCT 特点

增强深部成像光学相干断层扫描（EDI-OCT）显示脉络膜充血，大口径

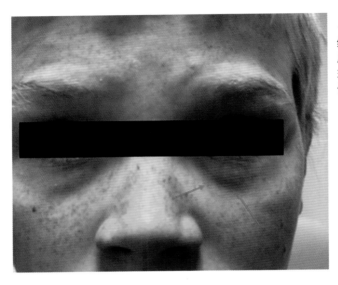

◀ 图 47-1 患 有 Sturge-Weber 综合征的 11 岁男孩的外观照。眼周皮肤血管瘤（也称为"葡萄酒色斑"或"火焰痣"），蓝箭所指为同侧受累眼。受累眼常伴青光眼

血管扩张导致脉络膜增厚（图 47-3）。可见视网膜下液或视网膜内囊性病变。经过治疗，脉络膜厚度可能会变薄，但通常不会正常化（图 47-4 和图 47-5）[2]。

五、辅助检查

B 超检查显示脉络膜增厚，渗出性视网膜脱离也可能存在（图 47-2）。大脑的磁共振成像（MRI）用于检测软脑膜病变。

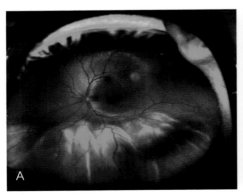
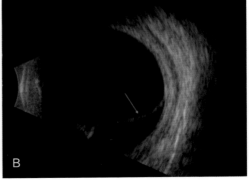

▲ 图 47-2 A. 预处理广角彩色照片显示弥漫性海绵状脉络膜血管瘤导致广泛渗出性视网膜脱离伴"番茄酱"眼底。渗出可能是自发产生的，也可能是由于眼部炎症、内眼手术或眼压突然降低引起的；B. 超声显示弥漫性脉络膜增厚伴渗出性视网膜脱离（蓝箭）

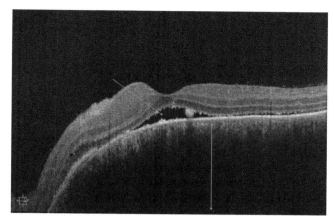

◀ 图 47-3 预处理谱域光学相干层析成像（**SD-OCT**）显示脉络膜血管严重扩张，内部脉络膜毛细血管疏松，向脉络膜后方投射。脉络膜明显增厚，视神经几乎不可见，但后巩膜 - 脉络膜交界处不可见。连续扫描未能清楚识别巩膜 - 脉络膜交界处，提示脉络膜明显变厚（橙双箭）。视网膜下液位于中心凹下方，沿视网膜色素上皮（**RPE**）和视网膜神经感觉层有高反射性沉积物

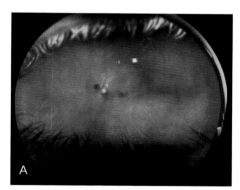
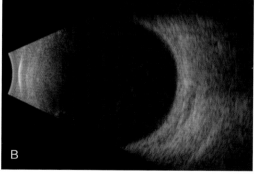

▲ 图 47-4 **20Gy** 的外放射治疗经 **10** 次以上完成后，渗出性视网膜脱离和视网膜色素上皮（**RPE**）色素改变的早期进展完全消退，"番茄酱"眼底外观更明显；**B.** 超声扫描显示渗出性视网膜脱离消退，脉络膜增厚程度轻微减轻

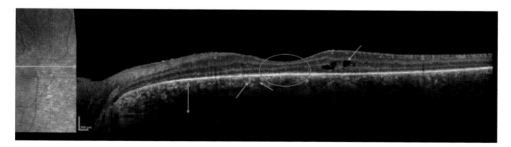

▲ 图 47-5 放射治疗后光学相干断层扫描（**OCT**）图像。脉络膜增厚明显减轻（蓝双箭）。内层脉络膜毛细血管有点状高反射和低反射区，有小管腔毛细血管（橙箭）。脉络膜后影仍存在。视网膜神经感觉层有持续性的囊腔（绿箭）。椭圆体带不完整，中央凹下有残留的外界膜（红圈）

六、治疗

眼压由儿童青光眼专家处理。血管瘤在有症状或进行性视网膜脱离的情况下治疗，或者在眼内手术之前进行预防性治疗。小剂量体外放射治疗引起血管瘤厚度减少和视网膜脱离的消退。视网膜下液的眼内或眼外引流可能并发脉络膜出血。

第48章

局限性脉络膜血管瘤
Circumscribed Choroidal Hemangioma

Prithvi Mruthyunjaya　著

石文卿　译

一、概述

局限性脉络膜血管瘤是一种良性的血管病变，因液体和脂质渗出而导致视力下降。它在儿童中并不常见，但可以在弥漫性色素性血管瘤中发现。

二、与大脑的联系

幼儿慢性视网膜下积液导致视力下降可能会导致弱视。

三、临床特点

局限型脉络膜血管瘤是一种轮廓清晰的红橙色病变，当其较小时，可能与周围脉络膜难以区分（图 48-1）。视网膜下液体渗出或囊状黄斑水肿可导致视力丧失。慢性病变可能有表面视网膜色素上皮（RPE）色素沉着或纤维化（图 48-2A）。

四、OCT 特点

局限性脉络膜血管瘤是一种隆起的、穹隆状的脉络膜病变。其内部脉络膜毛细血管明显充血而无压迫（图 48-3）。血管瘤内血液增加可能会导致脉络膜

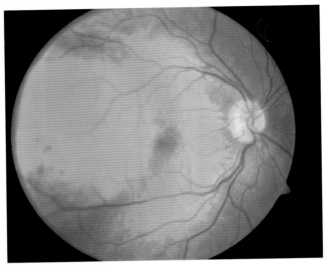

◀ 图 48-1 一名年轻成人的彩色眼底照片，黄斑颞侧可见隆起、边界清晰的红色 / 橙色病变

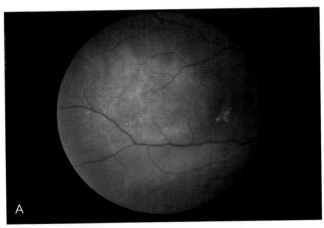

◀ 图 48-2 A. 数字单镜反射眼底照片显示了脉络膜病变表面纤维化的界限；B. 超声检查描绘出高反射性脉络膜病变

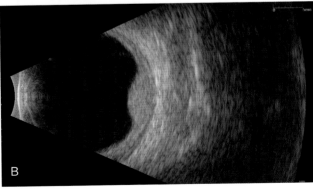

阴影，通常会限制脉络膜后与巩膜交界处的视野。继发性视网膜下积液，反射性物质（纤维化），以及慢性患者中视网膜腔内囊肿可出现（图 48-3）[1]。

五、辅助检查

B 超显示边界清楚的高反射性脉络膜病变（图 48-2B）。这些血管病变在吲哚菁绿血管造影的早期可见，在再循环阶段具有特征性的早期冲洗和晚期染色。荧光素血管造影术可通过视网膜下积液在病灶上方淤积而突出显示晚期强荧光的图像轮廓。

六、治疗

可以监测无视网膜下积液的无症状病变。积极渗出的病灶应采用多阶段维替泊芬（Verteporfin）光动力疗法治疗[2]。耐药性病灶可采用热消融或斑块放射近距离放射疗法进行治疗，但存在附带视力损害的风险。

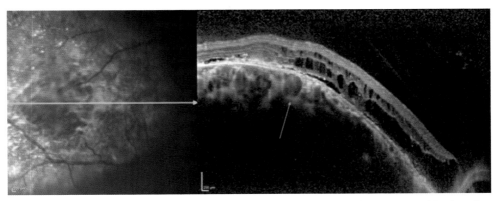

▲ 图 48-3　光学相干断层扫描显示脉络膜病变增高，口径大，脉络膜内血管增大，阴影限制了向巩膜－脉络膜外连接的传输；视网膜上的神经感觉层与视网膜下液分离，视网膜囊性增厚，不规则的椭圆体带丢失

第49章

脉络膜骨瘤
Choroidal Osteoma

Prithvi Mruthyunjaya　著

石文卿　译

一、概述

脉络膜瘤是良性病变，伴有脉络膜内骨沉积。

二、与大脑的联系

无。

三、临床特点

这些病变通常见于十几岁的女性，无症状，除非有液体渗出导致视力改变。病变为单侧，稀薄或仅极少量升高，颜色为黄白色。这些通常位于视盘周围位置，伴有视网膜色素上皮（RPE）表面色素沉着变化（图 49-1）。继发性脉络膜新生血管（CNV）可能出现在骨瘤的边缘，并伴有视网膜下积液和视网膜下出血（图 49-2）。

四、OCT 特点

病变产生具有海绵样外观的微小扩张的脉络膜（图 49-3）[1, 2]。水平片层是常见的，被认为与骨薄层有关。可发现继发 RPE 沉积和视网膜外萎缩[3]。脉络膜骨瘤相关的 CNV 可导致视网膜下液和高反射灶，这可能代表血液或色素沉积（图 49-4）。

五、辅助检查

B 超可检出高反射病灶，眼眶阴影与骨质沉积及骨质密度一致。荧光素和（或）吲哚菁绿血管造影可发现继发性额外的 CNV（图 49-2）。

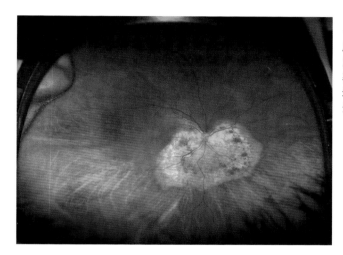

◀ 图 49-1　一名 10 岁女孩脉络膜骨瘤的广角彩色照片；骨瘤几乎累及视神经；经典的脱色素病变是覆盖在视网膜色素上皮上的斑点状增生；注意毛细血管周围区域的色素性视网膜下脉络膜新生血管膜

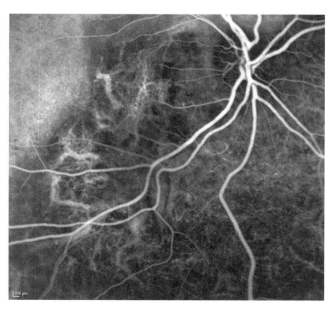

◀ 图 49-2　吲哚菁绿血管造影显示整个骨瘤中脉络膜荧光的弥漫性阻塞；在乳头周围区域，大口径和小口径异常脉络膜血管突出了脉络膜新生血管膜

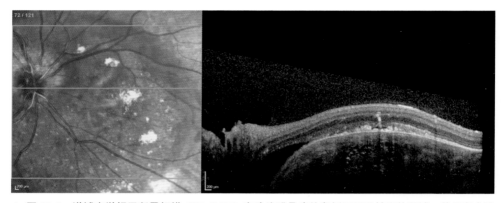

▲ 图 49-3 谱域光学相干断层扫描（**SD-OCT**）在脉络膜骨瘤的鼻侧显示了扩张的区域，并具有水平方向的低反射性（片状）；可见覆盖在骨瘤上的视网膜色素上皮中的高反射性沉积物和椭圆体带的局灶不连续性；在视神经附近发现视网膜下液

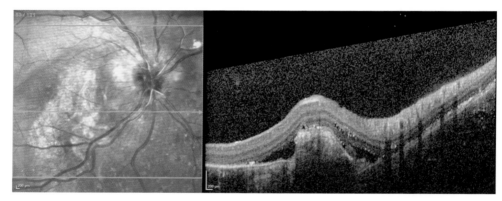

▲ 图 49-4 颞周乳头状病变的谱域光学相干断层扫描表现为骨瘤相关的脉络膜新生血管形成，并有堆积的视网膜下色素上皮（**RPE**）病变，反射不规则；注意到视网膜下微小囊肿内的视网膜下液和精细的高反射灶

六、治疗

已尝试了多种与脉络膜骨瘤相关的 CNV 的治疗方法，包括氩激光，带维替泊芬的光动力疗法（PDT），手术切除，经瞳孔热疗法（TTT）和抗血管内皮生长因子（anti-VEGF）疗法。也已经尝试使这些病变脱钙，特别是如果它们发生在中央凹内并导致视力丧失时。

第 50 章

视网膜和视网膜色素上皮联合错构瘤

Combined Hamartoma of the Retina and Retinal Pigment Epithelium

Hesham Gabr　　Prithvi Mruthyunjaya　**著**

舒会叶　**译**

一、概述

合并的错构瘤是一种罕见的良性病变，是由神经胶质组织、血管组织和色素上皮细胞排列错位的局灶性过度生长而引起的。具有这种病变的患者通常在儿童期出现斜视和（或）视力下降[1]。

二、与大脑的联系

视网膜和视网膜色素上皮（RPE）的联合错构瘤，尤其是双侧病例，与神经纤维瘤病Ⅱ型（NFⅡ）密切相关，并可能成为其特征。NFⅡ表现为双侧前庭神经鞘瘤，当肿瘤较小时，可影响听力、平衡，以及三叉神经和面神经功能。随着肿瘤的增大，它们可以压迫脑干和小脑。还报道了NFⅠ、戈林－戈尔茨综合征、分支眼面部综合征和青少年鼻咽血管纤维瘤中的视网膜和RPE合并错构瘤病例[1]。这些综合征也可表现在中枢神经系统（CNS）。

三、临床特点

肿瘤通常表现为黄斑（图50-1和图50-2）、视神经周围（图50-3）或外周位置（图50-4）的单侧单发隆起病变。它可以是暗棕色、绿色、黄色、灰色或橙色。病变表现为特征性的视网膜血管改变，远端血管因牵拉而呈直弧形，固有血管因收缩而迂曲、螺旋状。玻璃体 – 视网膜界面改变、牵拉、纤维化 / 胶质增生和视网膜前膜（ERM）形成是常见的（图 50-2）。在 100% 的黄斑肿瘤和 42% 的非黄斑肿瘤中可以看到中央凹牵拉现象[1]。

四、OCT 特点

在大多数情况下，可见病变部位的视网膜解剖结构紊乱，并伴有可识别的视网膜层丢失（图 50-1 至图 50-4）。视网膜前纤维化（图 50-1）、视网膜前膜（图 50-2）、玻璃体视网膜界面变化（图 50-2）和视网膜褶皱条纹（图 50-1 和图 50-4）是主要特点[2-4]。其他特点包括中央凹牵拉（图 50-3）、视网膜内部高反射率、视网膜外部低反射率（图 50-1、图 50-2 和图 50-4）和光学阴影[2-4]（图 50-1）。尽管相邻的扁平视网膜看起来具有正常的厚度和解剖结构（图 50-1 和图 50-4），但在病变部位逐渐变厚成为散乱的视网膜组织。

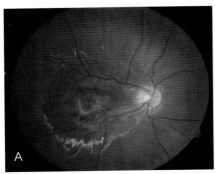

◄ 图 50-1　一名 12 岁男孩黄斑部视网膜和视网膜色素上皮联合错构瘤的彩色照片，可见色素沉着、增厚和视网膜前膜（**A**）；光学相干断层成像图像显示视网膜弧状结构紊乱，伴有视网膜皱褶，在病变区和病变中心的视网膜腔内低反射区有两个较致密的视网膜外膜；左边的红外图像显示视网膜上膜下的中等大小的弯曲血管（**B**）

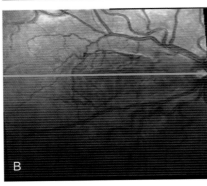
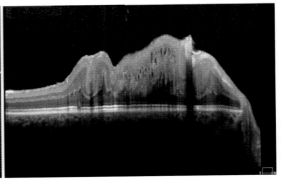

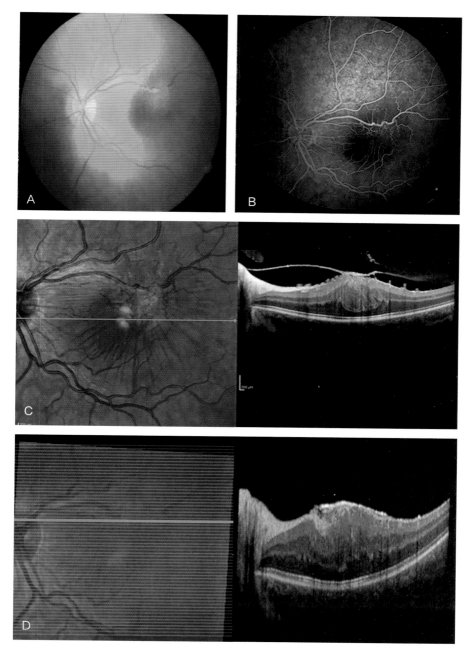

▲ 图 50-2　**A.** 一名合并视网膜和视网膜色素上皮联合错构瘤的 **13** 岁女孩的颞侧黄斑；**B.** 荧光血管造影图像显示，在错构瘤中心区域，可见螺旋状血管及色素沉着所致的荧光遮蔽，伴微弱荧光；**C.** 光学相干断层扫描图像显示视网膜结构紊乱，部分玻璃体分离，玻璃体视网膜界面改变；**D.OCT** 扫描在不同位置显示视网膜上膜（译者注：原著图注有误，已修改）

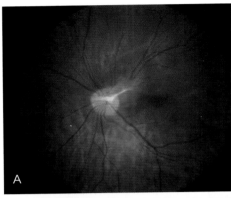

◀ 图 50-3 **A.** 一名 **12** 岁女孩的视网膜乳头周围视网膜和视网膜色素上皮联合错构瘤的彩色照片；**B.** 光学相干断层扫描图像显示在中央凹牵拉的视盘处不规则的视网膜弧结构

（译者注：原著图注有误，已修改）

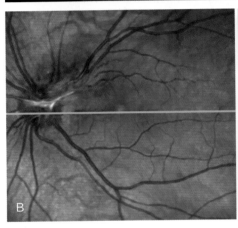
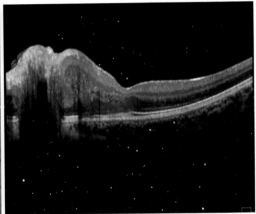

五、辅助检查

荧光素血管造影（FA）显示由于色素沉着过度区域的堵塞，出现螺旋状血管和早期荧光减退（图 50-2）。在动静脉期，病变可能显示一个异常扩张的毛细血管网，并伴有渗漏（图 50-4）[1]。在晚期，可能显示从曲折的扩张血管漏出（图 50-4）[1]。FA 表现为外周血管病变（图 50-4）的特征是直血管和相对无血管。

六、治疗

视网膜和 RPE 合并的错构瘤的处置通常仅是观察性的，因为它们通常是非进展性的，并且对视敏度的影响有限。手术适应证包括 ERM 引起的视网膜牵引或引起视力丧失的玻璃体视网膜牵引。OCT 可提供有关此肿瘤引起的玻璃体 - 视网膜界面异常的重要信息，这可能会影响手术决策。鉴于这种情况与 NF Ⅱ 之间有很强的联系，一些作者建议对患有视网膜和 RPE 合并错构瘤的儿童筛查 NF Ⅱ。

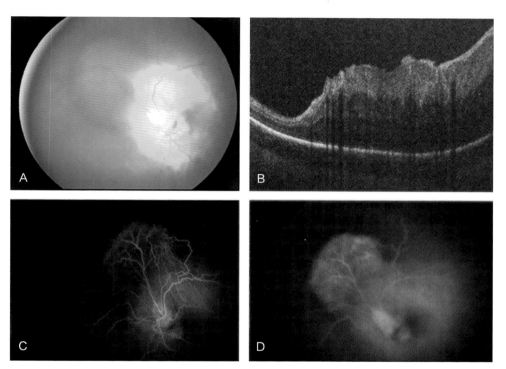

▲ 图 50-4　**A.** 2 岁男孩视网膜和视网膜色素上皮的外周联合错构瘤的彩色照片；**B.** 病变区域内的光学相干断层扫描图像显示混乱的视网膜结构和视网膜褶皱；**C.** 外侧视网膜低反射率低，邻近视网膜正常；**D.** 荧光素血管造影的动静脉期显示右直血管，异常扩张毛细血管网渗漏，晚期荧光素血管造影显示异常血管及牵拉区渗漏

第51章

视网膜星形胶质细胞错构瘤
Retinal Astrocytic Hamartoma

Prithvi Mruthyunjaya　著
李楚齐　译

一、概述

视网膜星形胶质细胞错构瘤（retinal astrocytic hamartomas，RAH）为罕见的良性与复合型结节性硬化症相关的视网膜内层肿瘤。

二、与大脑的联系

RAH 与复合型结节性硬化症有关。室管膜下结节可累及大脑，并与癫痫和智力迟钝有关。

三、临床特点

这些呈拱形、黄白色的病灶通常大小稳定（图 51-1 和图 51-2），病灶表面有白色的钙化结节（桑树状星形胶质细胞错构瘤），但典型的钙化灶未被发现。可能出现脂质渗出和小的玻璃态粒子（vitreous seed）。在罕见的情况下，这些病变可以随着视网膜脱离和新生血管性青光眼的发展而迅速生长。

RAH 是复合型结节性硬化症最常见的眼内表现，在近 50% 的患者中发生。25% 的患者可见双侧肿瘤。

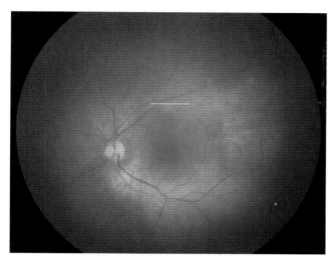

◀ 图 51-1　一名 13 月龄的男孩，有复合型结节性硬化症病史，左侧黄斑有 2 个（译者注：原著图注有误，已修改）小的视网膜星形胶质细胞错构瘤；上病灶有一灶性的亮白色钙包涵体

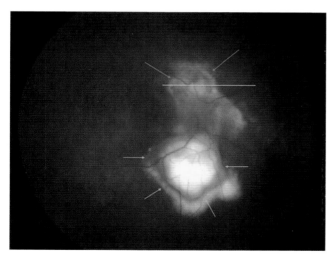

◀ 图 51-2　与图 51-1 相同眼，有两个乳头周围内生视网膜星形胶质细胞错构瘤（蓝箭和橙箭），伴有广泛的脂质渗出；用手持式光谱域光学相干断层扫描对上皮病变成像，并在黄线处查看

四、OCT 特点

　　穹顶状的肿瘤主要见于视网膜内部，主要起源于神经纤维层（图 51-3）。在较大的肿瘤中，外层也可导致视网膜整体全层病变（图 51-4）。视网膜内肿瘤的阴影可能会限制对深部病变的清晰识别。可以看到"被虫蛀"的外观，神经纤维层内的光学上的空间与瘤内钙灶相关[1]。

五、辅助检查

眼底照相和 B 超有助于记录肿瘤边缘以监测肿瘤生长。荧光素血管造影显示广泛性强荧光，肿瘤内有迟发性渗漏。除"桑葚"型外，典型的眼底自发荧光表现为低眼底自发荧光，其中有与钙区域相对应的局灶性明亮的超眼底自发荧光区。

全身检查，包括神经成像（中枢神经系统室管膜下结节）和内脏肿瘤成像（肾和心脏肿瘤），旨在寻找复合型结节性硬化症的表现。

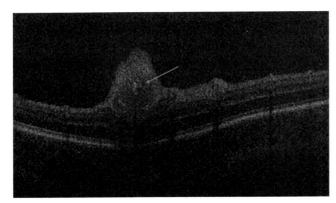

◀ 图 51-3　来自图 51-1 患者的手持式谱域光学相干断层扫描图像；高反射性视网膜内肿瘤累及神经纤维层、内核层和内丛状层；较小的光学空白空间和广泛的病灶内钙化所见的"虫蛀"外观变化很小

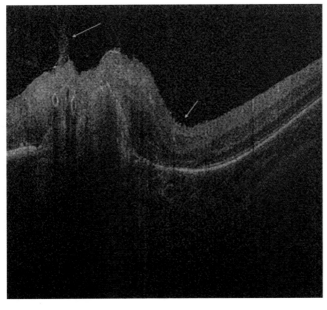

◀ 图 51-4　图 51-3 的手持式光谱域光学相干层析成像；双小叶病变，视网膜内高反射率，视网膜粒子羽状突起（橙箭）；病灶内可见圆形反射血管腔（蓝箭）；沿病变边缘可见一层视网膜外膜（绿箭）

六、治疗

较小的肿瘤会被密切监测，通常是静止的和无症状的。形成渗出迹象的肿瘤必须密切关注。治疗选择包括 810nm 二极管激光热疗，Verteporfin 光动力疗法，斑块近距离放射疗法或雷帕霉素（mTOR）抑制药机械靶标的全身治疗[2]。

第52章

视网膜毛细血管母细胞瘤
Retinal Capillary Hemangioblastoma

Prithvi Mruthyunjaya　著

廖许琳　译

一、概述

视网膜毛细血管母细胞瘤（retinal capillary hemangioblastoma，RCH）是一种良性的血管增生：肿瘤伴有视网膜渗出和渗出性视网膜脱离。这些可能偶尔或作为 von Hippel Lindau 病（VHL）的表现。

二、与大脑的联系

RCH 与 VHL 相关，表现为小脑和脊柱血管母细胞瘤。这些都会增加癫痫发作、颅内压升高和颅内出血的风险。

三、临床特点

这些粉红色的视网膜血管病变有 2 种形式。内生变异体见于带蒂的小动脉血管瘤，伴有扩张的供血小动脉和引流小静脉（图 52-1），位于视网膜周围，这些病变通常会随着时间的流逝而扩大，并可能导致脂质渗出和广泛的渗出性视网膜脱离。继发性表面视网膜前膜增生也可导致牵引性视网膜脱离。外生变异型被认为是在视神经附近可见的微隆起的、半圆形粉灰色病变（图 52-2）。病变与脂质渗出和局部视网膜脱离有关。当散发时，这些病灶可能是单灶的，但是当它们发展成 VHL 的一部分时，通常是多灶和双侧的[1]。

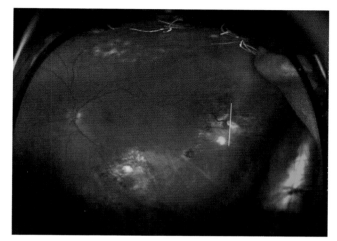

◀ 图 52-1　**von Hippel Lindau**
病和多个视网膜毛细血管母细胞
瘤患者的广角视野眼底照片；颞
区病变（黄线）具有典型的扩张
的供血小动脉和引流小静脉，周
围有激光瘢痕和表面纤维化

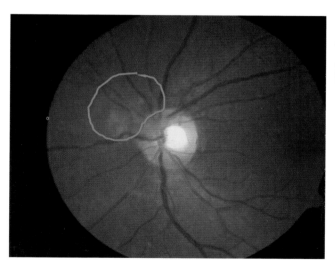

◀ 图 52-2　视神经旁的外生性慢
性视网膜毛细血管母细胞瘤的照
片；临床检查中没有脂质渗出或
视网膜脱离

四、OCT 特点

内生肿瘤发生于视网膜内部，呈高反射、局限的病变，伴有明显的后阴影（图
52-3）。很少能发现瘤内血管。在肿瘤周围可以检测到相关的视网膜外膜表面，
高反射性视网膜内病灶对应的脂质渗出和视网膜下液。

外生肿瘤也有高反射的视网膜内成分（图 52-4）。后影通常不像内生肿瘤
那样广泛。同样，可以检测到视网膜外膜表面、高反射性视网膜内病灶对应的
脂质渗出和视网膜下液（图 52-5 和图 52-6）。

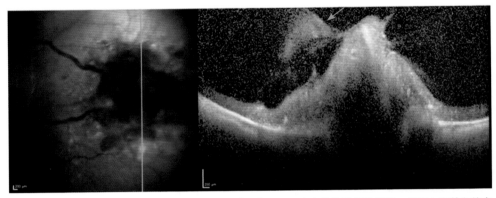

▲ 图 52-3   图 52-1 病灶的谱域光学相干断层扫描图像显示一个内生的隆起性病变，病变上有前向的高反射物质附着在病变上（蓝箭），这与覆盖在病变上的组织纤维化一致；病变本身是高反射的，伴有消失的清晰视网膜解剖结构和通过病变中心的阴影

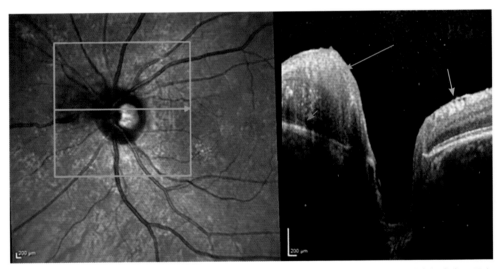

▲ 图 52-4   图 52-3 病变的谱域光学相干断层扫描图像显示一个隆起的视网膜内高反射穹状病变，用斑点状强荧光点和相关阴影代替视网膜内、中层；沿鼻缘可见一条很窄的椭圆体带，没有被病灶阴影所遮盖（红箭）；在颞部乳头状周围视网膜（橙箭）可见相关的视网膜前膜

五、辅助检查

广角眼底荧光血管造影对临床可见病变的诊断具有重要意义。该技术还可以识别亚临床病灶，即具有典型的供血小动脉和引流小静脉的局部血管渗漏区域。超声有助于记录肿瘤大小和视网膜脱离的程度[2]。

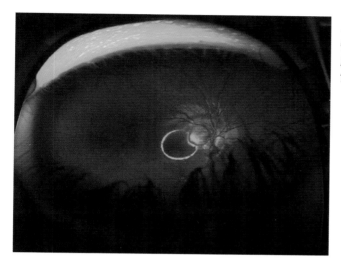

◀ 图 52-5　一名 2 岁男童患有血管性视网膜乳头周围毛细血管母细胞瘤（或血管瘤）（蓝轮廓线）；在黄斑前囊周围有一个相关的脂环

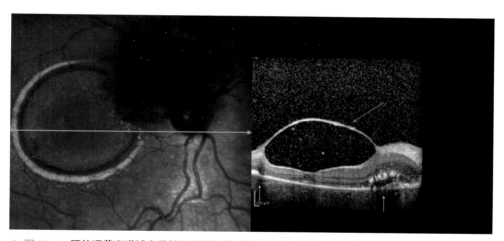

▲ 图 52-6　预处理黄斑谱域光学相干断层扫描图像显示黄斑前透明囊（蓝箭）绷紧隆起，聚焦牵拉其视网膜内附着物，导致视网膜的聚焦变形（橙箭）；鼻部外视网膜反射性混浊，与脂质渗出及外视网膜囊样增厚一致

　　VHL 的系统检测包括神经成像筛查大脑和脊髓血管母细胞瘤，全身扫描寻找肾细胞癌和胰腺神经内分泌肿瘤，以及可能的嗜铬细胞瘤的血清学检测。基因检测现在对于确定诊断和正确地指导具有进一步发展为眼睛和全身病变风险的患者至关重要。

六、治疗

较小的局部 RCH 病变可通过直接热激光光凝和基于黄色染料的激光系统进行治疗。已经使用了二极管激光热疗，但是有在治疗后立即增加漏液的风险。Verteporfin 光动力疗法（PDT）可以通过重复治疗来治疗视神经附近的肿瘤，甚至周围的更大肿瘤（图 52-7）。消融疗法包括外部冷冻疗法和斑块近距离疗法。尚未正式研究抗血管内皮生长因子治疗和类固醇治疗的作用，但传闻的经验表明，这些药物可部分控制液体渗出和治疗后炎症。已有报道玻璃体切割术技术和内镜切除技术的大面积 RCH 手术切除。在某些情况下，患有广泛性视网膜脱离的晚期肿瘤可能需要摘除晶状体。

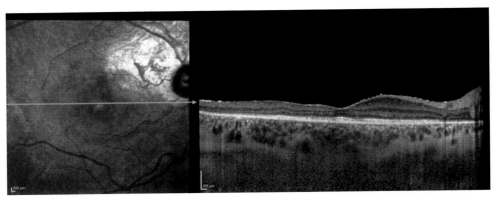

▲ 图 52-7　经过 2 期 Verteporfin 光动力疗法（PDT）治疗后，脂质渗出得以解决，使视盘周围病变（现在是纤维化瘢痕）变平；隆起的黄斑玻璃样滑囊不再可见，在中央凹凹陷的鼻侧可见到视网膜前膜，伴有视网膜增厚；椭圆体带和外界膜完好无损

第53章

脉络膜痣和先天性视网膜色素上皮肥大
Choroidal Nevus and Congenital Hypertrophy of the Retinal Pigment Epithelium

Prithvi Mruthyunjaya　著

李楚齐　译

一、概述

脉络膜痣和先天性视网膜色素上皮肥大（CHRPE）这两种病变通常被认为是局限性的色素沉着病变，两者很容易混淆。

脉络膜痣是一种获得性黑素细胞脉络膜病变，一般无临床症状，但可在儿童眼科检查中被发现。这些病变一般进展缓慢，发生恶性黑色素瘤的概率比较低。CHRPE 是一种发生在视网膜色素上皮（RPE）上的一种先天性良性病变，通常在检查视网膜外周部时发现，其生长非常缓慢，转变成恶性病变的概率非常低。

二、与大脑的联系

无。

三、临床特点

典型的脉络膜痣为深褐色病变，偶见表面脱色素（图 53-1）。在儿童患者中，脉络膜痣的病灶边界清楚，表面平坦，但能长到 2mm 厚，痣表面为视网膜下色素沉着或脂褐色色素沉着。CHRPE 的病变呈深色，圆形，扁平形，境界清楚。

CHRPE 的病灶比脉络膜痣更加清楚，在脱色素区域可以看到更多的慢性病灶，随着病情发展，病灶区域很少扩大，也很少发生完全性脱色素。

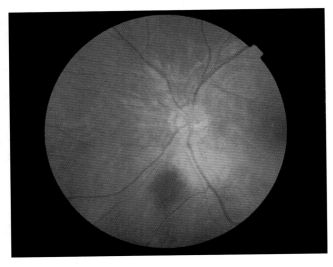

◀ 图 53-1 一名 **8 岁**男孩眼底照相（左眼），可见一扁平脉络膜痣，表现为脂肪样变，无视网膜下积液或脂褐色颗粒

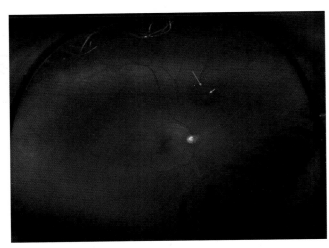

◀ 图 53-2 一名 **15 岁**男孩眼底广角照相（右眼），**CHRPE** 的病灶位于赤道后上方（蓝箭），病灶区域色素沉着，呈圆形或椭圆形，表面无隆起，病灶边界清晰，可见中央色素较少的局灶斑，这表示早期腔隙的形成（橙箭）

四、OCT 特点

在增强深部成像的光学相干断层扫描（EDI-OCT）上可见脉络膜痣的脉络膜扩张，内脉络膜可见高反射率，深部的脉络膜出现阴影病灶（图 53-3）[1]。可继发视网膜病变，可出现视网膜下积液和 RPE 改变，但这种情况在儿童患者中比较少见。脉络膜痣的厚度的测量可在巩膜脉络膜交界处进行，此处还可以检测病变的发展情况。

CHRPE 的病灶表面较平坦，病变区域的 RPE 较周围正常的视网膜色素上皮层明显增厚，还伴有突变，但在某些情况下，RPE 可能出现不规则或者缺失的改变。这时整个视网膜可能表现为视网膜外变性和变薄（图 53-4）[2]。

五、辅助检查

对于脉络膜痣和 CHRPE 病变，彩色眼底照相可以对病变边界进行更加详

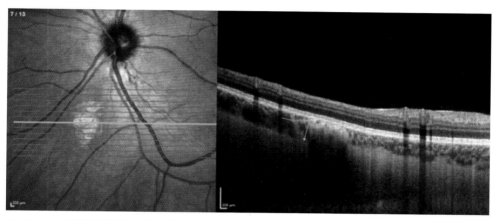

▲ 图 53-3　谱域光学相干断层扫描图像，脉络膜痣区域显示高反射性致密的绒毛膜（蓝箭）与阴影；下方的巩膜－脉络膜连接处可以看到脉络膜痣的厚度与周围的正常脉络膜相比存在细微的差异（橙箭）；视网膜神经感觉层上有非常细微的上凹，显示脉络膜痣表面几乎是平的，但如此细微的隆起在临床上无法检测到；视网膜神经感觉层完整，无视网膜下渗出，无 RPE 高反射率或萎缩，无黄斑囊样变性征象

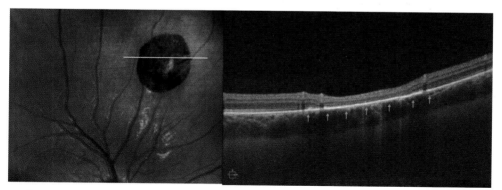

▲ 图 53-4　通过 CHRPE 病变（黄线）谱域光学相干断层扫描成像；视网膜神经感觉层周围和视网膜色素上皮层是正常的；与周围未受影响的 RPE（蓝箭）相比，RPE 的厚度和高反射率增加，在下面的脉络膜中有相对的信号阴影；在增厚的异常 RPE 上有相应的椭圆体带丢失和大范围的视网膜神经感觉层变薄，这表示慢性视网膜外层萎缩；病变区域未见隆起或脉络膜扩张

细的检测。可以用眼部 B 超来测量病变的厚度，但是 B 超通常同时测量了视网膜和脉络膜的部分，所以测量结果会比实际厚度要厚。在 CHRPE 病变中，眼底自发荧光素造影表现为界限清楚的深暗色低强度自发荧光（图 53-5）。

六、治疗

良性脉络膜痣则需要及时长期监测其生长情况，虽然这种病变在儿科比较常见，但一旦转化为恶性脉络膜黑色素瘤，则需要及时治疗，可以给予放射治疗。对于 CHRPE 病变需要进行长期随诊观察。

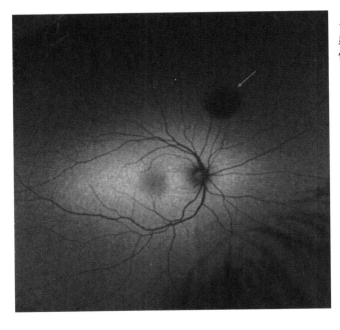

◀ 图 53-5 广角眼底自发荧光图显示病灶区域边界清楚的深暗色低强度自发荧光（蓝箭）

畸形的发展
Abnormalities of Development

第 54 章

永存性胚胎血管
Persistent Fetal Vasculature

Sally S. Ong　著
梁荣斌　译

一、概述

永存性胚胎血管（persistent fetal vasculature，PFV），曾称为永存原始玻璃体增生症（PHPV）。是一种先天性的异常，发生于胎儿发育过程中血管退化失败[1]。胎儿血管系统由两个血管网——晶状体血管膜和原始玻璃体组成。因此，PFV 可以根据晶状体血管膜的永存性或原始玻璃体的永存性，分为前部型或后部型 PFV 综合征[1]。在某些情况下，可同时出现前、后部型 PFV 特征。大多数 PFV 病例为单侧发病、有特发性和非遗传性的特点。

二、与大脑的联系

罕见的是当 PFV 双侧发病时，与神经系统疾病有关，如 13- 三体综合征、Walker-Warburg 综合征、眼 - 腭 - 脑综合征，以及宫内单纯疱疹病毒感染。

三、临床特点

典型的 PFV 患者表现为白瞳症、小眼球、白内障和睫毛细长[1]。有时也可见从晶状体到视神经的玻璃体蒂（图 54-1A）。然而，临床表现可能因为血管残留的范围的不同而不同[1]。特别是在前部型 PFV 综合征中，也可能出现

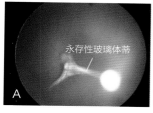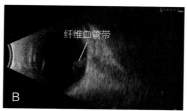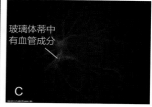

▲ 图 54-1　一名 3 月龄的男孩，左眼有永存性胚胎血管

A. 在照片上可见一玻璃体蒂从视神经延伸至晶状体造成白内障；B. 超声显示纤维血管带和一小球体；C. 荧光血管造影显示玻璃体蒂中有血管成分（图片由 Laura Enyedi 提供）

浅前房伴闭角型青光眼、明显的放射状血管或虹膜发红（永存性晶状体血管膜）、对睫状体的牵拉和导致外周视网膜牵拉的纤维血管膜。后部型 PFV 综合征中，底部可牵拉视网膜，引起玻璃体积血和牵拉性视网膜脱离，也可能出现视神经发育不全或发育不良。在这些特征中，晶状体混浊和退化（牵引和发育不良）是视觉感受的两个决定因素。重要的是，尚未发现视网膜发育不良与前段病变的严重程度、晶状体受累、眼球大小或血管形态有关[2]。

四、OCT 特点

OCT 可见视网膜的变形和一玻璃体蒂（hyaloid stalk）（图 54-2A）。后玻璃体组织、视网膜结构异常（图 54-2B）、中央凹轮廓缩小。重要的是，光学相干断层扫描可以显示视网膜牵拉、中央凹累及视网膜发育异常的形态学特征，这些可能与视觉感受有关。如果存在明显的牵拉需要手术，手术后用 OCT 可以用来监测视网膜反应。考虑玻璃体蒂的高度，要认识到镜像伪影可能发生在 OCT（图 54-2B）。玻璃体蒂也会引起后影，限制 OCT 成像区域（图 54-2C）。

五、辅助检查

在不了解眼底的情况下，超声和磁共振成像（MRI）可以帮助诊断和排除其他病因，如视网膜母细胞瘤。每种形态均可显示 PFV 中纤维血管带和小眼球，无钙化，无眼内肿块（图 54-1B）。当眼底可见时，荧光素血管造影（FA）可以帮助检测视网膜的异常血管和灌注（图 54-1C）。

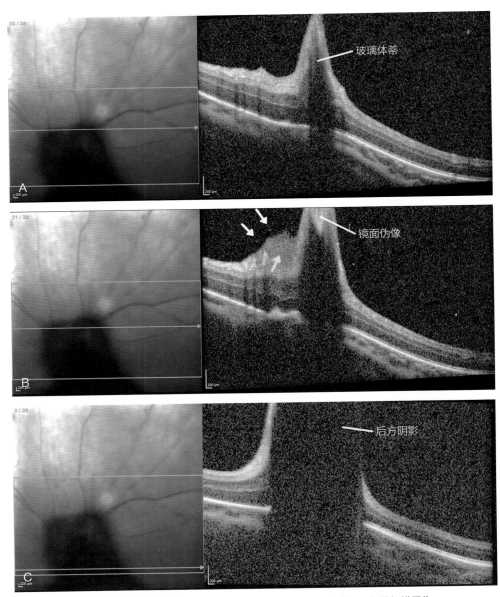

玻璃体蒂

镜面伪像

后方阴影

▲ 图 54-2　与图 54-1 相同患者的永存性玻璃体蒂的光学相干断层扫描图像

A. 玻璃体蒂的边缘。B. 玻璃体蒂较低的横切面显示内视网膜增厚和紊乱（黄箭）；高反射斑点代表后部透明组织（白箭）；在隆起区域有一个镜面伪像。C. 玻璃体蒂的高中央部分导致密集的后方阴影（图片由 Laura Enyedi 提供）

六、治疗

　　轻度 PFV 的白内障，如果视力下降明显可以通过手术摘除晶状体，以及透热疗法分割玻璃体蒂，并同时配合屈光和弱视治疗，最大限度地提高视力[2]。当 PFV 病变累及视神经和视网膜时（图 54-1 和图 54-2），对于单侧眼发病的患者来说，虽然可以通过外壳手术切除纤维血管带，但术后视力改善程度取决于视网膜受累程度[2]。如果存在视网膜脱离，也可以通过手术治疗[2]。同时及时对屈光不正和弱视进行治疗是提高视力的关键因素。

第 55 章

脉络膜视网膜缺损
Chorioretinal Coloboma

Sally S. Ong　著

梁荣斌　译

一、概述

脉络膜视网膜缺损是胚胎发育第 6 周和第 7 周胚胎分裂口闭合失败的结果[1,2]。它最常见于鼻下侧象限，可与虹膜、睫状体、晶状体和视神经缺损有关。在脉络膜视网膜缺损中，巩膜是葡萄状的，上方视网膜是萎缩性的，视网膜色素上皮（RPE）、Bruch 膜、脉络膜毛细血管和脉络膜消失，取而代之的是胶质组织。缺损区萎缩的视网膜又称间膜[3]。

一些学者认为，由于覆盖在脉络膜缺损上的间质膜较薄且未分化，容易发生视网膜裂孔和视网膜脱离[2,3]。但是据 Hussain 等报道，在 15 例视网膜脱离病例中，有 5 例发生在视网膜裂孔[4]。这些作者推测在其缺损区域和其边缘以外可能有一个异常的玻璃体视网膜界面。一些协会已经证明了脉络膜视网膜缺损与脉络膜新血管形成（CNV）之间也有关联[3,4]。

脉络膜视网膜缺损可以单独发生，也可伴随全身症状，例如 CHARGE 综合征（脉络膜视网膜缺损、心脏异常、肛门闭锁、肾脏异常、生殖泌尿异常、眼部异常）、Goldenhar 综合征、Rubinstein-Taybi 综合征、18，4p 三体综合征、基底细胞痣综合征、心肌梗死综合征、先天性风疹、Walker-Warburg 综合征和 Joubert 综合征[1,2,5]。

二、与大脑的联系

脉络膜视网膜缺损表现为眼部与脑异常的全身综合征相关。Walker-Warburg 综合征是先天性肌营养不良的一种严重表现，与脑部异常（小脑畸形、脑积水、小脑畸形）和眼部异常（脉络膜视网膜缺损、小脑膜炎、白内障、永存性胚胎血管、视网膜脱离、视神经发育不良）相关[1]。在 Joubert 综合征中，存在小脑蚓部和脑干发育不佳、眼部异常（脉络膜视网膜缺损、视网膜营养不良）、肾脏疾病、肝病，以及骨骼和激素异常[5]。

三、临床特点

如果中央凹没有受累，即使脉络膜视网膜缺损很大，眼睛的视力也可能得到相对保留（图 55-1，右眼）。相反，中央凹受累则视力损伤很大（图 55-1，左眼）。弱视和屈光不正会使这些眼的视力进一步下降。视野检查中可能会出现视野缺损，但患者可能不会有明显的视野缺损的视觉感受，因为该缺陷自出生

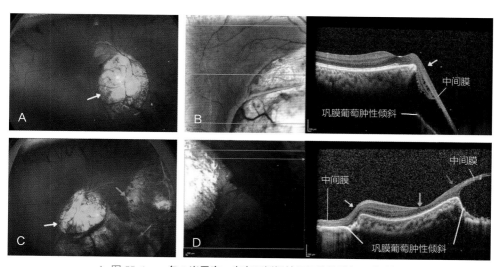

▲ 图 55-1　一名 8 岁男童，患有双侧视神经及脉络膜视网膜缺损

A. 右眼广角 Optos 图像显示非常大的脉络膜视网膜缺损累及视神经（白箭）。B. 右眼 OCT 显示巩膜斜面有间膜，鼻侧黄斑部有一层中间膜，还可见中央凹；在这只患眼中，从视网膜神经感觉层到中间膜过渡（黄箭）。C. 左眼广角 Optos 眼底照相显示大范围的脉络膜视网膜缺损（白箭），且广泛的黄斑受累（红箭）。D. 左眼 OCT 可见巩膜斜面有间膜，在鼻侧和颞侧黄斑处均可见中间膜；在视网膜神经感觉层和中间膜之间的过渡是逐渐的（黄箭）和突然的（蓝箭）；即使在中央凹上没有脉络膜视网膜缺损，在中央凹中心也有广泛的视网膜变薄（绿箭）；最佳矫正视力为右眼 20/20，左眼 20/600

以来就一直存在。在病情晚期，可能发生视网膜脱离（图 55-2 和图 55-3）和 CNV（图 55-4），导致视力进一步丧失。在临床检查中，脉络膜视网膜缺损具有黄白色的外观和明显的色素沉着边缘。

四、OCT 特点

光学相干断层扫描（OCT）检测到巩膜斜面有间膜，缺损区无或萎缩的 RPE、Bruch 膜、脉络膜（图 55-1 至图 55-4）。Gopal 等使用 OCT 发现，正常视网膜神经上皮层向中间膜的过渡可以是突然的或渐进的[6]。

（一）视网膜脱离（图 55-2 和图 55-3）

OCT 可检测到边缘亚临床的视网膜脱离。这些亚临床的脱离可能增加未来临床脱离的风险，并可能是早期治疗沿脉络膜视网膜缺损边缘一个指标。如果存在临床视网膜脱离，OCT 可以提供局部横断面图像，显示不明显的低血流的视网膜下层液体的位置和范围。OCT 也能显示视网膜下液体和中间膜

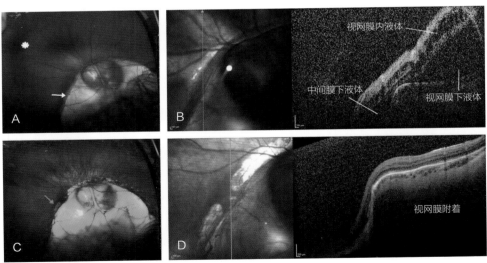

▲ 图 55-2　一名 10 岁的女孩，双侧脉络膜视网膜缺损侵犯视神经，表现为右眼完全性视网膜脱落
A. 广角 Optos 眼底照相显示脉络膜视网膜缺损（白箭），以及视网膜脱离（白星号）导致的脉络膜标志不可见；B. 光学相干断层扫描显示视网膜下层和中间膜下层，还有视网膜下的囊状间隙；C. 玻璃体视网膜手术 3 个月后，将纤维蛋白胶粘在中间膜破裂的位置，在缺损边缘进行激光治疗，但同时保留中央凹和临时硅油填充，视网膜附在缺损边缘，可观察到视网膜上的色素改变（红箭）；D. OCT 显示神经感觉视网膜及中间膜膜下无积液；视力恢复到 20/70

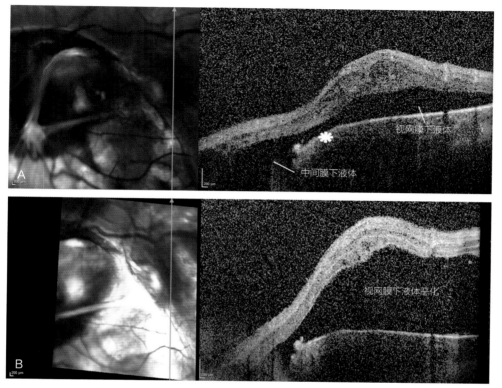

▲ 图 55-3　图 55-2 中的患者随后出现左眼慢性局灶性视网膜脱离

A. 光学相干断层扫描显示视网膜下液体与中间膜下间隙相通（白星号），提示缺损内存在裂隙；视网膜脱离最初是在有限的视网膜下液体量和视力下降的情况下观察到的；B. 几个月后复查 OCT，显示视网膜脱离间隔时间加快；然后进行视网膜脱离修复

下液体之间的通讯情况。这表明断裂是在缺损内部内发生的，一些学者报道说在边缘的这个区域进行激光治疗即可。在慢性视网膜脱离中，可以看到视网膜腔内的囊腔。OCT 也可用于监测视网膜下层液体、分辨修复后的视网膜（视网膜脱离时）。

（二）脉络膜新生血管膜（图 55-4）

OCT 可检测到 CNV 膜的横断面。CNV 膜在 OCT 上表现为纤维血管色素上皮脱离或视网膜下高反射性物质。OCT 对监测新生血管复合物的活性也具有独特优势。在 OCT 上病灶有时可能不活跃和明显，无相关积液或出血，或边界模糊与视网膜增厚、视网膜内层或视网膜下层积液和（或）视网膜下出血等表现。

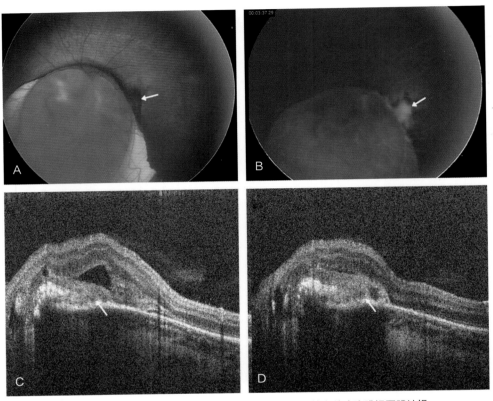

▲ 图 55-4　一名 6 岁男孩，左眼出现脉络膜新生血管合并脉络膜视网膜缺损

A. 在首次发现后的 5 个月，在缺损的颞侧有一个新的视网膜下出血（白箭）。B. 病变为典型的血管造影表现，CNV 早期强荧光，晚期渗漏（白箭）；视网膜下出血引起的邻近区域的荧光也被阻塞。C. OCT 显示视网膜下高反射的纤维血管膜，周围有高反射物质（白箭），视网膜内积液（绿箭），视网膜下积液（蓝箭）。D. 抗血管内皮生长因子治疗后，在 OCT 上可见的病变（白箭），视网膜内和视网膜下积液明显减少

五、辅助检查

当 CNV 膜存在时，荧光素血管造影可显示晚期强荧光渗漏（图 55-2B）。口服荧光素血管造影有助于监测其中一些儿童的渗漏情况。正如在第 60 章中所讨论的，视野检查可用于寻找视野缺陷。

六、治疗

双侧脉络膜视网膜缺损或单侧脉络膜视网膜缺损合并其他系统性异常的患

者应进行系统性疾病的遗传和染色体检查。屈光不正和弱视的治疗对于最大限度地提高患眼的视力具有很重要的意义。单眼的脉络膜视网膜缺损预防也很重要。至少每年 1 次的 OCT 与广角眼底照相检查是很重要的，因为这些患者存在视网膜脱离和 CNV 的风险。脉络膜视网膜脱离患者的视力预后良好，但由于对侧眼未来视力丧失的风险较大，应该通过手术修复，尤其是患有双侧脉络膜视网膜缺损的儿童[4]。鉴于脉络膜视网膜缺损的风险很高，一些学者甚至建议对所有脉络膜视网膜缺损患者进行预防性激光治疗[4]。CNV 可以导致视力逐渐恶化，当出现视力恶化的情况，可以用抗血管内皮生长因子、激光光动力疗法或光动力疗法治疗[3]。

第 56 章

有髓神经纤维层
Myelinated Nerve Fiber Layer

Sally S. Ong Mays El-Dairi 著

潘逸聪 译

一、概述

有髓神经纤维层是一种由于巩膜前的筛板髓鞘异常延伸造成的发育异常[1]。在正常胎儿发育中，视神经的髓鞘出自于外侧膝状体，向眼球延伸，在出生前终止于筛板。而发育异常的髓鞘沿视盘神经纤维层和感觉视网膜向前延伸。有髓神经纤维层虽然通常是先天性和静息态，但也可在儿童和青少年时期获得或进展[2]。

二、与大脑的联系

有病例曾报道了神经纤维瘤病 1 型和 Goltz-Gorlin 综合征患者存在有髓神经纤维层[3,4]。两种综合征均可出现全身症状，包括神经系统异常。然而与系统性综合征性疾病的联系很少见，有髓神经纤维层通常是一种特发性孤立的发育异常，没有神经系统表现[1]。

三、临床特点

有髓神经纤维层与近视、弱视和斜视相关[1]。另外，在这种情况下，视网膜的一般解剖和功能是相对不受影响的。据报道，患者视野未受损，并且除了模糊的髓鞘外，具有正常的荧光血管造影表现。临床上，有髓神经纤维层在视网膜神经纤维分布上表现为一簇不透明的灰白色斑块（图 56-1）。这些灰白色的斑块可以掩盖视网膜下面的血管，并有与不同长度的髓鞘相关的羽状或破损的边缘。

四、OCT 特点

横断面光学相干断层扫描（OCT）成像表现为有髓视网膜神经纤维层均匀增厚和明亮的高反射（图 56-2）[2]。在增厚的神经纤维层也有反向散射。髓鞘具有较高的脂质含量，因此在面部红外图像中髓神经纤维层呈白色。OCT 只显示神经纤维层的横截面，对于区分有髓神经纤维层和更严重的情况有很大帮助。在检眼镜下可以看到的类似现象，如视盘周围网膜、视网膜色素上皮脱离、视网膜浸润和视网膜母细胞瘤等[2]，并不局限于神经纤维层。棉絮斑也会引起神经纤维层的过度反射性增厚，但与有髓神经纤维层的均匀高反射性增厚相反，这些斑点呈局灶性的和不规则状。视网膜分支动脉阻塞在急性期也会引起神经纤维层增厚，但通常伴随着多发性视网膜层普遍增厚。在髓鞘膜神经纤维层，只有神经纤维层受到影响。

五、辅助检查

在图片中有髓神经纤维层以不透明的簇状灰白色斑块的形式出现在视网

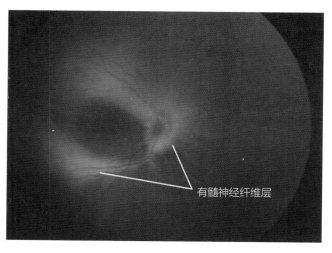

◀ 图 56-1　1 岁女孩右眼有髓神经纤维层

图中显示髓鞘表现为不透明的灰白色斑从视盘向视网膜在神经纤维中分布

有髓神经纤维层

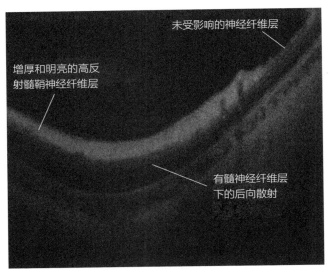

◀ 图 56-2 在图 56-1 中，来自同一只眼睛的光学相干断层扫描显示，髓鞘异常区域的视网膜神经纤维层较邻近的未受影响的视网膜神经纤维层增厚且具有明亮的高反射性；在有髓神经纤维层下面也有视网膜外层的后向散射和阴影

膜内，使视网膜下的血管显示不清（图 56-1）。异常的髓鞘在荧光血管造影上出现阻滞，在红外和无红显像上表现为白色，在自发荧光成像上表现为暗色或低自发荧光[2]。

六、治疗

通常不需要治疗。

第 57 章

鱼雷样黄斑病变
Torpedo Maculopathy

Sally S. Ong   Akshay S. Thomas   著

潘逸聪　译

一、概述

鱼雷样黄斑病变是一种先天性损害，位于黄斑颞侧，尖端指向中央凹[1]。该病的名字来自于病变的独特形状。尽管对病变缺乏组织病理学报告，光学相干断层扫描（OCT）和自体荧光显微镜等现代成像技术有助于深入了解这一现象。这种病变被认为是一种胎儿持续性缺陷，由于视网膜色素上皮（RPE）生长受阻导致，通常发生在妊娠 4～6 个月[1]。

二、与大脑的联系

鱼雷样黄斑病变在一个结节性硬化症患者中曾被报道，这种情况也出现在中枢神经系统（CNS）病例[2]。除此之外，鱼雷样黄斑病变患者中未发现相关的系统或神经异常。

三、临床特点

鱼雷样黄斑病变无症状，一般在眼科常规检查时发现。可能存在与无功能 RPE 和光感受器区域相关的暗点。已发表的报道显示，这种病变处于静止态，并不随着时间的推移而发展[1,3]。在临床检查中，病变呈卵圆形，色素沉着，表现为位于黄斑颞侧，尖端指向中央的鱼雷状外观（图 57-1A）[1]。靠近中心部位，但一般情况下不会影响黄斑中心。

鱼雷样黄斑病变的鉴别诊断包括先天性视网膜色素变性（CHRPE）和 Gardner 综合征的 RPE 病变。虽然鱼雷样黄斑病变不常见，但 CHRPE 患者有发生 RPE 腺瘤的罕见风险，Gardner 综合征患者有患结肠癌和其他结肠外肿瘤的风险[4]。因此从临床检查和 OCT 上正确鉴别这些病变非常重要。鱼雷样黄斑病变通常是在颞部的单一、稳定的病变。相反，CHRPE 虽然是单发的，但也可以成簇发生，很少出现在黄斑部，并可以随时间增长[4]。Gardner 综合征的 RPE 病变通常是多发、较小（< 1mm）、双侧发病、一般发生在赤道及周围中段[4]。

四、OCT 特点

OCT 成像通常表现为正常的内层视网膜和变薄的外层视网膜，在退化的光感受器区域，表现为视网膜下裂孔和变薄的视网膜下裂口（图 57-1C 至 F）[5]。然而，这些现象并不是普遍的，有一些报道显示视网膜内部变薄和正常的 RPE 结构[6]。这与 CHRPE 病变相反，即 CHRPE 病变通常表现为 RPE 增厚。

五、辅助检查

Golchet 等在 13 例鱼雷样黄斑病变患者中，2 例进行了荧光血管造影，发现病灶区域显示缺损[3]。这表明视网膜下裂口内的积液可能不是来自持续的血管渗漏，这说明了它的稳定性。在其他的报告中，这种视网膜下裂孔有不同的名称。例如，Sanabria 等描述了鱼雷样黄斑病变中的 1 例"浆液性视网膜脱离"[7]。鱼雷样黄斑病变中视网膜下低反射裂孔的病因尚不清楚。自发荧光显示在变薄的 RPE 区域有低自发荧光，偶尔有边缘点状的强荧光（图 57-1B）。

六、治疗

因为患者没有症状，病情没有进展，所以通常无须特殊治疗，定期随诊观察即可。

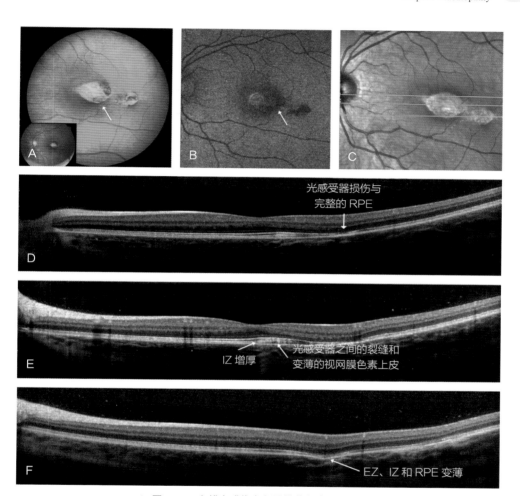

▲ 图 57-1　多模态成像在鱼雷样黄斑病变中的应用

A. 彩色眼底照片显示在黄斑颞侧有特征性鱼雷样病变（白箭）；B. 眼底自发荧光显示病变相对低自发荧光（白箭）的边缘沿鼻侧有高自发荧光；C. 红外图像与光学相干断层扫描图像得到的图 D、E 和 F；D. 光感受器损伤与完整的 RPE（箭）；E. 在变薄的 RPE（箭）上方，交错区增厚，并有薄的低反射的裂隙形成；F. 椭圆体带（EZ）、IZ 和 RPE（箭）变薄

第 58 章

病理性近视
Pathologic Myopia

Sally S. Ong　著

徐晓玮　译

一、概述

　　病理性近视的特点为高度近视（眼屈光度 > -6.0D）并伴有视力下降导致的特征性巩膜、脉络膜和视网膜色素上皮退行性改变[1]。病理性近视通常是孤立性疾病，无系统性关联。但它可能与系统性疾病如 Stickler 综合征、Marfan 综合征和高半胱氨酸尿症等相关[1]。病理性近视正在成为东亚的一个新兴公共卫生问题，因为该疾病的流行率在过去几十年中有所增高并且可引起威胁视力的相关并发症。据报道，东亚城市完成中学教育的人群中，10%~20% 有与高度近视有关的病理征象[1]。

二、与大脑的联系

　　目前已发现近视与较高的智商（IQ）有关，但这种关系尚不甚明了[2]。一些人认为，近视儿童因为佩戴着笨重的眼镜而更可能花时间在室内学习，因此他们能取得更好的学业成绩。但其他人认为可能是由于高度聪明的孩子花在室内学习的时间更多而在户外的时间更少，因此增加了他们的近视风险[2]。还有人认为近视和智力的发展由共同的遗传因素作用[4]，并且现在有证据支持这一假设。Williams 等应用大量双胞胎数据证实了遗传因素占智商与屈光不正之间表型相关性的 78%[2]。

三、临床特点

病理性近视眼的眼轴延长导致眼组织拉伸，巩膜、脉络膜和 PRE 逐渐变薄。在临床检查中，由于 RPE 萎缩不规则分布，眼底可呈棋盘状改变（图 58-1A 和图 58-2A）。视神经以一定角度插入增长的眼球，视盘会发生倾斜。视盘周围萎缩弧见于视盘周围 PRE 萎缩。可观察到颞侧视盘变平导致的近视性新月形色素减退区和萎缩 RPE 下的脉络膜血管。牵连了视神经或黄斑的巩膜组织外翻可导致后巩膜葡萄肿。OCT 上不规则的黄色带是漆裂纹，代表 Bruch 膜破裂（图 58-3A）。并可能发生脉络膜新生血管（CNV）（图 58-3A）、Forster-Fuch 斑点（RPE 增生区域可能是对先前 CNV 退变的 PRE 反应）、黄斑或中央凹裂孔和视网膜前膜[5]。视网膜脱离的风险有所增加（图 58-4）。

四、OCT 特点

眼轴长度是可影响光学相干断层扫描（OCT）成像的定性和定量测量的重要变量。基于屈光不正的手动聚焦调整对于优化成像质量很重要。特别是手持式 OCT 系统，需要对参考臂进行调整以防止图像剪裁[6]。在轴向近视（轴向长度 ≥ 26mm）中，OCT 图像的横向区域相较正常轴向长度的眼睛区域大[6]。要校正横向放大倍率，主要是相应调整视网膜上的扫描长度[6]。较长眼轴中成像区域较大会降低扫描密度，导致某些区域未扫描。要纠正此问题需要在扫描设置中调整 A 扫描 /B 扫描参数，以标准化每毫米眼的 A 扫描和 B 扫描数量[6]。请参阅第 3 章了解更多针对增长眼轴优化 OCT 捕获技术的信息。

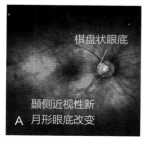
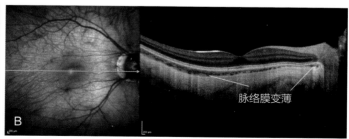

▲ 图 58-1 一名 5 岁男孩的右眼有 –12D 近视

A. 眼底彩色照相示棋盘状眼底和颞侧视神经周围新月形眼底改变；B. 光学相干断层扫描可见弥漫性脉络膜变薄，同样是视神经周围尤其明显

OCT 检查可以很好地发现各种与近视相关的病理改变。OCT 可显示脉络膜变薄，视盘周围萎缩，PRE 变薄和破裂（图 58-1B）；还可显示巩膜后弯曲和巩膜后葡萄肿（图 58-2）。漆裂纹代表 Bruch 膜的破裂或离断。漆裂纹相关的并发症如视网膜下出血，可表现为视网膜下高信号物质，而近视 CNV 可表现为与视网膜下或内液体积聚或色素上皮脱离相关性高信号病变（图 58-3C）。OCT 提供的横截面视图可识别和区分视网膜前膜、视网膜脱离（图 58-4B）和黄斑视网膜裂孔。

五、辅助检查

荧光素血管造影显示 RPE 萎缩灶中有萎缩性强荧光染色，近视性 CNV 中

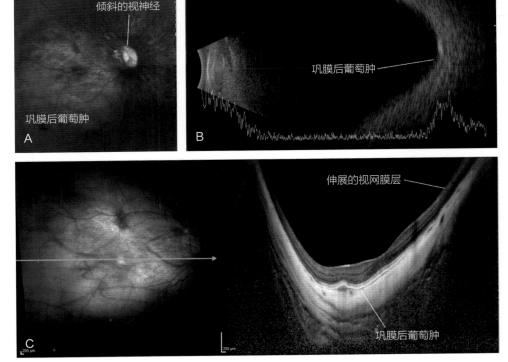

▲ 图 58-2　患有 Sticker 综合征的 13 岁男孩的右眼轴长为 38mm，屈光度为－24D

A. 彩色眼底照相示棋盘状眼底脉络膜血管和倾斜的视神经；B. 超声检查示巩膜后弯曲和巩膜后葡萄肿；C. 光学相干断层扫描证实了巩膜后葡萄肿的存在和视网膜层的伸展

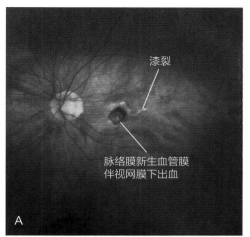
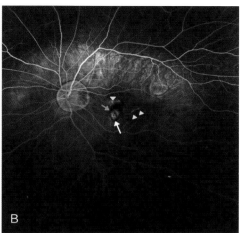

漆裂

脉络膜新生血管膜
伴视网膜下出血

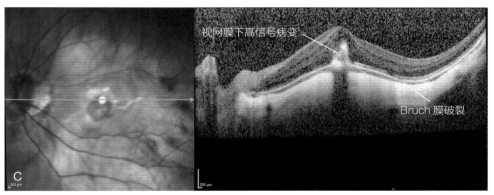

视网膜下高信号病变

Bruch 膜破裂

▲ 图 58-3　左眼有 –17D 近视的 16 岁女性患者，表现为眼底漆裂纹伴脉络膜新生血管膜和视网膜下出血

A. 眼底彩色照相示色素减退性漆裂纹，并伴有脉络膜新生血管膜和邻近的视网膜下出血；B. 荧光素血管造影示视网膜下出血所致阻塞（红箭），脉络膜新生血管膜所致迟发性渗漏（白箭）和漆裂纹着色（黄箭头）；C. 光学相干断层扫描示与脉络膜新生血管形成（CNV）相一致的高信号病变和与漆裂纹相一致的 Bruch 膜破裂；脉络膜新生血管膜上更强烈的高信号区域可能代表视网膜下出血

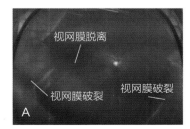

视网膜脱离

视网膜破裂　　视网膜破裂

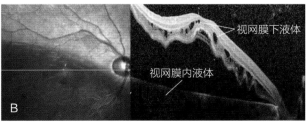

视网膜下液体

视网膜内液体

▲ 图 58-4　一名 18 岁男性患者，右眼有 –10D 近视，表现为风湿性视网膜脱离

A. 右眼的广角眼底照相显示黄斑下部视网膜脱离，并在 8 点钟和 4 点钟位置有两处视网膜破裂；B. 右眼的光学相干断层扫描显示累及黄斑中央凹的视网膜内和下积液

有迟发性强荧光渗漏（图 58-3B）。B 超检查也可显示巩膜后弯曲和巩膜后葡萄肿（图 58-2B）。

六、治疗

病理性近视可以通过抗血管内皮生长因子注射治疗近视性 CNV，并且可以使用 OCT 来监测视网膜液体积聚。视网膜脱离、威胁视力的黄斑裂孔和视网膜前膜常采用玻璃体视网膜手术技术治疗[5]。现在，主要的研究重点是通过局部治疗或环境改善来预防高度近视和病理性近视的进展[1]。

第十篇

视神经异常和疾病
Optic Nerve Abnormalities and Diseases

第 59 章

视神经小凹
Optic Nerve Pit

Mays El-Dairi　著

徐晓玮　译

一、概述

视神经小凹通常是视盘边缘的单侧凹陷（最常见的位置是颞下叶）。在大多数情况下，它们是无症状的（在常规检查中偶然发现），但也可与视野缺损甚至视网膜内或视网膜下液体积聚有关。

二、与大脑的联系

视神经小凹通常是孤立的，并且与颅内异常无关[1]。一些权威人士认为这可能是玻璃体腔与脑脊液（CFS）相连，视网膜脱离修复术后的蛛网膜下腔发现硅油或气体的报道证实了这一观点[2,3]。但也有报道称在玻璃体切割术后出现视网膜下硅油或气体[4]。Ehlers 等称，后玻璃体切除后，直接抽吸视神经小凹会导致视网膜内囊样间隙塌陷，提示玻璃体腔与视网膜内液体积聚之间存在联系[5]。另一种理论认为，视神经小凹的视网膜下液体积聚与黄斑病变有关并且实际上是 CSF[1]；但是，由于没有进行细胞学分析，这一理论尚未得到证实。已有少数对脑膨出相关的视神经小凹的罕见病例的研究[6,7]，但是在没有中线异常的情况下，不建议进行神经影像学检查。

三、临床特点

常规的眼部检查通常在视神经的边界处看到该凹陷，并且该凹陷可呈现灰黑色（图 59-1）。如果凹陷位于乳头黄斑束，可影响中心视力。周围凹陷与弓状暗点有关[8]。

四、OCT 特点

视神经的光学相干断层扫描（OCT）可显示出筛板后方的三角形狭缝。神经纤维层向凹陷的相反方向移动，部分视网膜会突出到凹陷中（图 59-2）。可

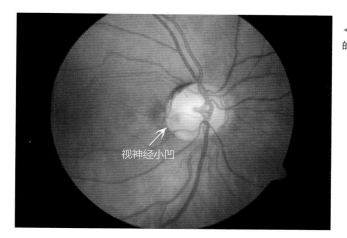

◀ 图 59-1　彩色眼底照相示灰色的视神经小凹

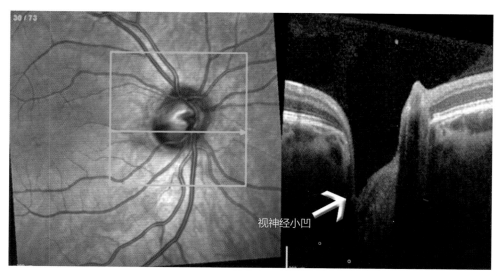

▲ 图 59-2　来自一名 13 岁男孩的右视神经的增强深度成像（EDI）扫描显示了颞下视盘边缘的深部凹陷（小凹周围）

在视网膜表面发现高信号线状或片状影，而凹陷处也可无信号[9]。视网膜多层中可发现相关的视网膜脱离和（或）视网膜内囊样液体积聚。OCT 还可用于监测视网膜下液体的体积范围及液体的增多或减少，以及积液上方光感光器的变化（反射率或厚度）（图 59-3 和图 59-4）。术中使用 OCT 评估玻璃体束、瓣或视网膜内或视网膜下液体的变化[5]。

五、辅助检查

视野检查确定是否存在视野缺损。

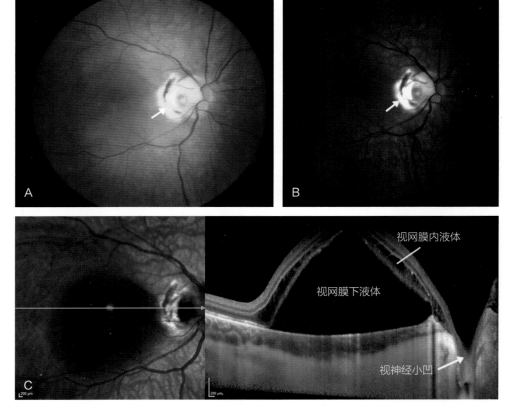

▲ 图 59-3　**A 和 B.** 一名 **18 岁女性视神经小凹**（箭）与浆液性视网膜脱离的彩色和去红眼底照像；**C.** 对黄斑中央凹和视神经的光学相干断层扫描证实了视神经小凹的存在并伴有视网膜下和视网膜内液体积聚；该患者接受了玻璃体切割术，及内部限制膜剥离，激光内镜，富含血小板的血浆和眼内气体填塞凹陷

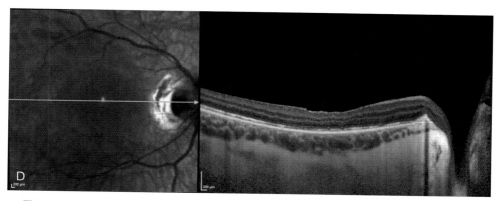

▲ 图 59-3（续）　**D. 手术后 2 个月，OCT 显示视网膜脱离和视网膜内液体积聚缓解**
［修改自 Todorich B，Sharma S，Vajzovic L. Successful repair of recurrent optic disk PIT maculopathy with autologous platelet rich plasma: report of a surgical technique. *Retin Cases Brief Rep*, 2017, 11（1）：15-17.］

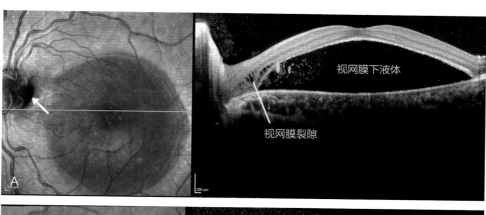

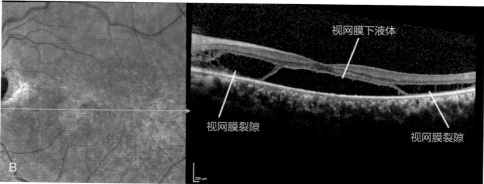

▲ 图 59-4　**一名 7 岁女孩的视神经小凹黄斑病变**
A. 呈现的光学相干断层扫描证实了视盘周围的视网膜裂隙和视网膜下液体积聚延伸到黄斑中央凹；视神经小凹可在全脸红外照相上看到（白箭）。B. 5 年后进行的 OCT 显示，视网膜脱离有所改善，但视神经小凹前囊状腔增加；在 5 年期间，视力保持稳定在 20/30（由 Cynthia Toth MD 提供）

六、治疗

很少有视神经小凹与浆液性视网膜脱离或视网膜内囊样液体积聚有关，因为在轻度地影响视力时就可被发现并予以治疗，且疾病呈进展性时视力下降尤其明显（图 59-3 和图 59-4）。然而，关于治疗黄斑病的最佳技术仍存在争议。建议沿腔边缘进行激光和玻璃体切割术并使用各种辅助手段（沿着内部限制膜剥离，并在凹陷内应用激光、气体交换、血纤蛋白或富含血小板的血浆胶）。已证明仅玻璃体切割术与后玻璃体分离术是一种有用的治疗方法，在手术过程中，由于对视神经小凹直接使用 OCT 抽吸可以部分排出积聚的视网膜内和视网膜下液——可认为眼中存在视神经小凹与玻璃体的连接[5]。

第 60 章

视神经缺损
Optic Nerve Coloboma

Mays El-Dairi　著

徐晓玮　译

一、概述

视神经缺损是一种以视神经缺陷为特征的先天性畸形。这是由于妊娠前 3 个月胚胎裂孔（视裂孔或脉络膜）闭合不完全所致。可为单侧或双侧。

二、与大脑的联系

视神经缺损可以是孤立的，也可以是其他先天性脑畸形的综合征的一部分（见第 55 章）。然而视神经缺损与脑部异常没有必然联系。

三、临床特点

视神经缺损主要累及视盘的鼻下部分和视网膜。它通常与眼部异常有关，例如小眼球和眼其他部位如虹膜、睫状体、晶状体和视网膜缺损。如第 55 章所述，尽管该疾病在大多数情况下都是散发的，但也可与系统性异常有关，如 CHARGE 综合征（大肠癌、心脏缺陷、闭锁性闭锁、生长发育迟缓、生殖器异常和耳部异常）、Aicardi 综合征、Goldenhar 综合征和 Walker-Warburg 肾缺损综合征[1,2]。

四、OCT 特点

视神经缺损表现在视神经区内或附近视神经区深凹陷（图 60-1）。变薄组织区域的光学相干断层扫描（OCT）信号比正常 Bruch 膜开口的信号要亮。视神经缺损区域可发现插入中间的或成疝的视网膜（图 60-1B 和图 60-2）[3]。OCT 成像还可发现视网膜内囊状间隙，视网膜脱离或深层视神经的液体关联和球后结构。扫频 OCT 成像可以更好地显示深部结构[3]。

五、辅助检查

如第 55 章所述，通常建议对伴有多种系统异常的双侧视神经缺损或伴有一种系统性异常单侧视神经缺损患者进行相关的系统异常筛查。如果孩子可以在视野检查上合作，可有助于证明与视神经缺损相关的视野缺损（图 60-2C）。

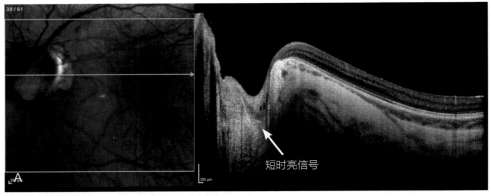

短时亮信号

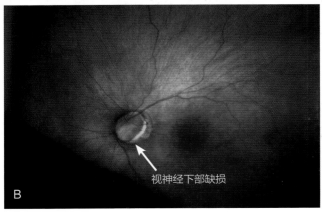

视神经下部缺损

▲ 图 60-1　A. 对一名患有视神经缺损的 5 岁女孩的左视盘进行红外扫描激光检眼镜增强深度成像（EDI）和谱域光学相干断层扫描，显示了视神经下部的深部凹陷；信号比正常的 Bruch 膜开口亮；B. 该 5 岁女性的彩色眼底照相，显示了视神经缺损

六、治疗

目前尚无针对视神经缺损的治疗方法。但是，由于需要治疗的脉络膜新生血管（CNV）和视网膜脱离的发生风险较高，因此需要对这些患者进行随访（更多信息，见第 55 章）。

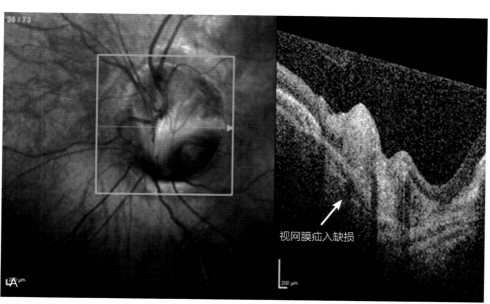

视网膜疝入缺损

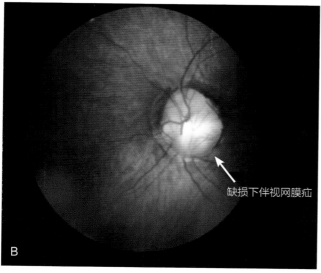

缺损下伴视网膜疝

▲ 图 60-2 一名 15 岁的女性患者，表现为左眼视神经缺损；在 **OCT** 图像（**A**）和彩色眼底照相（**B**）上显示了相关的视网膜疝

271

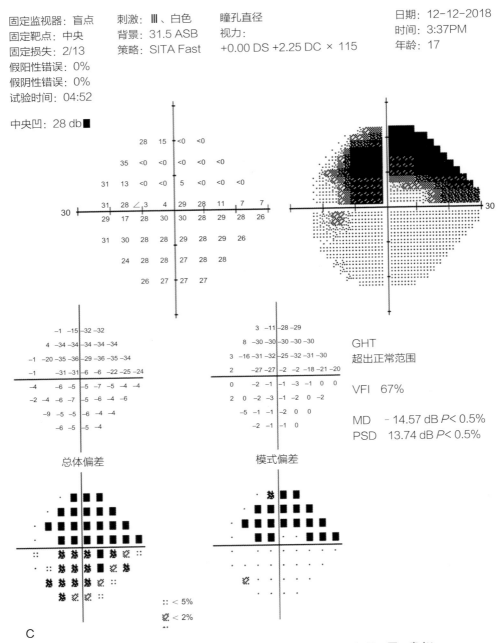

固定监视器：盲点
固定靶点：中央
固定损失：2/13
假阳性错误：0%
假阴性错误：0%
试验时间：04:52

中央凹：28 db ■

刺激：Ⅲ、白色
背景：31.5 ASB
策略：SITA Fast

瞳孔直径
视力：
+0.00 DS +2.25 DC × 115

日期：12-12-2018
时间：3:37PM
年龄：17

GHT
超出正常范围

VFI   67%

MD   - 14.57 dB $P <$ 0.5%
PSD   13.74 dB $P <$ 0.5%

总体偏差

模式偏差

:: < 5%

✗ < 2%

C

▲ 图 60-2（续）　C. 用 5 号 Humphrey 刺激来演示左眼的视野（同一患者）
GHT. 青光眼半视野检测；VFI. 加权视野指数；MD. 平均偏差；PSD. 标准模式偏差

第61章

牵牛花综合征
Morning Glory

Mays El-Dairi　James Tian　**著**

邵　毅　**译**

一、概述

牵牛花综合征是单侧视盘和周围视网膜的先天性畸形,发病率为 2.6/100 000[1]。该疾病为远端视柄的异常发育或脉络膜裂隙的异常闭合所致[2]。

二、与大脑的联系

牵牛花综合征与基底脑膨出、垂体功能障碍和颅内血管发育异常有关,例如 PHACE(颅后窝异常、血管瘤、动脉异常、心脏异常和眼部异常)综合征、烟雾病和其他脑血管畸形[2]。

三、临床特点

牵牛花综合征表现为视盘漏斗状凹陷伴周围视网膜病变(图 61-1)。视力通常集中在 20/200～20/100,但范围可达 20/20 至无光感(NLP)。大约 1/3 的患者会出现脉络膜新血管膜或视网膜脱离[3]。神经收缩运动很少见[4]。

四、OCT 特点

光学相干断层扫描(OCT)通常显示葡萄肿,其胶质组织覆盖视盘中心。

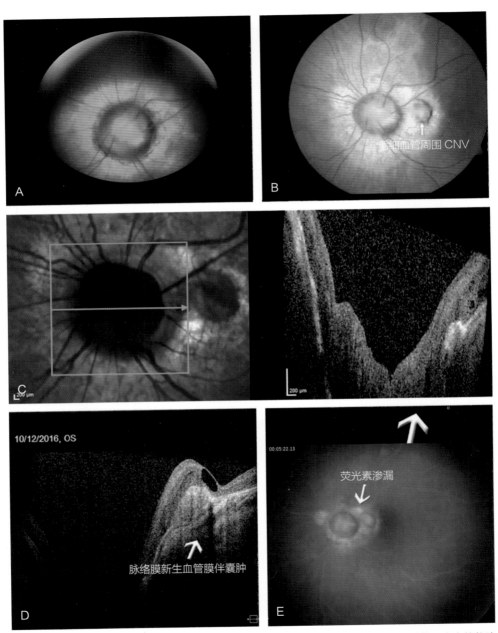

▲ 图 61-1　A. 一名 6 月龄女孩的左眼视神经的彩色眼底照相显示，视神经凹陷呈漏斗状，中央簇状胶质细胞增生，并伴有视盘周围改变；B. 左侧眼底照相记录该 2 岁患者发生颞侧视盘周围新生血管膜后数年的改变；C. 在后续随访中，光学相干断层扫描显示出现视盘周围葡萄肿；D. 视盘周围脉络膜新生血管和其周围囊肿；E. 荧光素血管造影的后期帧显示了周围脉络膜新血管形成（CNV）的渗漏，该渗漏已通过玻璃体内注射阿瓦斯汀进行治疗

如果存在相关的视网膜脱离或脉络膜新血管形成（CNV），则通过 OCT 就可观察到[5]。

五、辅助检查

鉴于与颅内异常和血管畸形高度相关，牵牛花综合征患者应进行脑部和眼眶的磁共振成像（MRI）造影及头颈部磁共振血管造影（MRA）。如果有相关 CNV 或视网膜脱离的情况，还需要荧光素血管造影。

六、治疗

如果存在基底脑膨出，可行修复手术。颅内血管畸形通常需要连续监测或用阿司匹林预防性治疗。CNV 或视网膜脱离可通过手术、激光或玻璃体内阿瓦斯汀（Avastin）注射治疗。OCT 可表现为玻璃体视网膜牵引，在手术计划中需要注意[6]。

第62章

视神经发育不全
Optic Nerve Hypoplasia

Mays El-Dairi　Robert James House　**著**

邵　毅　**译**

一、概述

视神经发育不全（optic nerve hypoplasia，ONH）是一种发育异常，表现为视神经小于正常，并伴有神经胶质层（GCL）和视网膜神经纤维层（RNFL）的丧失。在美国和欧洲，ONH 是导致儿童视力障碍和失明的最常见原因之一。ONH 是先天性视神经异常，很少孤立发生，通常是其他功能和解剖异常，以及母体因素（如早孕和初产妇）的一部分[2]。尽管通常发生于双眼，ONH 也可能只在单眼中发生。

二、与大脑的联系

胼胝体异常、下丘脑功能障碍、垂体异常和其他神经系统疾病通常与 ONH 相关，在本章的其他部分有概述。

三、临床特点

ONH 可出现一系列严重情况如视力丧失及相关症状。临床表现包括低视力、失明、眼球震颤和斜视。屈光不正也可存在。系统性症状包括下丘脑功能障碍，垂体功能不全 / 泛垂体功能减退，癫痫发作，自闭症谱系障碍，感染性原因（如寨卡病毒感染）[3]，以及其他神经发育障碍。通过检眼镜检查视盘来诊断 ONH。检查发现视神经小于正常；较小的视神经周围可出现"双环"征（图 62–1），表现为乳头周围的黄色或白色环（通常称为"晕"）。通过临床检查或眼底照相术，确定视盘直径（DD）距离与视盘黄斑（DM）距离的比值来测量神经的大小。当该比值＜ 0.35 时，可诊断为 ONH，尽管有些患者患有 DD：DM=0.30：0.35，仍具有正常视力[3,4]。

四、OCT 特点

OCT 发现与 GCL 和 RNFL 层的一般性缺损有关[5]。包括 RNFL 变薄（图 62–2），Bruch 膜开口小（图 62–3），以及与黄斑中央凹发育不全。尽管临床眼

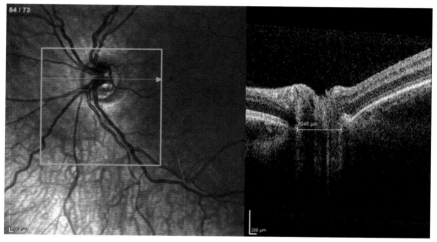

▲ 图 62–1　光学相干断层扫描展示了一名 12 岁的左眼视神经发育不全的女孩的小视神经和 Bruch 膜开口，测量值为 1046μm；红外图像显示出经典的"双环"征

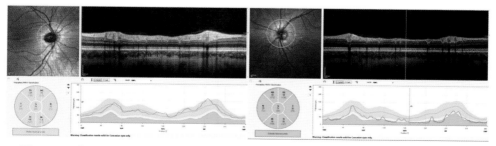

▲ 图 62–2　一名 10 岁的男孩具有左眼视神经发育不全；对视网膜神经纤维层进行光学相干断层扫描显示右眼 RNFL 正常，左眼整体变薄

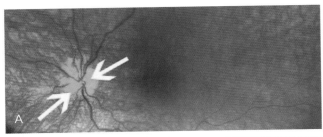

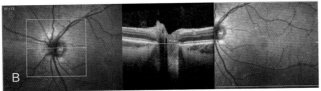

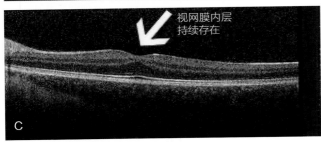

视网膜内层
持续存在

◀ 图 62-3 **5 岁的双眼视神经发育不全和生长激素缺乏症患者的左眼**

A. Optos 彩色眼底照相显示小视神经和"双环"征（箭）；B. 视盘扫描示小 Bruch 膜开口，直径为 912μm；C. 穿过黄斑中央凹的单行黄斑扫描显示黄斑中央凹上方的视网膜内层持续存在（箭），与 1 级黄斑中央凹发育不全（黄斑扁平凹）一致

底检查可以观察到 ONH 的许多特征，但 OCT 可以定量测定 RNFL，并对疾病具有高敏感性和高特异性[5]。

五、辅助检查

磁共振成像（MRI）可能有助于识别相关的脑部异常情况。眼底照相也有一定意义。

六、治疗

诊断为 ONH 的患者应转诊至儿科神经科和（或）内分泌科，以检查神经内分泌失调，包括全垂体功能减退。应适当处理继发于 ONH 的表现，包括屈光不正、斜视、弱视和眼球震颤。患有单侧 ONH 的儿童可能会受益于单侧遮盖以减轻弱视的影响。

第63章

视盘倾斜和大视盘
Tilting of the Disc and Megalopapilla

Mays El-Dairi　Robert James House　著
邵　毅　谭　钢　译

一、概述

视盘倾斜是儿童常规临床检查中有时会发现的一种异常现象，可由先天性[1]或后天性[2]因素所引起。先天性视盘倾斜综合征（TDS）被认为是由于视神经进入眼内时的斜插入才导致神经旋转和呈椭圆形[3]。小儿患者的后天性斜视也可能继发于近视移位，其中轴向长度增加导致巩膜伸展和毛细血管周围萎缩（PPA）。

大视盘是一种先天性的视神经异常，其视盘直径＞2500μm。

二、与大脑的联系

倾斜的视盘和大视盘通常是互相独立的表现，与任何特定的神经系统表现均无关。

三、临床特点

倾斜的视盘最常见于双侧。临床检查显示颞部 PPA 呈新月形，巩膜可见（图 63-1）。当巩膜被拉伸时，颞缘变平，视神经被暂时牵拉，导致鼻腔/鼻下侧的 Bruch 膜和脉络膜突出。这导致鼻缘的典型隆起和神经的水平倾斜外观。患者往往表现为中度[4]至重度近视、近视散光，并可有视网膜血管倒位。可能会发

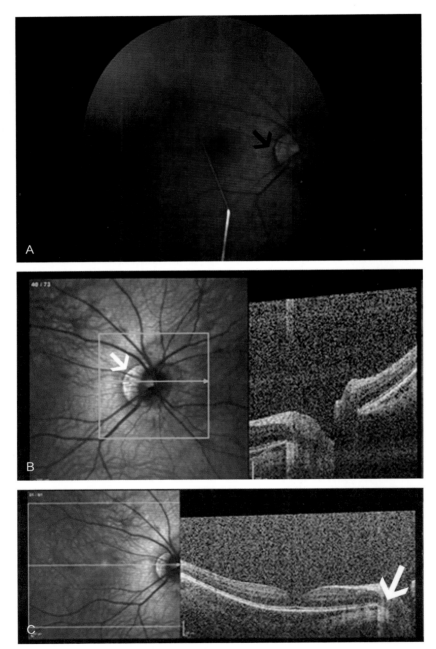

▲ 图 63-1　有轴性近视病史的 5 岁男孩患者的右眼，验光单上显示为 -9.00D，轴长 26.62mm 彩色眼底摄影（**A**）和红外图像（**B** 和 **C**）显示颞缘变薄；在视盘光学相干断层扫描（**B**）上，可以看到两侧神经的倾斜，同时伴有周围毛细血管萎缩（图 **A-C** 中的箭）；黄斑的 OCT 图像（**C**）显示毛细血管周围的 **Bruch** 膜变薄

生不符合垂直中线的双颞上视野缺损。这些通常是屈光性近视，可以通过近视矫正来治疗。视力预后一般良好。

大视盘通常表现在一个偶然的发现中，虽然保留了视力和正常的视野，但是中心的视力却会轻微下降。它可以模拟青光眼的临床特征（图 63-2）。参考第 70 章了解更多关于如何区分青光眼和其模仿者的信息。

四、OCT 特点

在视盘倾斜时，视盘的 OCT 横断面扫描显示 Bruch 膜和脉络膜突出，与此同时，在视盘的鼻侧缘变薄，筛板的外壳倾斜（图 63-1）。与视盘颞缘相比，同样的扫描还显示出鼻腔抬高。在大视盘中，神经的视盘直径（图 63-2）、视盘和杯盘比都很大。然而，视盘周围的视网膜神经纤维层（pRNFL）却是正常的[5]。

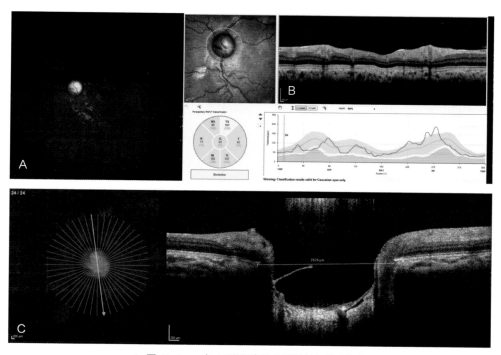

▲ 图 63-2　一名 15 岁男童的左侧视神经伴大视盘

A. 彩色眼底照片显示的是一个巨大的杯盘比；B. 视网膜神经纤维层扫描显示，尽管神经的临床表现异常，但毛细血管周围的 RNFL 厚度大体正常；C. 视盘扫描显示 Bruch 膜开口为 2529μm

五、辅助检查

对于视盘，彩色眼底摄影显示前面提到的颞部 PPA 可以导致巩膜的新月形改变，以及倾斜畸形视盘的产生。对于大视盘症，视野、眼压（IOP）和角膜中央厚度都可用来排除青光眼。

六、治疗

除非与其他临床诊断（如退行性近视和青光眼）相关，否则倾斜的视盘通常无须治疗，仅应进行相应的管理。大视盘不需要治疗。

第64章

视神经萎缩
Optic Atrophy

Mays El-Dairi 著

邵 毅 谭 钢 译

一、概述

视神经萎缩是形成视神经的部分或全部神经节细胞受损的结果。这是一个非特异性的终末期过程，通常在发病前 3～4 周也未能察觉。病因可以多种多样，包括但不仅限于压迫性病变、乳头水肿、炎症、血管事件、创伤、营养（维生素 B_{12} 或叶酸缺乏）、遗传、中毒（来自某些药物，如乙胺丁醇）或继发于某些慢性视网膜病变。

二、与大脑的联系

当视神经萎缩是由独立的眼部原因（遗传、眼部外伤性血管事件或继发于视神经病变）引起时，则并不一定表示中枢神经系统（CNS）有问题。当视神经萎缩是系统性或神经 / 神经退行性疾病的表现时，视神经萎缩的程度或测量到的视网膜神经纤维层（RNFL）变薄可能与疾病的严重程度相关。这种关系已经在多发性硬化症的成人[1]和室周白质软化症的早产儿中出现[2]。视神经萎缩也可能预示着脑部病变或损伤引起的压迫或慢性乳头水肿。

三、临床特点

眼底检查通常显示视盘苍白。根据病因和严重程度，视力、色觉或视野可能会受到影响。

与成人相比，儿童的轻度视神经苍白可能更难识别，光学相干断层扫描（OCT）在帮助诊断和随访儿童的视神经萎缩方面发挥了非常重要的作用（图64-1 至图 64-3），尤其是当他们无法可靠地进行自动视野检查时。

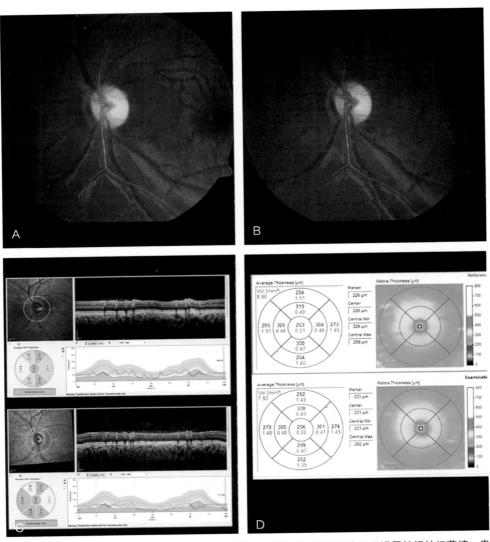

▲ 图 64-1　8—15 岁 Wolfram（DIDMOAD）综合征女性患者左视神经出现了进展性视神经萎缩；患者 8 岁（**A**，左窗格）和 15 岁（**B**，右窗格）的彩色眼底照片显示苍白恶化；8 岁（**C**）时视网膜神经纤维层光学相干断层扫描显示平均 RNFL 为 61；15 岁时，平均 RNFL（**D**）为 49；注意，有一些不可矫正的分辨错误；只有当黄斑体积从 8mm³ 缩小到 7.93mm³ 时，神经节细胞层的黄斑才能被分辨

四、OCT 特点

视神经萎缩在 RNFL 扫描和黄斑图上表现为变薄 [内层视网膜：神经纤维层（NFL）、神经节细胞层（GCL）和内部丛状层（IPL）变薄]（图 64-1 至图 64-3）。RNFL 变薄的部位可能是会缩小导致病变的潜在位置（图 64-2）。囊状间隙可能由裂孔引起，发生在黄斑扫描层面（图 64-3）。囊状间隙也可能是由

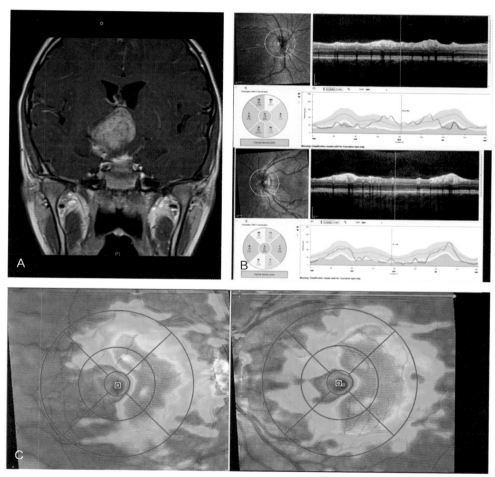

▲ 图 64-2　一名 5 岁男童，因第三脑室巨大肿块横过第三脑室底压迫右视神经束而引起领结性视神经萎缩

A. 对比磁共振成像显示一个大的脑肿块；B. 视网膜神经纤维层光学相干断层扫描的右眼（上）和左眼（下）显示部分的视神经萎缩 RNFL 厚度分别为 74 和 67；C. 黄斑神经节细胞层地图显示同向性变薄的神经节细胞层的细化在右边，暗示损伤产生同向偏盲

分裂引起的，发生在内核层，与非青光眼性视神经萎缩相比更常见于小儿青光眼[3]。当视神经萎缩叠加在活动性视盘水肿上时，很难从急性期叠加的萎缩中分辨出水肿，有时当同一神经同时出现苍白和萎缩时，RNFL 可能会出现错误的正常假象。因此，单纯依靠 RNFL-OCT 来排除部分视神经萎缩可能会产生误导性的结果，所以建议需同时观察黄斑 GCL[4]（见第 14 章；图 64-3）。

五、辅助检查

确定视神经萎缩的病因是非常重要的。苍白的视神经通常被认为是由压迫性损伤引起的，除非另有证明。对患有视神经萎缩的儿童的检查应该包括脑部和眼眶的磁共振成像（MRI）的对比，维生素 B_{12} 和叶酸水平的检测。如果阴性且视神经萎缩模式与可能的遗传病因相符，则可对 Leber 遗传性视神经病变（LHON）、显性视神经萎缩、Wolfram 综合征（图 64-1），以及其他遗传性视神经病变（取决于临床病史和相关表现）进行遗传检测。

六、治疗

一旦发生视神经萎缩，就无法逆转。治疗的目的是找出病因，并在可能的情况下解决，以阻止病情的进展。

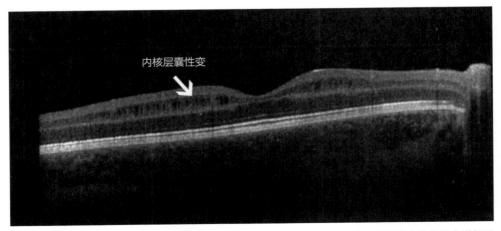

内核层囊性变

▲ 图 64-3　6 岁急性脱髓鞘性脑脊髓病视神经炎导致视神经萎缩的男性患者右眼黄斑的单线光学相干断层扫描；神经节细胞层薄，后期内核层有囊性改变（箭）

第 65 章

视神经胶质瘤
Optic Nerve Glioma

Mays El-Dairi　著

邹雨婷　译

一、概述

视神经胶质瘤（OPG）是儿童最常见的颅内肿瘤，被归类为青少年毛细胞性星形细胞瘤。这些肿瘤通常是良性的且生长缓慢，因此可能多年无症状[1, 2]。据估计，约 50% 的 OPG 患者会有神经纤维瘤病 1 型（NF1）[3]。然而，在 NF1 患者中，OPG 的发病率为 15%～30%；其中，只有 50% 的患者会经历视觉受损，平均诊断年龄在 5 岁[4, 5]。

二、与大脑的联系

视神经胶质瘤通常位于球后。在 NF1 患儿中，视神经胶质瘤最常见于视神经通路（球后区最常见，也可见于下丘脑视交叉区或视神经通路的后部），又可发生于脑干。在光学相干断层扫描（OCT）上检测到视神经萎缩或视网膜神经纤维层（RNFL）变薄的现象有助于在儿童视觉功能的准确评估受到限制时对视神经胶质瘤进行诊断[6]。

三、临床特点

表现形式可以从常规眼科检查的无症状视神经萎缩到视力或视野的丧失、视盘的水肿或萎缩、相对传入乳头的缺损、眼球震颤、眼球突出和斜视。

四、OCT 特点

最常见的 OCT 表现是视神经萎缩（类似于压迫性病变），尽管如此，如果发现得早，可能会出现轻度的视盘水肿。因为目前大多数专家都认为治疗 OPG 的必要性取决于是否有视力的丧失，所以 OCT 的使用对于做出这一决定是十分重要的，尤其是对于在眼科检查中可能不配合的儿童。已经证明，毛细血管周围的 RNFL 厚度与视力丧失程度相关，并有助于区分可能因 OPG 导致视力下降的患者（图 65-1）。

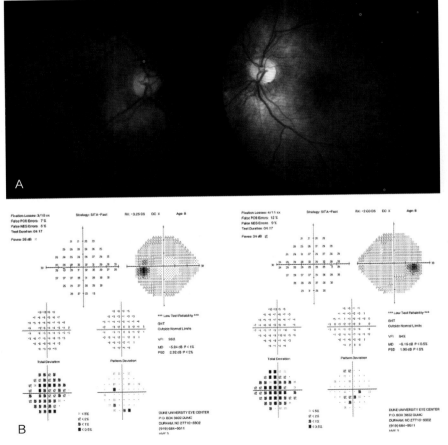

▲ 图 65-1　对 1 名患有神经纤维瘤病 1 型，视力为 20/30 OD 和 20/40 OS 的 8 岁男孩的视神经胶质瘤进行评估

A. 彩色眼底照片显示左侧视神经轻度苍白（如有），而右侧视神经正常；B. 24-2humphrey 视野显示双眼敏感度轻度下降和非特异性缺陷

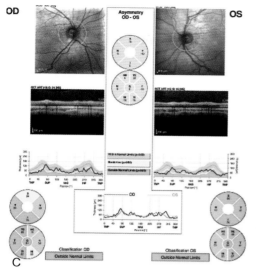
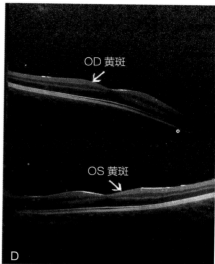
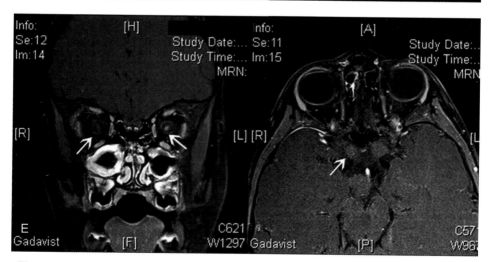

▲ 图 65-1（续）　对 1 名患有神经纤维瘤病 1 型，视力为 **20/30 OD** 和 **20/40 OS** 的 **8 岁男孩的视神经胶质瘤进行评估**
C 和 D. 视盘的光学相干断层扫描显示双眼视盘周围视网膜神经纤维层（RNFL）在时间上比鼻部的更薄；尽管由于缺乏患者配合而无法获得完整的黄斑图，但单线黄斑 OCT（D）显示双眼神经节细胞层明显变薄（箭）；与眼底摄影和临床检查相比，OCT 对视神经萎缩的诊断更为敏感；E. 脑和眼眶的磁共振成像对比显示双侧视神经胶质瘤在左侧视神经中呈活动性增强，而视交叉胶质瘤无强化（箭）

与视神经胶质瘤无关，NF1 患者的脉络膜神经纤维瘤（图 65-2）可通过黄斑 OCT 显示。这些肿瘤通常并不会明显地影响视觉，非常像 Lisch 结节。

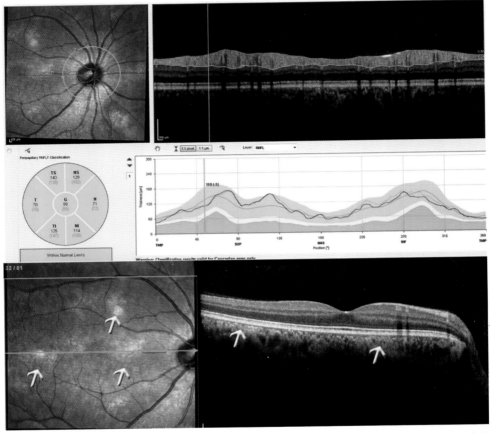

▲ 图 65-2　对 1 名无视神经胶质瘤的神经纤维瘤病 1 型、视力 20/20 OU、视野正常的 13 岁男性患者行 MRI 检查，未见胶质瘤；虽然视网膜神经纤维层厚度正常，但红外扫描激光检眼镜图像和黄斑光学相干断层扫描显示多发脉络膜神经纤维瘤（箭）

五、辅助检查

如果怀疑存在视神经胶质瘤，建议对眼眶进行脑磁共振造影（MRI）以明确诊断。如果还涉及垂体，建议进行内分泌检查。

六、治疗

化学治疗仅限于有视力受损的患者。如果胶质瘤与视力变化无关，建议仅观察。

第 66 章

视盘水肿和视盘肿胀与牵引抬高的关系

Papilledema and Disc Swelling Versus Traction Elevation

Mays El-Dairi 著

邹雨婷 译

一、概述

视盘水肿是由颅内高压（ICP）引起的视神经肿胀，通常为双侧。病因包括颅内压迫性病变（先天性或后天性），可导致脑脊髓液（CSF）流动受阻、静脉窦血栓形成、恶性高血压、脑膜炎或某些药物性炎症，或可能是特发性炎症。

二、与大脑的联系

颅内压增加常与视神经肿胀有关。而视盘水肿一词是用来表述颅内压升高引起视神经肿胀的现象。虽然尚未显示出视盘水肿的程度与颅内压的测量值的相关性，但视盘水肿的程度却视力丧失的风险相关[1,2]。

三、临床特点

临床表现各不相同，可能包括位置性头痛、颅内噪音、短暂性视物模糊、视力改变和第Ⅵ对脑神经麻痹引起的复视。视神经肿胀（通常为双侧），根据视盘边缘和主要血管模糊程度的 Frisen 量表评分（基于眼底照片），视盘水肿的严重程度按 0～5 分进行分级[3]。

四、OCT 特点

光学相干断层扫描（OCT）有助于视盘水肿的诊断和分级。在视盘水肿中，视网膜神经纤维层（RNFL）增厚（平均视网膜神经纤维层＞131μm）；Bruch 膜开口增大（平均＞1718μm）[4]。根据视盘水肿的严重程度，还可以看到毛细血管周围的视网膜改变，如裂孔、视网膜下积液和感光椭圆体带的丢失（图 66-1）[2]。经 OCT 检查的视盘水肿分级（基于 RNFL 甚至视网膜总厚度）比未知专家组的分级更可靠，特别是对于轻度和中度视盘水肿[5]。OCT 也可用于监测治疗后 RNFL 的变化（图 66-1 和图 66-2）或视神经萎缩的进程。当观察或扫描视盘上的 Bruch 膜开口时，向上的角度提示颅内压升高；然而，该发现并不敏感或明确[6]。黄斑扫描上的外视网膜变化（椭圆体带缺失或中断）可以预示最终的视觉效果较差[2, 7]（图 66-1）。在一组 31 例由特发性颅内高压引起的视盘水肿的队列中，48% 的研究眼通过增强深度成像（EDI）OCT（图 66-2C）和超声检查（图 66-2F）发现了视盘玻璃疣[2]。

五、辅助检查

应调查颅内压高的原因。根据临床特征推断，检查应包括血压检查、脑部和眼眶成像及静脉窦成像［磁共振成像 / 磁共振静脉造影（MRI/MRV）或计算机断层扫描 / 计算机断层静脉造影（CT/CTV）］，如果神经成像检查结果正常，则应进行腰椎穿刺。

六、治疗

不论是药物治疗还是外科治疗，治疗的目的是降低颅内压。特别是在特发性颅内高压的病例中，外科治疗是留给那些已经使用最大限度药物治疗后失败的患者。在严重或即将视力减退而无明显头痛的情况下，建议进行视神经鞘开窗术。脑脊液转移术是给那些已经使用最大限度的药物治疗却依然不能控制头痛的患者保留的。

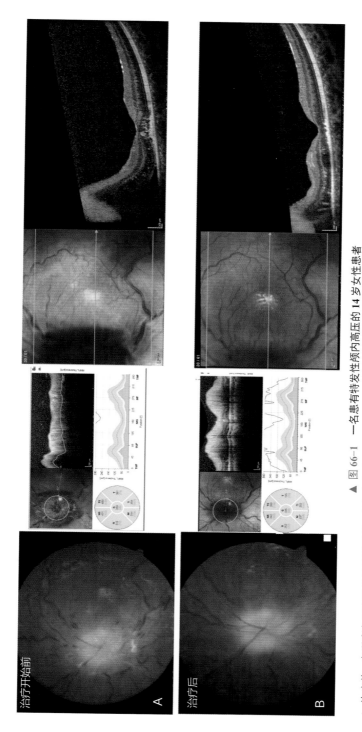

▲ 图 66-1 一名患有特发性颅内高压的 14 岁女性患者

A. 治疗前，左眼彩色眼底照片显示严重的 5 级视盘水肿；视网膜神经纤维层的光学相干断层扫描显示视网膜神经纤维层严重增厚（必须手动矫正分割）；单线黄斑 OCT 图像显示视网膜下积液、外核层裂隙和感光细胞改变；B. 治疗后，彩色眼底照片显示视盘水肿减少，现为 3/4 级；毛细血管周围 RNFL 显示增厚的程度降低；单线黄斑 OCT 图像显示视网膜下积液和外核层裂隙的消除，以及感受器得到部分恢复

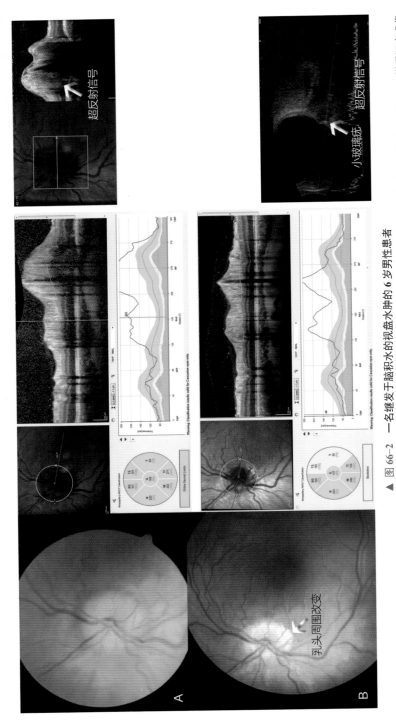

▲ 图 66-2 一名继发于脑积水的视盘水肿的 6 岁男性患者

A. 治疗前，彩色眼底照片显示 2 级视盘水肿；视网膜神经纤维图像的毛细血管周围光学相干断层扫描显示中度增厚，平均 RNFL 为 186μm；增强深度成像 OCT 显示有视盘玻璃疣，彩色眼底照片没有显示任何水肿，但现在可以看到毛细血管周围的变化（箭）；RNFL 的 OCT 扫描显示轻度增厚，平均 137μm；EDI-OCT 显示视盘玻璃疣无改变，超声也证实了这一点；视盘玻璃疣与视盘水肿同时存在并不少见

第67章

视神经炎与多发性硬化
Optic Neuritis and Multiple Sclerosis

Mays El-Dairi　著

邹雨婷　译

一、概述

视神经炎是视神经的炎症，这在儿童中很少见。它可能是慢性脱髓鞘疾病（如急性脱髓鞘视神经病变、视神经脊髓炎和多发性硬化症）的独立事件或系统性复发的表现。

二、与大脑的联系

在患有多发性硬化症的成年受试者中，视网膜神经纤维层（RNFL）的测量可以反映疾病的活动性。因此，可以尝试在临床试验中将 RNFL 作为疾病活动性和治疗效果的生物标志物[1-5]。

三、临床特点

患者通常表现为急性视力丧失（成人通常为单侧；儿童为单侧或双侧），眼部疼痛因眼球运动而加重。在单侧或不对称的情况下，应存在相对性传入性瞳孔障碍。眼底检查可能是正常的（这是在成人中是常见的情况，因为该过程发生在球后）或可以显示视神经水肿（多达 66% 的儿童）。

四、OCT 特点

在视神经炎的急性期，光学相干断层扫描（OCT）通常显示 RNFL 增厚，即使在眼底检查时未见水肿（图 67-1）[6, 7]。在后期，随着视神经萎缩的发展，RNFL 变薄（图 67-2）[6-11]。

视神经炎引起的视神经萎缩的视网膜成像可显示内核层的囊性病变[12]。这些病变也可见于其他类型的视神经萎缩，被认为是由内核层水平的微裂痕引起的。

五、辅助检查

眼眶磁共振造影（MRI）显示球后视神经增强（图 67-1B）。脑磁共振成像和脊柱磁共振成像对于寻找可能提示多发性硬化或视神经脊髓炎诊断的白质病变至关重要。腰椎穿刺可排除可能有长期神经后遗症的感染性、恶性或炎症性疾病。实验室检测水通道蛋白 V 抗体，排除视神经脊髓炎和髓鞘少突胶质细胞糖蛋白（MOG）抗体的存在。

六、治疗

大剂量静脉注射甲泼尼龙可以缩短成人视神经炎的病程，但尚未显示出改变最终的视觉损伤，作为小儿视神经炎治疗试验的一部分，仍在收集有关小儿患者的数据。如果怀疑是视神经脊髓炎，则治疗可能包括 3～5 天大剂量的甲泼尼龙静脉注射，静脉注射免疫球蛋白，甚至血浆置换。如果怀疑诊断为多发性硬化或视神经脊髓炎，则需要长期治疗，以防止并发症和早期残疾的发生。

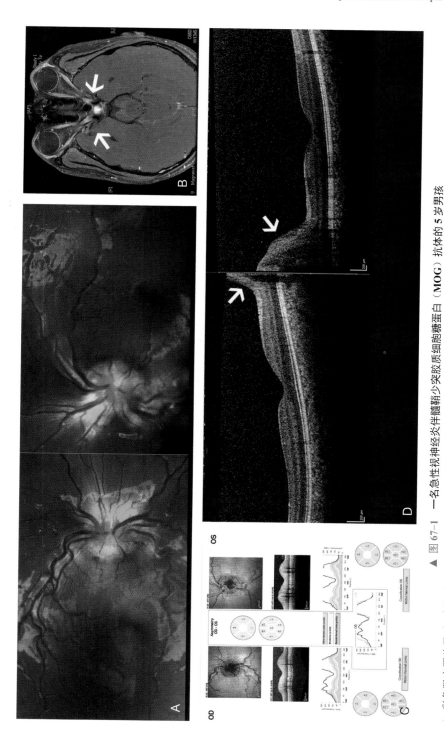

▲ 图 67-1　一名急性视神经炎伴髓鞘少突胶质细胞糖蛋白（MOG）抗体的 5 岁男孩

A. 彩色眼底照片显示双侧视盘肿胀；B. 磁共振成像扫描显示双侧视神经增强（箭）；C. 光学相干断层扫描图像显示视网膜神经纤维层两侧增厚，平均 RNFL 为 207（OD）和 232（OS）；D. 单线黄斑 OCT 图像显示视网膜内外结构正常；双眼鼻侧黄斑升高（箭）

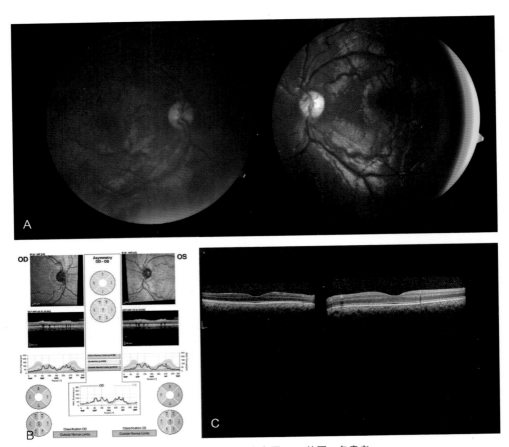

▲ 图 67-2　**1 个月后来自图 67-1 的同一名患者**

A. 彩色眼底照片显示双侧视盘苍白；B. 光学相干断层扫描视网膜神经纤维层图像显示双侧 RNFL 变薄，平均 RNFL 为 59（OD）和 57（OS）；C. 单线黄斑 OCT 图像显示神经节细胞层严重变薄

第 68 章

神经性视网膜炎
Neuroretinitis

Mays El-Dairi　**著**

唐丽颖　**译**

一、概述

神经性视网膜炎是视神经和黄斑的炎症。病因可以是传染性的、炎症性的或浸润性的。儿童最常见的病因是汉赛巴尔通体（Bartonella henselae）感染，或称猫抓病。

二、与大脑的联系

典型的神经性视网膜炎通常是孤立的。在罕见的情况下（如梅毒、白血病、肉瘤，以及其他罕见的感染，甚至某些个体的巴尔通体感染[1, 2]），神经性视网膜炎可能预示着（或同时）脑部受累（脑炎）[1, 3]。

三、临床特点

患者通常表现为急性单侧视力丧失和相对传入性瞳孔障碍（RAPD），视神经在毛细血管周围区域肿胀并有渗出液产生（图 68-1A）。渗出液在外丛状层的积聚形成了典型的黄斑星形图案。黄斑星形图案可能无法清晰可见，在5～7d后出现。

四、OCT 特点

尽管检查中可能没有清晰可见黄斑星形图案，但是黄斑光学相干断层扫描

（OCT）显示黄斑中心凹陷轮廓的变化，视网膜内，特别是外丛状层、Henle 层和感光层内有高反射病灶。RNFL 增厚明显，与黄斑星形图案相联系的可能更厚。进一步的发现包括明显的感光细胞外带（外界膜、椭圆体带和交界区）丢失、增厚、视网膜下积液和渗出物聚集[4]（图 68-1B）。OCT 有助于区分神经性视网膜炎和孤立性视神经炎（临床检查早期可能看不到黄斑星形图案，但 OCT 会显示水肿和视网膜下积液），或其他导致视神经水肿的病因。

五、辅助检查

在典型的孤立性神经眼眶磁共振成像（MRI）可以显示视神经与眼内分离层的部分强化。实验室工作应包括筛查 B. benselae 滴度、快速血浆回收率（RPR）、荧光螺旋体抗体吸收（FTA-ABS）、莱姆滴度、血管紧张素转换酶（ACE）、落基山斑点热（RMSF）滴度和纯化蛋白衍生物（PPD）试验。获得胸部影像学（X线或计算机断层扫描，视怀疑而定）可排除肺结核或结节病。

六、治疗

治疗取决于病因。如果发现梅毒或肺结核等感染，应咨询传染病专家或风湿病学家。在猫抓神经性视网膜炎中，尚未显示出抗生素全身治疗对视觉效果的影响[5]。

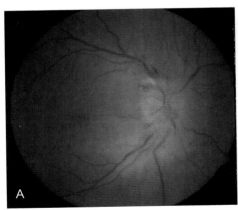
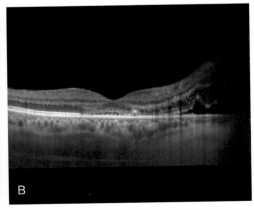

▲ 图 68-1　一名患有巴尔通体感染相关性神经性视网膜炎的 13 岁西班牙裔女孩右眼的彩色眼底照片（A），显示右侧视神经肿胀，伴有毛细血管周围出血和右侧半黄斑星形图案；单线黄斑光学相干断层扫描（B）显示视网膜下积液，视网膜中央凹处 RPE 的表面和视网膜外侧有许多高反射病灶，鼻腔中央凹半黄斑星形图案和感光细胞位置的一个较大的高反射病灶改变，包括感光细胞外层（椭圆体带和交界区）的破坏

第 69 章

视盘玻璃疣
Optic Nerve Head Drusen

Mays El-Dairi　著

唐丽颖　译

一、概述

视盘玻璃疣是在视盘内沉积的蛋白质和钙盐。它们通常在 10 岁前潜伏发病，在青少年时期显现出来。

二、与大脑的联系

视盘玻璃疣通常在眼睛单独出现，不代表患有神经疾病。

三、临床特点

在青少年中，视盘玻璃疣通常无症状，只是在视网膜眼底检查时偶然发现。他们可能会导致弧形的周边视野缺陷（通常在晚期）。视盘玻璃疣虽然通常无症状，但可以出现类似视盘水肿的体征，因此需要复杂的检查。

四、OCT 特点

利用谱域光学相干断层扫描（SD-OCT）可以实现视盘的成像，而增强深度成像（EDI）却是首选的检查方法。EDI 可以显示潜在的玻璃疣，表现为神经下的高反射灶（图 69-1）。有时，RPE 边缘形成的角度在高颅内压（ICP）中可向内偏转，在视盘玻璃疣中通常偏转（敏感性和特异性差）[1-3]。OCT 可以很容易检测到视盘玻璃疣引起的周围脉络膜新生血管膜（CNVM）（图 69-1）。如果中心视力受到影响，鼻侧玻璃疣不需要治疗，而颞侧玻璃疣可能需要治疗[4,5]。

视盘玻璃疣的 RNFL 平均水平降低提示视神经部分萎缩和视野缺损[6]。

五、辅助检查

超声可以显示高反射性钙化（CT 也可以显示，但为了区分视盘玻璃疣和视

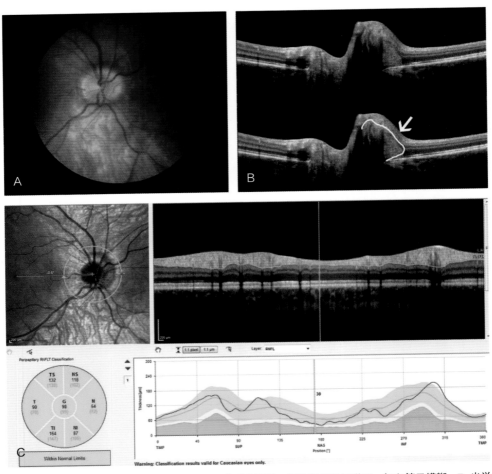

▲ 图 69-1　A. 13 岁白人女孩的右眼视神经眼底彩色照片；视神经在鼻侧增厚，但血管无模糊；B. 光学相干断层增强深度扫描模式显示神经纤维层下有高反射灶物质（上图）；箭勾画和标记为玻璃疣（下图）；C. 视盘乳头周围神经纤维层正常，平均 RNFL 厚度为 98μm

盘水肿，不建议采用 CT 检查）。然而，因为一些波信号可能被人工晶状体抑制，超声的灵敏度可能较低。只有当玻璃疣表浅可见时，眼底荧光才会显示出强荧光。在某些情况下，荧光血管造影（FA）有助于区分视盘玻璃疣和真正的视盘水肿（肿胀的神经会显示迟发性渗漏，但视盘玻璃疣不会）。CNVM 环绕的视盘玻璃疣也会在 FA 检查中出现渗漏，从而导致假阳性结果。

六、治疗

视盘玻璃疣不需要治疗，除非有暂时性的 CNVM 影响中心视力。

第 70 章

儿童青光眼
Childhood Glaucoma

Sharon Freedman Amanda Ely **著**
唐丽颖 刘力齐 **译**

一、概述

儿童期青光眼是一组以眼压升高（IOP）和继发性眼部改变 / 损害为共同特征的器质性疾病。从出生到 18 岁以下的任何时候都可以发病。最近，国际共识统一了儿童"青光眼"和"疑似青光眼"的定义，并为原发性和继发性儿童青光眼提供了一个简单的分类体系。这些分别在表 70-1 和表 70-2 中列出[1]。

二、临床特点

在引入光学相干断层扫描（OCT）之前，基线视神经状态的记录依赖于彩照，而且常常局限于视杯的主观记录，记录会因为观察方法（例如，裂隙灯下眼底检查和间接检眼镜检查）及临床医生的不同而有所不同。当 OCT 成像不可行时，这些方法仍被使用。

（一）疑似青光眼

儿童疑似青光眼通常表现为眼压升高伴视神经正常，或者视神经异常伴有或不伴有眼压升高。在其他时候，"疑似青光眼"患者如果同时伴有其他眼部或全身表现，这预示着青光眼发展的高风险（例如，面部一侧或双侧有"葡萄酒色斑"、Axenfeld-Rieger 综合征或无虹膜、儿童白内障摘除、葡萄膜炎或外伤）（表70-2）。

表 70-1　儿童青光眼和儿童疑似青光眼的定义

术　语	特　征
青光眼 （≥2 个特征）	1. IOP＞21mmHg（如果仅在麻醉数据下检查，则可自行决定） 2. 视杯杯盘比逐渐增大；当杯盘大小相似时，杯盘不对称＞0.2；边缘变薄 3. 角膜表现：新生儿角膜出现 Haab 纹或角膜直径＞11mm，1 岁以下儿童角膜直径＞12mm，其他年龄儿童角膜直径＞13mm 4. 变性近视或近视漂移，并伴有与正常生长速度不一致的眼球增大 5. 与青光眼性视神经病变相一致的可再生视野缺损，没有其他可见的视野缺损原因
疑似青光眼 （至少符合一个特征）	1. 两次不同场合下测量的 IOP＞21mmHg 2. 青光眼的可疑视盘表现（即视神经杯盘比增加） 3. 可疑性的青光眼视野 4. 眼压正常情况下，角膜直径或眼轴长度增加

IOP. 眼压（引自 Beck A, Chang TCP, Freedman S. Definition, classification, differential diagnosis. In Childhood Glaucoma. The 9th Consensus Report of the World Glaucoma Association. Amsterdam, The Netherlands: Kugler Publications; 2013.）

表 70-2　儿童青光眼的分类

类　型	亚型与例子
原发性儿童青光眼	1. 原发性先天性青光眼（PCG） 2. 青少年开角型青光眼（JOAG）
继发性儿童青光眼	1. 与非获得性眼病相关的青光眼——包括出生时出现的主要眼部异常情况，这些异常可能有或没有相关的全身症状（例如，Axenfeld-Rieger、Peters 和 Aniridia 综合征） 2. 与非获得性系统性疾病或综合征相关的青光眼——包括出生时出现的系统性疾病，这些疾病可能有相关的眼部症状（例如，21 三体 / 其他染色体异常、马方综合征 / 其他结缔组织疾病、Lowe 综合征 / 其他代谢紊乱、Sturge-Weber 综合征 / 其他多发性眼病 3. 与获得性条件相关的青光眼——（例如，继发于葡萄膜炎、外伤、类固醇肿瘤、早产儿视网膜病变、除白内障摘除手术后等） 4. 白内障手术后青光眼——先天性特发性白内障摘除后，先天性白内障合并眼 / 全身异常（无青光眼病史），后天性白内障（无青光眼病史）

引自 Beck A, Chang TCP, Freedman S. Definition, classification, differential diagnosis. In Childhood Glaucoma. The 9th Consensus Report of the World Glaucoma Association Amsterdam, The Netherlands: Kugler Publications; 2013.

（二）儿童青光眼

儿童青光眼的临床特点因类型、潜在病因、发病年龄和病情严重程度的不同而有很大差异。如前所述，常见的临床特征包括眼压升高，儿童眼球富有弹性、眼压升高、眼球增大可出现一种或多种典型的临床三联征，即流泪、畏光和眼睑痉挛，这是由角膜扩大伴后弹力层撕裂（Haab 纹）引起的，并且会导致角膜水肿和瘢痕形成。另外，有时候临床上的眼部变化并不明显，包括轴性近视和视神经损伤，这些损伤发生在所有年龄段受影响的儿童，并可能导致轻度或严重的视力丧失。致盲的原因包括角膜瘢痕、高度屈光不正、视神经损伤（视杯、神经节细胞和轴突丢失）、非对称性弱视、白内障，甚至视网膜脱离。

三、OCT 特点

OCT 通过提供详细的视网膜神经纤维层（RNFL）和黄斑厚度的量化测量，对具有足够清晰视轴、视觉功能足够固定、无或轻度眼球震颤的合作性儿童青光眼的评估和治疗带来了一场革命[2,3]。在诊断和监测有青光眼风险或患有青光眼的儿童时，OCT 的使用有重要的考虑因素和一定的局限性。使用 OCT 来明确区分儿童正常视神经和青光眼视神经的相关困难包括不同年龄和种族儿童 OCT 视神经参数的正常值范围很广，各种时域 OCT（TD-OCT）和光谱域 OCT（SD-OCT）成像设备的标准数据很局限。尽管如此，这种非侵入性的成像方式已经被证明对建立特定的儿童的客观基线非常有用。

（一）检测青光眼视野缺损的三个主要参数

这些参数包括视盘周围视网膜纤维层（cpRNFL）（参数可在 Cirrus 和 Spectralis 上获得）、视盘（参数，如盘沿面积、视盘面积、平均杯盘面积比、视杯体积可在 Cirrus 获得），和黄斑周围的"神经节细胞复合体"（参数可在 Cirrus 和 Spectralis 上获得）[4]。对于怀疑且未经治疗的儿童青光眼和已确诊并已治疗的儿童青光眼，可通过 OCT 基线对 RNFL 和黄斑厚度的变化进行纵向监测，以评估视盘随着时间的推移的稳定性（或恶化）[5]。为了直接测量和量化 RNFL 的厚度，OCT 可以用于计算视网膜内界膜（ILM）和 RNFL 边界之间的面积，然而，不同的机器对 RNFL 边缘的判断是不同的。这些确定算法不能在机器之间互换，因此不能比较不同类型 OCT 设备之间的 RNFL 测量结果。目前，虽然神经节细胞复合体的分割在儿童中的应用还处于起步阶段，但它的应用具有一定的可行性[6]。

（二）采集时间和眼动跟踪

从 TD-OCT 到 SD-OCT 的发展，使儿童的 RNFL 成像发生了革命性的变化，它允许更快的成像采集，从标准 Stratus TD-OCT（Carl Zeiss Meditec，Jena，Germany）的平均每秒 400 次 A 扫描，到 SD/Fourier-domain OCT 的每秒 18 000～50 000 次 A 扫描，例如 Cirrus HD-OCT（Carl Zeiss Meditec）和 Spectralis SD-OCT（Heidelberg Engineering，Heidelberg，Germany）[7, 8]。对于儿童而言，Spectralis SD-OCT 可能优于 Cirrus HD-OCT，因为 Spectralis SD-OCT 具有双光束眼球追踪系统，可以在图像和平均多个 B 扫描图像的眼球追踪器之间更精确地再现扫描图像，以帮助消除运动伪影，从而增加获得依从性差的儿童高质量图像的可能性[9]。

（三）缺乏完整规范的儿童数据库和不同年龄、种族的儿童正常参数的变化情况

与大多数眼科成像分析软件产品一样，OCT 内置的比较算法是基于成人的标准数据库。例如，Spectralis 单元仅包括 18—78 岁的成年白人，年龄（48.2 ± 14.5）岁［Spectralis HRA+OCT 510（k）Summary 2012，FDA］。各种研究试图在小儿科人群中建立毛细血管周围 RNFL 和黄斑厚度的标准值，然而，尚未有为 OCT 设备所设计的这类年龄组分析软件包。El-Dairiet 等发表了一个标准的小儿科 RNFL 数据库，该数据库是通过使用 Stratus TD-OCT 设备测量得到的[10]。这些作者调查了 286 例 3—17 岁的健康儿童，其中黑人（114 人）和白人（154 人）的比例几乎相等。数据显示，在年龄较大的组（11—17 岁），黑人儿童的杯盘比和平均视杯面积更大。与白人儿童相比，所有年龄组的黑人儿童的视盘周围 RNFL 厚度均更高。Yanni 等最近发表了一项研究，使用 Spectralis SD-OCT 对 83 名健康的北美儿童进行了研究，其中大部分是非西班牙裔白人，年龄在 5—15 岁[11]。他们的报道显示视盘周围 RNFL 厚度为（107.6 ± 1.2）μm，比之前报道的成人（97.2 ± 9.7）μm 厚，他们认为这是由于视盘周围 RNFL 厚度与年龄增长呈负相关[11,12]。这些北美儿童的黄斑厚度为（271.2 ± 2.0）μm，与成人数据相似[12]。由于这些 OCT 单元没有内置的儿童标准数据库，因此对儿童的视盘周围 RNFL 测量值的最佳研究是纵向变化，而不是一次性初始测量。表 70-3 为以往研究的正常儿童的视盘周围 RNFL 数据提供了参考。

表 70-3　正常儿童视盘周围 RNFL 厚度（μm）的变化

	Spectralis OCT[11]	Stratus OCT[10]
Global	107.6（1.2）	108
S		143
NS	116.2（2.8）	
N	84.5（1.9）	83
NI	125.4（3）	
I		129
TI	147.0（2.1）	
T	76.5（1.9）	78
TS	145.1（2.2）	

备注：表中的数字是整个研究群体的平均视盘周围 RNFL 的厚度（单位为微米），SEM 的数据来自于 Yanni 等[11] 和 El-Dairi 等[10] 的 Spectralis OCT（Heidelberg Engineering）和 Stratus OCT（OCT-3, Carl Zeiss）研究

Global. 全眼球的平均值；I. 下方；N. 鼻侧；NI. 鼻下方；NS. 鼻上方；OCT. 光学相干断层扫描；S. 上方；T. 颞侧；TI. 颞下方；TS. 颞上方

引自 Yanni SE, Wang J. Cheng CS, et al. Normative reference ranges for the retinal nerve fiber layer, macula, and retinal layer thicknesses in children. Am J Ophthalmol. 2013, 155(2):354-360.e351; El-Dairi MA. Asrani SG, Enyedi LB, Freedman SF. Optical coherence tomography in the eyes of normal children. *Arch Ophthalmol.* 2009，127(1):50-58.

四、OCT 评估儿童青光眼

在评估可能患有青光眼的儿童的视觉诱发电位的 SD-OCT 图像时，重要的是考虑全局参数，如平均 RNFL，以及视盘周围 RNFL 和黄斑厚度。例如，单眼的均匀性和双眼的对称性可以证实患有大视杯和正常／平均 RNFL 的儿童存在生理性视杯，因此，可以在不治疗的情况下（假设眼压和其他眼部表现均正常）安全地监测病情进展（图 70-1）。

RNFL 变薄伴有青光眼视神经损害（图 70-2）。损伤有时候是局限性的，但有时是全局的。平均 RNFL 是儿童青光眼患者视神经健康的一个很好的整体测量，6～10μm 的变化就被认为足够重要，值得在扫描中关注[13, 14]。Spectralis OCT 还提供了一份变化报道，它以图形的方式显示了从视盘周围 RNFL 的预选基线测量中 RNFL 厚度的显著缺失的位置和数量，显示为红色区域（图 70-

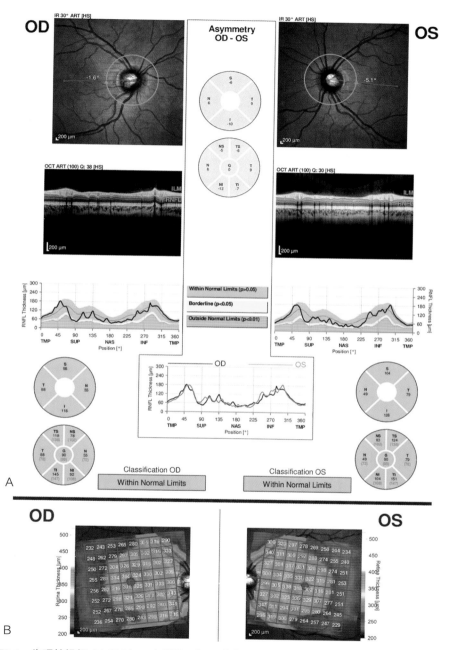

▲ 图 70-1　生理性视杯（**A** 和 **B**）：本例是 **1** 名 **12** 岁的女孩，因大的视杯而被转诊；她的眼压值在 **15mmHg** 左右，轻度近视，但在其他方面是健康的，家族史为阴性；**Heidelberg** 频谱域光学相干断层扫描成像显示双眼正常视盘周围视网膜神经纤维（**OD** 和 **OS** 平均 **90μm**）（**A**）和黄斑分割图（**B**）；随访 **2** 年多，眼压稳定，**RNFL** 测量结果和 **Humphrey** 视野检查正常

2A）。此外，单眼和双眼黄斑厚度图的比较可以作为健康（图 70-1B）或青光眼损害（图 70-2B）的确诊性依据，但必须排除非青光眼导致黄斑厚度增加的原因（见"OCT 评估儿童青光眼的误区"）。

五、OCT 评估儿童青光眼的误区

（一）RNFL 太薄，无法准确评估青光眼

在青光眼晚期，成人和儿童人群中 RNFL 厚度的分割可能更加困难。Chan 等的研究表明，终末期青光眼性视神经萎缩和无光感视力患者的 RNFL 水平不低于 30μm[15]。这种所谓的地板效应（floor effect）被认为是分割算法的一个缺陷，它不能从神经胶质组织中区分出视网膜神经纤维层[16]。这种效应可能会限制监测晚期青光眼性视神经萎缩患者 RNFL 损失的能力。在这些情况下，其他参数，如视野状态，对于监测稳定性或随时间的进展更为敏感和可靠（图 70-3）。神经节细胞层（GCL）分割分析可能有助于监测 RNFL 达到稳定期时的进展，但这种方式仍是有局限的，会受到分割软件在设置非常薄的 GCL 层时会产生显著错误这一事实的影响。

（二）错误的追踪

造成儿童 OCT 成像质量差的原因有很多。其中包括运动伪影（尤其是视力差和眼球震颤的情况）（图 70-4）；清晰的视轴障碍，包括角膜或晶状体混浊；瞳孔扩张不良。此外，RNFL 非常薄的眼睛也很难被准确分割（图 70-3B）。

分割错误也可能是由于 RNFL 内视网膜血管周围的自动追踪不良造成的，这使得很难在这些区域划定 RNFL 的边界。最近 Ye 等证明，在晚期青光眼患者中［根据 Humphrey 视野平均偏差标准 < 12dB 定义，Spectralis SD-OCT 发现平均 cpRNFL（51.9 ± 11.65）μm］，有 15% 的分割错误被认为是由于视网膜血管比例增加（高达 24.9%）导致[16]。因此，应仔细检查自动 RNFL 追踪，并将其与检查者在 OCT B 扫描上平均的 RNFL 反射率的评估进行比较，特别是在晚期青光眼性视神经萎缩的患者中，以避免 RNFL 评估显示错误的升高值（图 70-3A 和 B）。

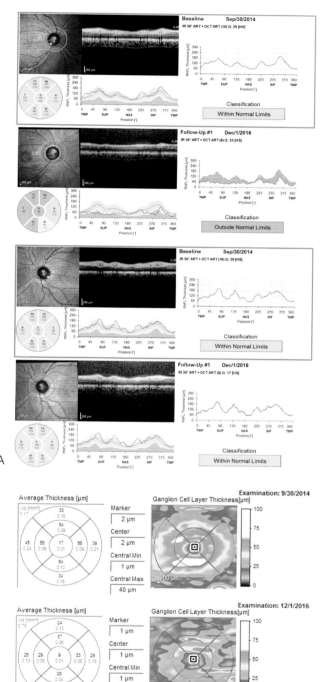

◀ 图 70-2　确诊为疑似青光眼的患者在 2 年内转变为幼年型开角型青光眼

本例是 1 名 11 岁的男孩，患有轻度近视，健康的"生理性"视杯和低于 20mmHg 的眼压，中央角膜厚度在 500μm 左右，家族史为阴性；Heidelberg Spectralis 谱域光学相干断层扫描成像显示，双眼的视神经纤维层均正常（右眼平均厚度为 114μm，左眼平均厚度为 112μm）（图 A 顶部）；他被建议做一个双曲线，并随访 6 个月；但他失访了 2 年，在眼压 30mmHg 的情况下，重新回到医生这接受曲伏前列腺素（Travoprost）治疗；回到杜克大学后，他的右眼眼压为 24mmHg，左眼为 24mmHg（Goldmann 眼压计测量），随着他近视的发展，右眼的视杯急剧加深伴随 RNFL 消失，但左眼 RNFL 稳定；RNFL 的 SD-OCT 显示视杯存在巨大的不对称性，右眼 RNFL 平均值下降（从 114 降至 70），而左眼没有下降（从 112 至 113）（A 底部）；黄斑 OCT 的分段显示，从最初出现到 2 年后的随访，神经节细胞层逐渐变薄，右眼 RNFL 和黄斑总厚度的损失得到了很好的检测（B）

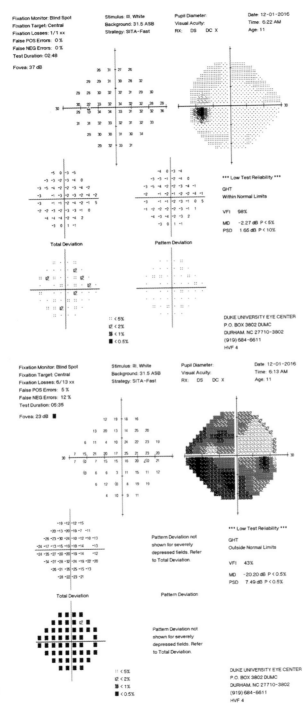

◄ 图 70-2（续） 确诊为疑似青光眼的患者在 **2** 年内转变为幼年型开角型青光眼

Humphrey 视野显示右眼青光眼性视野丢失，而左眼无明显变化（C）；考虑到中枢神经系统的不对称性和右眼的快速损耗（正常大脑和眼眶）的特点，用磁共振成像对其进行检查；这个男孩需要手术和药物治疗来控制他的青光眼

C

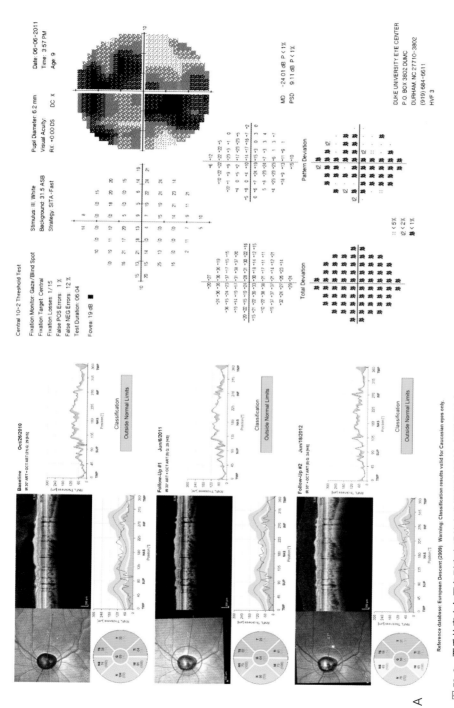

▲ 图 70-3　严重的青少年角型开角型青光眼伴有非常薄的视神经纤维层的视野。左眼矫正视力 20/200，视力很差，左眼矫正视力 20/200，监测非常薄的 RNFL 是有问题的，这使得视野测试成为一种更可靠更可靠的方法来证明其稳定性（A）

A

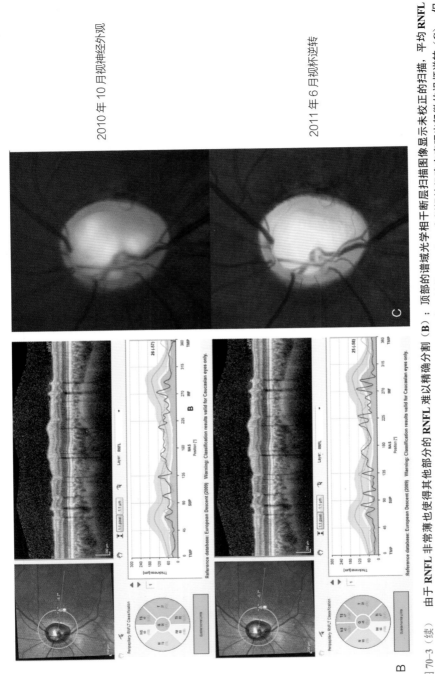

2010 年 10 月视神经外观

2011 年 6 月视杯逆转

▲ 图 70-3（续） 由于 RNFL 非常薄其他部分使得其他部分的 RNFL 难以精确分割（B）；顶部的谱域光学相干断层扫描图像显示未校正的扫描，平均 RNFL 63μm；非常薄也使得其他部分的 RNFL（底部图像）引起的错误分割时，实际上的测量值更低（约为 48μm）；左侧视神经确实表现出经微的视杯逆转（C），但当校正非常薄的 RNFL，黄斑厚度和视野显示未恢复

314

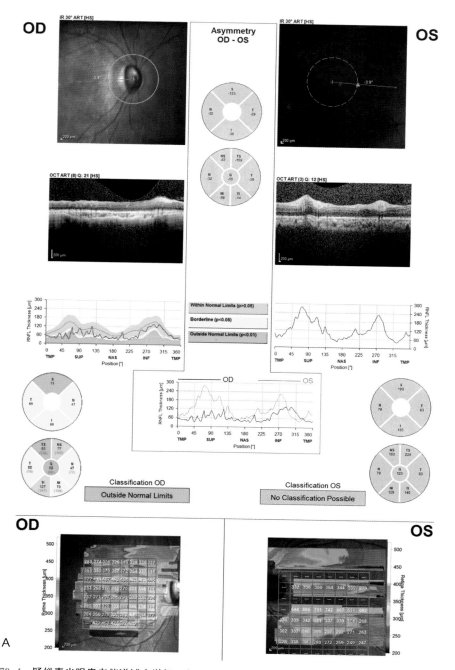

▲ 图 70-4 疑似青光眼患者伴谱域光学相干断层扫描配合不佳；在斜视手术中，在麻醉下进行 FLEX 扫描可以改善成像；本例是 1 名 11 岁女孩，妊娠 34 周出生，患有控制性癫痫，右眼高度近视，右眼外斜视，双眼视神经杯扩大，眼压正常；使用 SD-OCT（Spectralis），测定她的视神经纤维层和黄斑厚度（A）

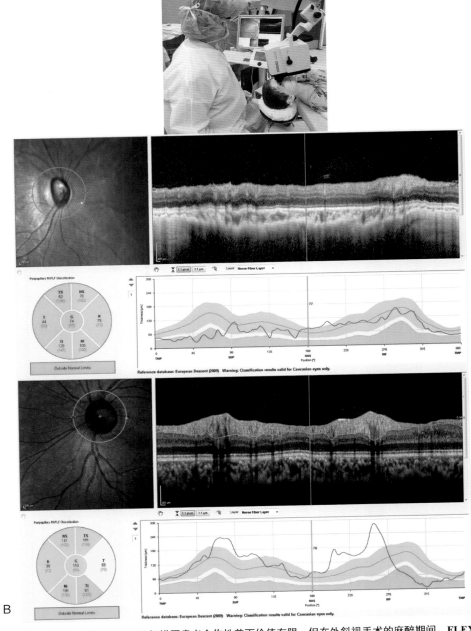

▲ 图 70-4（续）　尽管 **SD-OCT** 扫描因患者合作性差而价值有限，但在外斜视手术的麻醉期间，**FLEX** 能够提供更好的 **RNFL** 基线的扫描（**B**）

（三）视杯逆转

儿童青光眼眼压明显降低后出现视杯逆转是众所周知的现象。RNFL 厚度与这一现象有关，因此 OCT 常被用来研究 RNFL 厚度。多年来，视杯逆转术被认为可以改善儿童青光眼视神经损伤，成功地治疗儿童青光眼；然而，最近的研究表明，最初视杯逆转治疗儿童青光眼可能反映了 RNFL 的真正损伤，而不仅仅是视神经的顺应性[17]。在视杯逆转的情况下，OCT 检查结果可能比视神经的临床表现更能准确地反映青光眼手术成功后视神经的健康状况（图 70-3C）。

六、非青光眼性的 OCT 异常可被误认为青光眼

一般来说，OCT 成像中的任何其他共存的异常，包括内核层囊肿、黄斑囊样水肿、外层视网膜和光感受器缺失、视网膜萎缩、色素上皮脱离与视网膜下积液、脉络膜皱襞或内段椭球带（ISE）破裂等，都应该怀疑是非淋巴细胞萎缩，需进一步检查[18]。当青光眼是继发性的，其他视网膜病变，如视网膜囊肿或黄斑水肿，实际上也可以引起 RNFL 和黄斑增厚，掩盖青光眼视神经损伤（图 70-5A 和 B）。

1. 先天性视神经异常（见第 10 章）

(1) 视神经发育不全可能是局灶性和微妙的，并伴有单侧或双侧 RNFL 的丢失（图 70-6）。在这些病例中，如果用 OCT 来观察 Bruch 膜的开口，就会发现视神经发育不全处的开口更小（见第 10 章）。

(2) 视神经小凹会出现单侧 RNFL 丢失，通常在颞侧。在视神经小凹的位置上，SD-OCT 可能显示视网膜内外层分离，伴有或不伴有视网膜下积液。

(3) 视神经缺损也可能是局灶性的和不易察觉的，典型的表现为单侧和双侧不对称的 RNFL 丢失，通常在鼻下象限。

(4) 大视盘或先天性异常的大视盘（面积＞ 2.5mm²），常被误认为是青光眼性视神经改变，因为它的视杯面积、形状和体积都增加。然而，图 70-7 所示，尽管这些视神经的外观异常，但是它们的 RNFL 厚度是正常的。如果 OCT 显示 Bruch 膜打开，可以看到在大视盘处有一个更宽的开口（图 70-7）。

2. 中枢神经系统病理学（见第 14 章）

(1) 早产史可能包括重要的中枢神经系统疾病，如脑瘫、脑室周围白质软化症、脑室内出血史和脑积水等。这些儿童可能表现为继发于视神经通路突触后

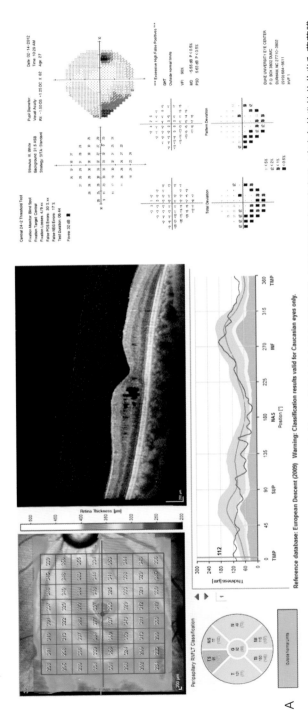

▲ 图 70-5　葡萄膜炎性青光眼合并黄斑囊样变，右眼的视神经纤维层和黄斑青光眼性变薄；严重葡萄膜炎性青光眼（青少年特发性关节炎后炎和葡萄膜炎）继发于右眼状人工晶状体术后。最佳视力右眼为 20/125，左眼为 20/20，引起的严重黄斑囊样水肿后视网膜持续增厚，多次青光眼手术后出现低眼压；**Heidelberg Spectralis** 谱域光学相干断层扫描显示右眼 RNFL 轻度变薄（总径 **92μm**），而左眼极重度变薄（**46μm**）（**A，右眼，B 左眼**）；黄斑部 SD-OCT 表现为持续性黄斑囊样改变引起的黄斑增厚，TD-OCT 表现为右眼 9 年前首次出现 CME（**A，左图**），左眼显示从青光眼发病开始 RNFL 逐渐变薄（**B，左图**）；值得注意的是，尽管右眼尚且保留有 RNFL，但仍存在视野缺陷，表明右眼视网膜增厚可能也会影响 RNFL 的测量（**A，右图**）。

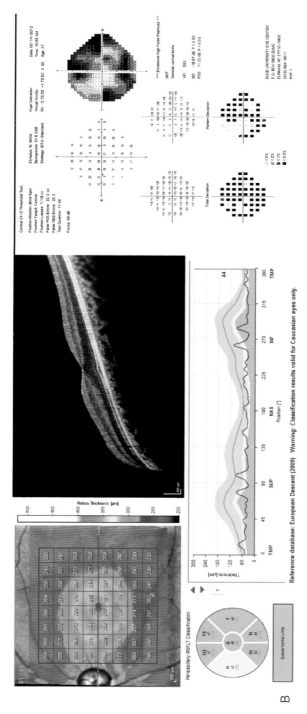

▲ 图 70-5（续）　葡萄膜炎性青光眼合并黄斑囊样改变，右眼的视神经纤维层和黄斑青光眼性变薄；严重葡萄膜炎性青光眼（青少年特发性关节炎和葡萄膜炎）继发于右眼性人工晶状体；最佳视力右眼为 20/125，左眼为 20/20，引起的严重黄斑水肿后视网膜持续增厚，多次青光眼手术后出现低眼压；**Heidelberg Spectralis 谱域光学相干断层扫描显示右眼 RNFL 轻度变薄（总径 92μm），而左眼极重度变薄（46μm）（A，右眼，B 左眼）；黄斑部 SD-OCT 表现为持续性黄斑增厚，TD-OCT 表现为右眼 9 年前首次出现 CME（A，左图），左眼显示从青光眼发病开始 RNFL 逐渐变薄（B，左图）；值得注意的是，尽管右眼尚且保留有 RNFL，但仍存在视野缺损，表明右眼视网膜增厚可能也会影响 RNFL 的测量（A，右图）**

319

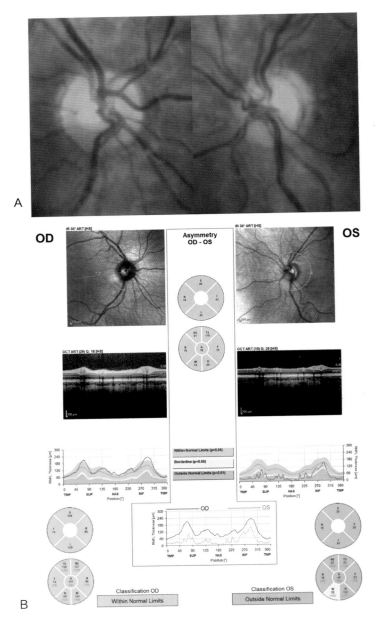

▲ 图 70-6　儿童视力筛查发现的以左眼弱视为表现的视神经发育不全；本例是一名 7 岁女童，因弱视而导致视力下降接受评估与治疗；既往眼部病史、全身病史、家族史无明显特殊；检查显示最佳矫正视力右眼为 **20/20**，左眼为 **20/200**，可能有左侧传入性瞳孔障碍，眼压右眼为 **15mmHg**，左眼为 **16mmHg**（回弹眼压计测量），无屈光不正，无斜视，眼底显示视神经发育不全（**A**）；**Heidelberg Spectralis** 谱域光学相干断层扫描显示右眼视神经纤维层正常，左眼非常薄（右眼 **117μm**，左眼 **40μm**）（**B**），黄斑部扫描伪影（未显示）

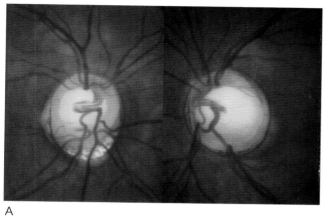

A

◀ 图 70-7　大视盘

本例是一名 9 岁的患者，在常规眼压检查后被诊断为左眼疑似青光眼，表现为视神经杯突不对称（OS ＞ OD）和通过非接触眼压计检测眼压升高（右眼 19mmHg，左眼 23mmHg）；既往眼部病史、全身病史、家族史无明显特殊；检查显示双眼未矫正的视力为 20/20OU，眼压右眼 13mmHg，左眼 15mmHg，中央角膜厚度右眼 605μm，左眼 607μm，右眼视盘增大伴下方异常分支，左眼的视盘更大伴下方边缘缺失；杯盘比：右眼 0.7 水平（h）×0.85 垂直（v）；左眼 0.9h×0.85v（A）；Heidelberg Spectralis SD-OCT 显示右眼视神经纤维层正常（右眼平均 118μm，左眼 127μm）（B）；黄斑厚度正常（C）

B

C

退变的杯盘比增大。如果早产儿符合这种情况，并且能够坐着接受 SD-OCT 检查，OCT 可能显示为 RNFL 和黄斑厚度的减少[19]。连续的 SD-OCT 检查是有必要的，但随着时间的推移，这种变薄可能保持稳定，不太可能代表真正的青光眼（图70-8）。

(2) 视神经胶质瘤在这个年龄组中大多数继发于 NF1，视神经成杯状或萎缩，表现为典型的单侧或不对称 RNFL 变薄。在这种情况下，需要获得一级亲属 NF1 的诊断、多个咖啡斑的完整病史，并尽可能彻底地进行眼科检查，寻找任何低视力、色觉下降、瞳孔传入缺陷、牙槽突结节、眼压和眼睑异常的迹象。在任何明显不对称或单侧 RNFL 变薄且有前文所列阳性病史或其他 NF1 征象的情况下，应降低神经影像学检查的阈值。

(3) 中枢神经系统的任何一种病理改变都会影响视神经通路，导致视野明显丧失，OCT 也可能表现为 RNFL 变薄。人们应该注意那些提示同向性偏盲或双侧颞叶丧失的表现（见第 67 章）。

七、辅助检查

OCT 虽然作为诊断和监测已知和可疑青光眼的工具是非常有用的，但它不能完全替代临床检查。就儿童而言，临床检查不仅包括眼睛其他特征的检查，还包括对儿童全身的检查。

自动视野测试有助于有足够视力的年纪较大的合作度好的儿童进行可靠的测试。这个检查非常有意义，特别是对于那些 OCT 发现有晚期杯状突起和 RNFL 变薄的儿童，以及甚至在 RNFL 降到"最低点"后仍可能在视野中显示进展的儿童（图 70-3）。

许多年幼的孩子由于无法固定和集中注意力而导致出现不可靠视野测试结果时，可以为他们进行 SD-OCT 成像检查。

摄像也有助于青光眼儿童的视神经基线记录，视杯逆转虽然表明能控制眼压，但并不代表视神经轴突受损或视野丧失的真正恢复（见上文"视杯逆转"一节和图 70-3C）。

轴向长度测量对幼儿非常有用，甚至比角膜直径测量更有效，可以监测眼压的控制。

单纯性睫状肌麻痹性屈光本身就可以作为一个很好的散瞳替代物，同时用

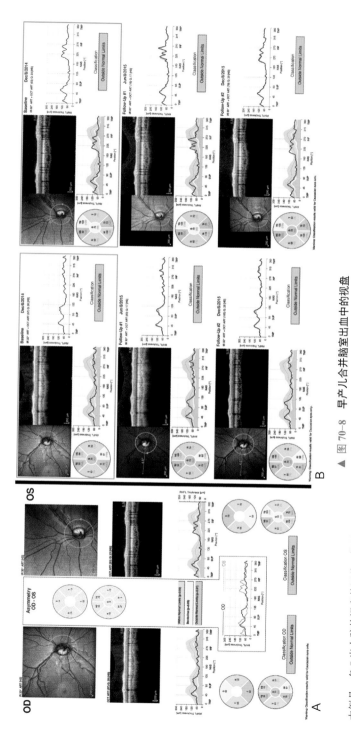

▲ 图 70-8　早产儿合并脑室出血中的视盘

本例是一名 7 岁女孩的视盘的评估：她是出生在妊娠 31 周后的双胞胎之一，在新生儿重症监护室，她被诊断为脑室内出血和 3 期早产儿视网膜病变，需要进行双眼外周视网膜激光凝治疗；初步治疗后，她的视力矫正至 20/20OU，轻度近视散光，双眼视盘高度约为 0.9 水平（h）× 0.85 垂直（v）；Heidelberg Spectralis SD-OCT 显示双眼视神经纤维层较薄（平均右眼 70μm，左眼 79μm）（A）；经过一年多连续的 IOP 监测和重复的光学相干断层扫描观察显示眼压和 RNFL 较稳定（B）

来定期监测儿童青光眼。

八、治疗

儿童青光眼的治疗通常包括旨在降低眼压的手术和医学干预，然后处理其他相关问题，如屈光不正、弱视、斜视、白内障和低视力。

九、儿童青光眼 OCT 的研究进展

（一）手持 SD-OCT

虽然手持 OCT 成像（Envisu C-2300；Leica Microsystems，Wetzlar，德国）虽然在早产儿视神经萎缩[15] 和 NF1 患者视神经胶质瘤继发视神经萎缩方面已显示出良好的应用前景，但其使用的数据仅限于监测青光眼继发视神经萎缩的进展。目前，还没有自动分析 RNFL 厚度的算法。

（二）Spectralis Flex 模块

Spectralis Flex 模块（Heidelberg Engineering，Heidelberg，Germany）是为仰卧位患者设计的。该设备安装在一个可根据高度和倾斜度进行调节的柔性臂上。商用的 Spectralis Flex 模块应该允许使用所有的 Spectralis 功能，包括同样版本的分析软件，这对于在成像过程中无法合作的儿童来说是非常有用的（图70-4B）。

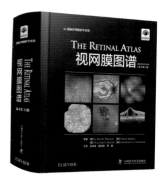

视网膜图谱（原书第 2 版）

原著　[美] K. BAILEY FREUND　　[美] DAVID SARRAF
　　　[美] WILLIAM F. MIELER　　[美] LAWRENCE A. YANNUZZI
主译　赵明威　曲进峰　周鹏

　　本书是一部引进自 ELSEVIER 出版社的国际经典眼科著作，由眼底内科学术大师 Lawrence A. Yannuzzi 联合眼科学各领域权威专家倾力打造，是一部新颖、独特、全面的眼科学参考书。本书精选了 5000 余幅极富临床指导意义的眼底图片，完美呈现了眼科学中常见与罕见的各类眼底疾病，涵盖当前所有的视网膜成像方法，包括光学相干断层扫描（OCT）、吲哚菁绿血管造影、荧光素血管造影和眼底自体荧光，还介绍了 OCT 的拓展应用，包括光谱域和面 OCT，以及演进的视网膜成像模式，如超广域眼底摄影、血管造影和自身荧光。本书适合各年资的眼科医师，特别是眼底疾病科的医师、住院医师，以及相关辅助技术人员在临床工作中参考阅读。

定价：598.00 元

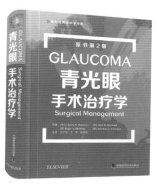

青光眼诊断与治疗学（原书第 2 版）

原著　[瑞士] Tarek M. Shaarawy　　[美] Mark B. Sherwood
　　　[英] Roger A. Hitchings　　[澳] Jonathan G. Crowston
主译　王宁利　王 涛　段晓明

　　本书引进自 Elsevier 出版社，是一部经典实用的青光眼诊断与治疗著作，由 Tarek M. Shaarawy 等四位国际知名教授联合众多青光眼领域顶级专家倾力编著。

　　本书为全新第 2 版，共含八篇 65 章，分别从青光眼全球概况、发病机制、评估、分类、治疗原则、药物治疗、急救护理及相关新视角进行了细致阐释，内容全面系统，并包含大量精美高清图片，方便广大眼科医师深入了解青光眼的筛查原则、发病机制、疾病定义与诊断、治疗方法与药物新进展，是一部不可多得的眼科案头工具书。

定价：450.00 元

青光眼手术治疗学（原书第 2 版）

原著　[瑞士] Tarek M. Shaarawy　　[美] Mark B. Sherwood
　　　[英] Roger A. Hitchings　　[澳] Jonathan G. Crowston
主译　王宁利　王 涛　段晓明

　　本书引进自 Elsevier 出版社，是一部经典实用的青光眼手术治疗著作，由 Tarek M. Shaarawy 等四位国际知名教授联合众多青光眼领域顶级专家倾力编著。

　　本书为全新第 2 版，共含十篇 63 章，分别从青光眼激光治疗、小梁切除术、伤口愈合调节、非穿透性青光眼手术、青光眼合并白内障的治疗、引流装置、先天性青光眼手术治疗、循环破坏手术、新设备与新技术等方面进行了细致阐释，内容全面系统，并包含大量精美高清图片，方便广大眼科医师深入了解青光眼激光治疗、手术治疗的原理、操作、并发症、术后处理，是一部不可多得的眼科案头工具书。

定价：350.00 元

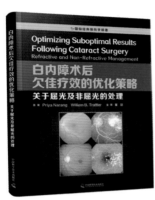

白内障术后欠佳疗效的优化策略
关于屈光及非屈光的处理

原著　Priya Narang　William B. Trattler

主译　董 喆

　　本书引进自世界知名的 Thieme 出版社，是一部新颖、独特的眼科学著作。著者就可能导致白内障术后发生屈光偏差的相关因素进行了分析，不仅对术前眼部屈光参数测量与 IOL 计算公式的选择进行了介绍，还对术后发生屈光偏差的处理方法进行了详细阐释。本书为国际众多权威眼科专家的经验汇总，不仅涵盖了多种白内障术后眼部并发症（包括术后出现角膜疾病、IOL- 囊袋位置异常、眼底黄斑水肿、眼前段毒性综合征等）的详细处理方法，还就白内障手术的未来发展方向和进展进行了探讨。本书内容系统、图文并茂，对避免白内障术后出现欠佳疗效有很强的指导作用，适合广大眼科医生阅读参考。

定价：98.00 元

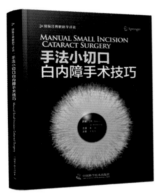

手法小切口白内障手术技巧

原著　[美] Bonnie　An Henderson

主译　董 喆

　　本书引进自德国 Springer 出版社，就进行手法小切口白内障手术的必要性进行了详细阐述，对进行手法小切口白内障手术所需的设备、器械进行了具体介绍，还对术中与超声乳化白内障手术不同的技巧及方法进行了细致讲解，并针对开展手法小切口白内障手术的操作步骤，如切口构建、囊膜开口制作、娩核、人工晶状体植入及皮质吸除等进行了更为翔实的讲解。本书内容实用，阐释具体，特别适合广大白内障医师及眼科医师学习参考。

定价：98.00 元

致读者

亲爱的读者：

　　感谢您对我社图书的喜爱和支持。中国科学技术出版社为中央级出版社，创建于 1956 年，直属于中国科学技术协会，是我国出版科技科普图书历史最长、品种最多、规模最大的出版社。主要出版和发行医药卫生、基础科学、工程技术、人文科学、文化生活等多领域的学术专著和科普出版物。中国科学技术出版社·医学分社，拥有专业的医学编辑出版团队，其下的"焦点医学"是中国科学技术出版社重点打造的医学品牌。我们以"高质量、多层次、广覆盖"为宗旨，出版的医学相关图书数量众多，得到广大读者的喜爱和好评。

　　想要了解更多信息，敬请关注我社官方医学微信"焦点医学"。如果您对本书或其他图书有何意见和建议，可随时来信、来电（010-63581952）联系！欢迎投稿，来信必复。